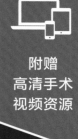

眼整形手术彩色图谱

Colour Atlas of Ophthalmic Plastic Surgery

第 **4** 版

原　著　A. G. Tyers

J. R. O. Collin

主　译　李冬梅

人民卫生出版社
·北　京·

图书在版编目(CIP)数据

眼整形手术彩色图谱/(英)A. G. 泰尔斯
(A. G. Tyers),(英)J. R. O. 科林(J. R. O. Collin)
原著;李冬梅主译. —北京:人民卫生出版社,
2023.6
　　ISBN 978-7-117-34819-5

　　Ⅰ.①眼…　Ⅱ.①A…　②J…　③李…　Ⅲ.①眼外科手
术—整形外科学—图谱　Ⅳ.①R779.6-64

　　中国国家版本馆 CIP 数据核字(2023)第 092488 号

人卫智网	www.ipmph.com	医学教育、学术、考试、健康,
		购书智慧智能综合服务平台
人卫官网	www.pmph.com	人卫官方资讯发布平台

图字:01-2020-0592 号

眼整形手术彩色图谱

Yanzhengxing Shoushu Caise Tupu

主　　译:李冬梅
出版发行:人民卫生出版社 (中继线 010-59780011)
地　　址:北京市朝阳区潘家园南里 19 号
邮　　编:100021
E - mail:pmph@pmph.com
购书热线:010-59787592　010-59787584　010-65264830
印　　刷:北京盛通印刷股份有限公司
经　　销:新华书店
开　　本:889×1194　1/16　印张:32
字　　数:946 千字
版　　次:2023 年 6 月第 1 版
印　　次:2023 年 9 月第 1 次印刷
标准书号:ISBN 978-7-117-34819-5
定　　价:398.00 元

打击盗版举报电话:**010-59787491**　**E-mail:WQ @ pmph.com**
质量问题联系电话:**010-59787234**　**E-mail:zhiliang @ pmph.com**
数字融合服务电话:**4001118166**　**E-mail:zengzhi @ pmph.com**

眼整形手术彩色图谱

Colour Atlas of Ophthalmic Plastic Surgery

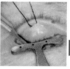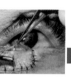

第**4**版

原　　著　A. G. Tyers

　　　　　J. R. O. Collin

主　　译　李冬梅

副 主 译　刘洪雷

编写秘书　姜　雪

译　　者（以姓氏拼音为序）

陈　涛　丁静文　董　杰　董　力　何月晴　侯志嘉　姜　雪

李冬梅　刘萃红　刘洪雷　刘金花　罗丽华　马　澜　聂子涵

齐　畅　秦碧萱　孙　华　王　娜　王　越　王明晖　伍玉洁

袁博伟　张　举　张寒峭　张壬嘉

人民卫生出版社

·北　京·

Elsevier (Singapore) Pte Ltd.

3 Killiney Road #08-01 Winsland House I, Singapore 239519

Tel: (65) 6349-0200 Fax: (65) 6733-1817

主译简介

李冬梅

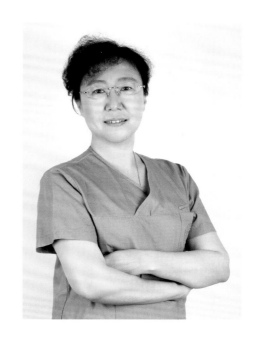

　　首都医科大学附属北京同仁医院眼整形科教授、主任医师,博士研究生导师。现任亚太眼整形学会主席,亚太眼科学会女医师分会常务理事,国际甲状腺相关眼病学会常务理事,中华医学会眼科学分会眼整形眼眶病学组副组长,中国女医师协会眼科专业委员会常务委员,北京眼科学会眼整形眼眶病专业委员会主任委员,北京眼科教育委员会副主任委员,*Asia-Pacific Journal of Ophthalmology*(APJO)编委,《中华眼科杂志》编委。

　　1987 年毕业于中国医科大学医学系。曾赴美国研修,专修整形专业。1993 年始专门从事眼整形及美容外科临床及科研工作,在临床工作中积累了数万例手术经验,对眼睑、眼窝和眼眶整形有较深入的研究。目前在国内外眼整形领域成就斐然,享有盛誉,是目前国内乃至世界一流的眼整形专家。每年受邀于国内外会议专题演讲,获得多项亚太眼科学会奖项。

　　主编、主译 9 部专著。2016 年 5 月,原创代表著作《眼整形美容外科图谱》再版发行。

译序

　　诚如原作者所言:眼整形手术正以一种激动人心、富有挑战性的方式不断取得进步和发展。已有 200 余年历史的英国莫菲尔德眼科医院(Moorfields Eye Hospital)是欧洲最古老、世界顶尖的眼科医疗机构,本书作者作为其成员,在国际上享有盛誉。

　　恰如欧洲行为方式,作者也是以非常严谨和严守规矩、"一板一眼"的方式来描述手术步骤。对于一些手术设计,有经验的医生看来可能很"笨拙",如采用缝线旋转来设计皮瓣等,但其为初次独立完成手术者提供了最直观的指导和帮助。

　　本书提供了非常详细的彩色手术图像,并在必要部分提供了关键的图释(重要示意图),使读者可以在术中识别出相应的解剖部位,并且理解术式的每个步骤。但作者考虑到篇幅或已出版的书籍,在第 3 版后删除了泪道和眼眶手术部分,因此,本书对于欲全面学习眼整形者有一定局限性。

　　本书适用于各个层次医生,手术由浅入深,可以作为初学者的入门之作,也可为有一定经验的眼整形医生提供指导,亦可作为临床教学范本。

　　如原作者所述,希望本书能激发读者对眼整形外科的兴趣,并不断提高自身水平。

　　本书完成于不平静的一年,在此祝愿世界人民团结奋战,共克时艰!

李冬梅

2020 年 4 月

第 4 版前言

眼整形手术正以一种激动人心、富有挑战性的方式不断取得进步和发展。应众多同道、学生及出版社要求,我们完成了对文稿、插图和视频的全面修订,现推出第 4 版彩色图谱。

本版对多个章节的文字、手术流程和插图进行了新增。因篇幅有限,我们将部分手术视频放在线上,并在书中做了引用。视频所涵盖的手术种类显著增加,之前版本中的一些视频已被替换。在第 4 版中,我们删减了一小部分手术。随着眼眶手术越来越专业化,我们删减了眼眶减压术等快速发展的眼眶手术,因为已有其他优秀的书籍讲解了这些术式。同之前的版本一样,我们还删减了泪器手术,其他著作已经全面覆盖了这一领域。随着美容整形手术不断地开拓和发展,本图谱中的美容手术术式略有增加。和第 3 版一样,非手术方法未纳入其中。近期已有很多文章详尽介绍了这一快速发展的领域。

第 4 版的写作目标与之前的版本一脉相承——激励眼整形手术从业者追求卓越,并为专业内各层级医生提供最完善的学习资源。

AGT

第3版前言

眼整形手术在诸多领域不断发展进步,以需求量最大的美容手术的发展最为显著。这些发展促成了本书第3版的出版。

在这一版中,我们对文稿和插图进行了全面修订。对解剖这一章节进一步扩充,以涵盖前额和面部的详细解剖:浅表肌腱膜系统(superficial musculo-aponeurotic system,SMAS),眼轮匝肌下脂肪垫(sub-orbicularis oculi fat,SOOF),眼轮匝肌后脂肪垫(retro-orbicularis oculi fat,ROOF),其他面部深层脂肪垫,以及面部肌肉组织。本书详细探讨了衰老带来的改变,并对面部年轻化手术方法进行了补充,如更全面地评估面部老化、眼睑成形眉提升术和面中部提升术。其他章节的内容也有所完善,如菱形皮瓣、双叶皮瓣、Hewes术式、上睑全层后徙术矫正眼睑退缩,以及自体脂肪切取术。

部分手术操作通过视频学习相比静止的图片更易于理解。在这一版中,部分手术术式的视频可以在DVD中找到。

我们未在书中编写非手术治疗技术,如肉毒毒素、填充物和面部嫩肤。这些整形美容技术都有许多其他优秀的学习资源供读者选择。本书也没有讲解泪器或眼眶手术,也因为有其他书籍对此进行了专门介绍。

这一版编写的目标与第1版是相同的。我们希望这部图谱能够让读者更深入地理解手术步骤,并在眼整形外科这一令人激动的学科中安全从事临床实践。

AGT

JROC

第 2 版前言

眼整形手术的发展推动了本书新版的修订。随着人们对感染风险的关注，眼整形手术的发展已形成从使用保存的同源材料转向使用自体和异体材料的趋势。现有的材料还在评估中，新材料不断被开发出来。新版还收录了首版书未纳入的一些手术术式，如经结膜入路下睑成形术、上睑金片植入术和自体阔筋膜下睑悬吊术。更新的技术也被收录在内，如上睑退缩手术、硬腭应用等。

新版图谱编写的目标没有改变——从读者对第 1 版的反馈来看，这些目标已经实现了——且读者希望我们尽可能少作修订。我们希望这本书能继续推动手术标准的提升，激发人们对眼整形手术的热情。

AGT

JROC

第 1 版前言

即使具备相应的理论知识,初学者阶段的眼整形外科医生通常很难识别眼睑的解剖结构。尸体解剖的学习方式也不能提供太大帮助,因为颜色、形态学和组织的"感觉"都发生了改变。理想的办法是花时间与经验丰富的眼整形外科医生一起手术,没有比这更好的办法了,但是这并不容易实现。

我们编写这部图谱的目标是为读者提供充足而详细的真实的彩色手术图像,并且在关键的部分提供图释,这样读者可以在术中识别相应的解剖部位并理解手术的每个步骤。理想情况下,即使没有经验丰富的眼整形外科医生的帮助,初学者也可以通过这种方式进行学习。

我们已经尽全力囊括了大量眼整形手术术式,几乎涵盖了专业的各个方面。术式的选择无疑是我们自己根据实践得出的,但我们也希望能够通过详细的讲解提供更多信息,使其他术式得以应用。我们希望完善大家解剖学方面的浅薄认知,以最终促进眼整形手术的发展。在每一章节中,我们会指导大家如何选择术式,并且提供了拓展阅读方面的建议。此外,我们在某些章节的最后补充了相关疾病,以大纲形式总结了这些疾病的治疗方式。

希望本图谱能让经验相对有限的人顺利进入眼整形外科领域,为其打下良好的基础并在此基础上丰富经验。我们也希望从事该专业教学的老师在向学生阐释手术技术方面的细节时,能将本书作为有用的参考书。最后,我们希望本书能激发读者对眼整形外科这一迷人的分支学科的兴趣,不断提高自身专业水平。

1994
AGT
JROC

致 谢

感谢英国索尔兹伯里地区医院手术中心的工作人员、眼科住院医生和研究生们,没有他们为书中手术的计划和实施不断地提供帮助,这一图谱是不可能完成的。感谢 Elsevier 公司 Russell Gabbedy 和 Nani Clansey 在书稿组稿的每个阶段持续提供帮助、鼓励和建议。还有很多同事和朋友,我无法一一提及,但他们都为新版彩色图谱的出版提供了支持和帮助。

（王明晖,李冬梅）

本书献给

Renee, Jonathan, Richard, Johanna 和 Rebecca

以及

耶路撒冷圣约翰眼科医院的职工和患者

目录

视频目录

PIN 码激活说明

1. 刮开涂层,获取 PIN 码。

2. 打开网页:http://pincode.yiaiwang.com。

3. 注册/登录:请输入相关信息注册;如之前注册过,请输入用户名密码登录。

4. 点击"资源兑换中心"→输入 PIN 码 →点击"兑换"。兑换成功后,页面会自动跳转到"已兑换资源"。

5. 点击"查看资源",可查阅图书配套在线内容。

如遇问题,请联系 support.china@elsevier.com。

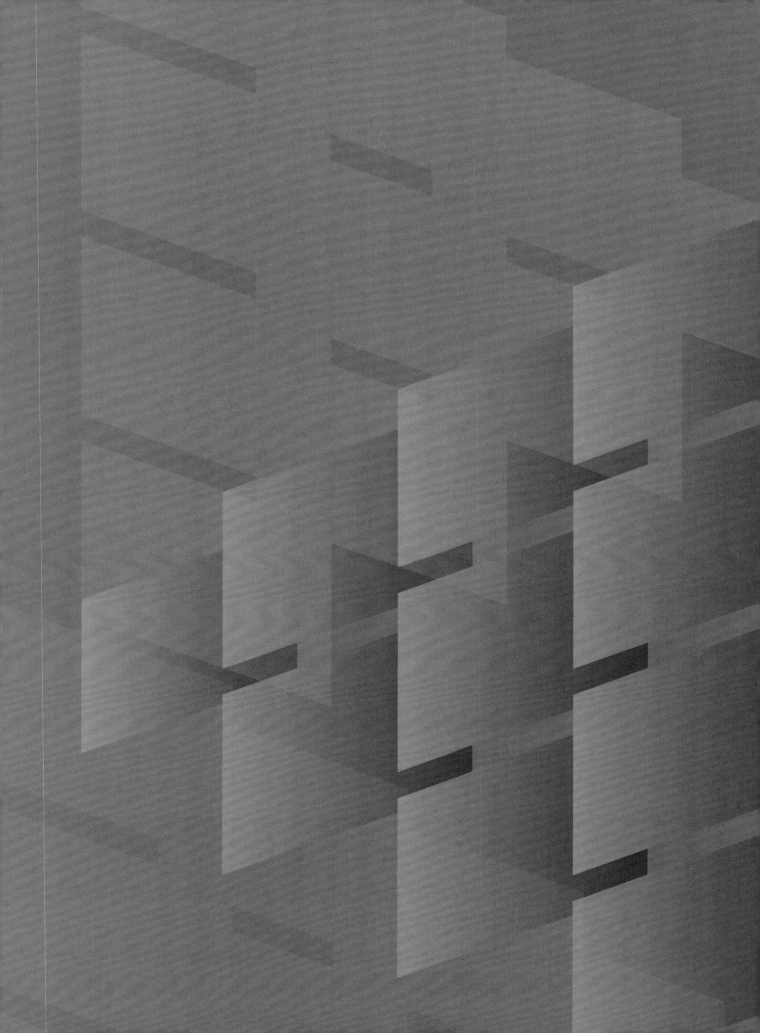

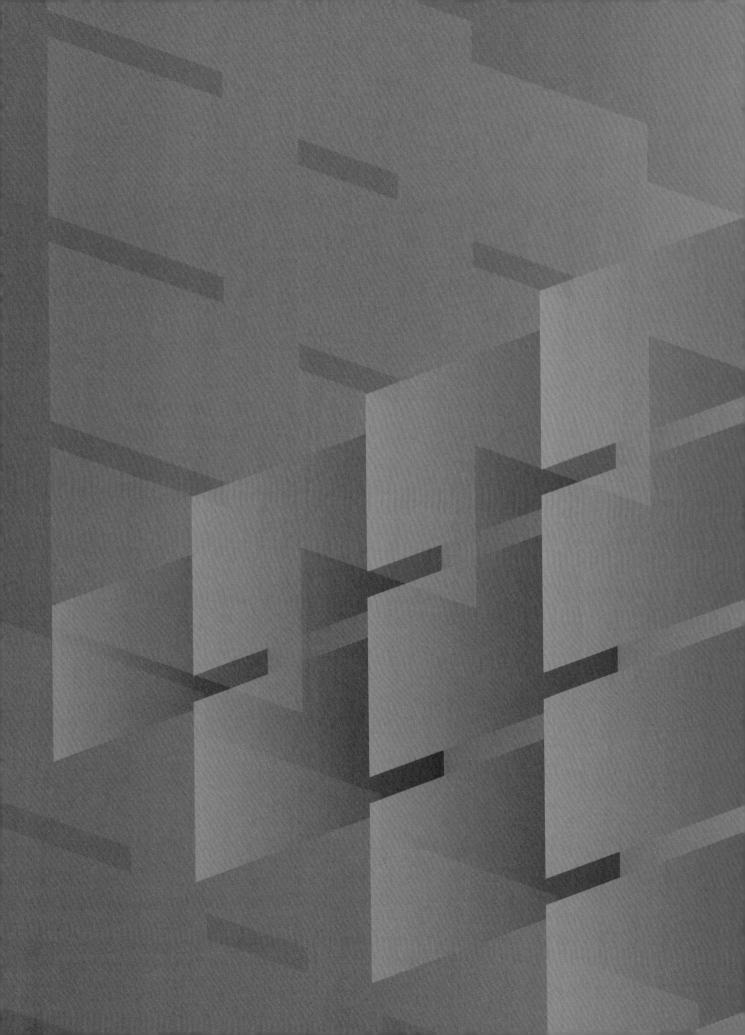

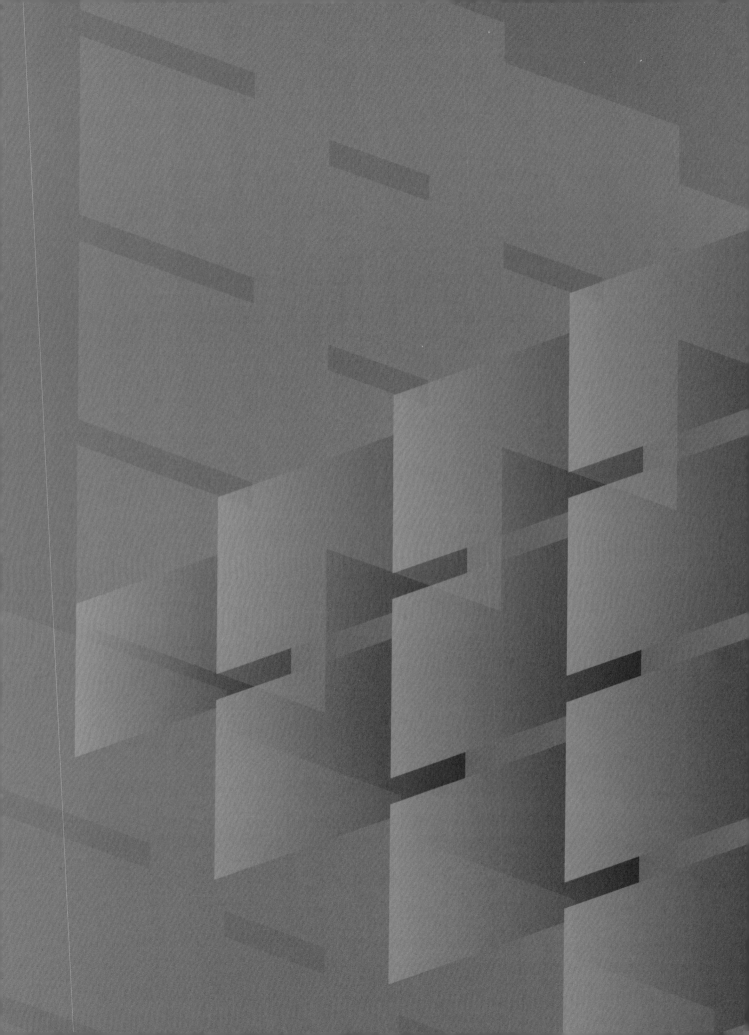

第一章

解剖

简介

眼睑对眼球起保护作用,造成眼睑结构或功能改变的疾病可影响视力。了解眼睑解剖和生理是施行眼睑重建手术的基础。不应孤立地研究眼睑,而应结合周围结构(额部、颞侧和颊部)进行研究。对面部区域安全地施行手术需要深入理解复杂的解剖结构。

起自面部骨骼的肌肉分为附着于面部软组织的面部表情肌(1.5)和附着于下颌骨的咀嚼肌(1.6)。额头及头皮的肌肉(额肌及枕肌)有各自的功能。

肌肉之间的空隙由脂肪垫填充,脂肪垫彼此独立,且独立命名(1.7)。血管和神经围绕在肌肉周围,某些部位有术中损伤的风险(1.15和1.17)。

颞侧、额部和面部肌肉的活动由分层的、不同厚度的筋膜结构支撑并平滑地分布于面部,这层筋膜结构称为浅表肌肉腱膜系统(superficial musculo-aponeurotic system,SMAS)(1.7)。

支撑面部结构的是一些短的、结实的纤维性支持韧带(1.7),这些韧带起自面部骨骼的特定部位,并附着于上覆的组织和皮肤。支持韧带的逐渐松弛和皮肤弹性的丧失是面部老化改变的原因,针对上述变化,可提出对面部的美容性或功能性建议。

1.1 骨性眼眶

（示意图 1.1～示意图 1.3）

　　骨性眼眶是一个基底朝前大致金字塔形的腔状结构。在横断面上，前部呈矩形，后部呈三角形。眼眶深度约 4cm，体积约 30ml。眶尖部是视神经孔，由蝶骨小翼两根形成，下根是一根细骨，从外侧将视神经管和眶上裂分开。眶下裂从视神经孔的正下方向下向外延伸，大约在其走行的中段向前分支为眶下沟。

　　眶内侧壁彼此平行，眶外壁与内壁成 45°角，与对侧眶外壁成 90°角。眶底在眶尖部很窄，向下方和外侧延伸时逐渐变宽。眶底与眶内侧壁是连续的，

与眶外壁则由眶下裂分开。眶内壁和眶顶交界的标志是前筛孔和后筛孔。

　　泪腺窝位于眶上壁外侧缘后方。泪囊窝位于眶下壁内侧缘的后方，泪囊窝前方被泪前嵴包绕，是下眶缘的延续；后方被泪后嵴包绕，是上眶缘的延续。

　　眶缘全长约 40mm，水平眶缘通常长于垂直眶缘。眶下缘和眶外侧缘较眶上缘和眶内侧缘稍靠后（示意图 1.3 和示意图 1.5），儿童中更为明显。眶外侧缘较眶内侧缘向后约 20mm，约 1/3 眼球位于两者之间平面的前方。眶上缘较眶下缘向前突出 10～15mm。成人角膜顶点位于眶上缘后方 8～10mm，眶下缘前方 2～3mm，恰好位于两者之间的平面上。眶外侧缘与角膜顶点的距离，儿童约 13mm，成人约 22mm。

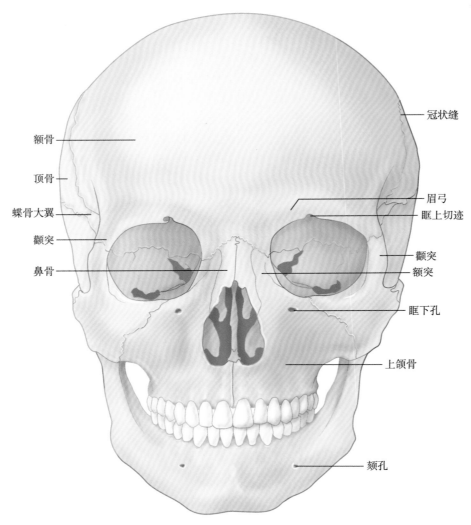

示意图 1.1
颅骨正面图

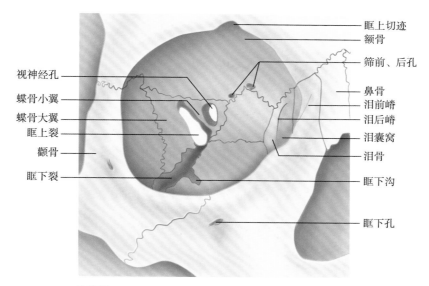

示意图 1.2
骨性眼眶斜面图

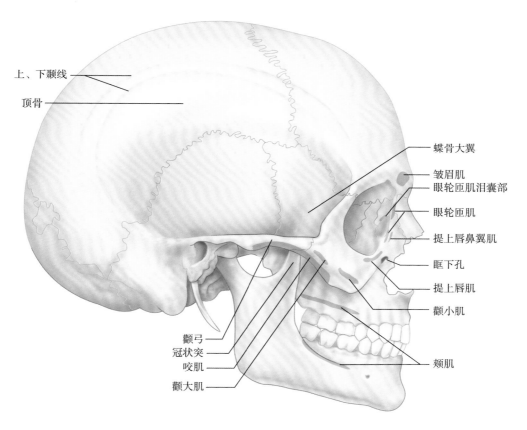

示意图 1.3
颅骨侧面图

眶外侧缘中点可触及 Whitnall（眶外侧）结节。眶上内侧缘可触及滑车。眶上切迹位于眶上缘内 1/3 和外 2/3 的交界处，眶下孔位于眶下缘中点正下方约 5mm 或稍偏内侧的地方。

眶骨表面衬有骨膜（眶骨膜），在眶缘、缝、裂、孔和泪囊窝边缘处骨膜与骨质连接紧密，其余眶骨膜则可轻易与骨质分离（图 12.3c 和图 13.7c）。眶骨膜在泪后嵴处分为两层，包绕泪囊，在泪前嵴处汇合。

眼眶为眼球提供保护和支撑作用，神经和血管从眼眶中通过并到达面部。

1.2 眼睑表面解剖

（图 1.1～图 1.5）

上、下睑于内、外眦处连接并包绕睑裂。外眦角略尖锐，内眦角略圆钝，内眦与眼球之间隔以泪湖，其内可见一个圆形隆起称泪阜和一垂直褶皱称半月皱襞。

成人平均睑裂长度约 30mm，平均睑裂高度约 10mm。上、下睑至高点并非相互对应，上睑最高点位于瞳孔鼻侧，而下睑的最低点位于瞳孔稍颞侧。原位注视时，上睑覆盖上方角膜 1～3mm，下睑位于或接近下方角膜缘。下睑和下方角膜缘之间巩膜暴露 2mm 之内可视为正常，但过多巩膜暴露可提示下睑退缩、眼球突出或面中部骨骼异常。

外眦部稍高于内眦部，内外眦角连线向外抬高 0°～7°，平均约 3.5°。内眦间距约为瞳孔间距的一半（表 1.1）。

儿童的眼睑变化可能反映出面部发育异常。眼睑发育的最终稳定时期为青少年晚期。

上睑皱襞上方通常有多余的皮肤，形成了覆盖上睑皱襞的上睑皮肤皱褶（图 1.1）。上睑皱襞上方眼睑饱满（图 1.2）是由于眶脂肪垫的存在。泪腺位于外侧。紧邻眉下方的上睑可能有一些凹陷——上睑沟（图 1.1），老年人通常更明显，如同时伴有上睑下垂者更加明显（图 9.1 术前 B）。如存在下睑皱襞，通常不如上睑皱襞明显，其一般距睫毛线 4～5mm，位于下睑板下缘（示意图 1.15）。

下睑和鼻根交界处的鼻颧皱襞，可能会形成一个浅的线状凹陷，即泪沟，它从内眦下方向外下延伸（图 10.1g,l），且随年龄增长而加深。

男性和女性眉的位置和轮廓不同。女性眉位于眶上缘上方，呈轻度拱形。男性眉则较平较浓，位置较低，位于眶上缘的前方。眶缘外侧向下倾斜，眉弧度亦轻微地向下弯曲。与上睑菲薄的皮肤相比，眉部皮肤较厚（图 10.7d），其上生有许多短毛，大部分毛囊外斜大约 30°方向，仅有内侧眉头处毛囊是向上的。眉的深部有脂肪垫——轮匝肌后脂肪垫（retro-orbicularis oculi fat，ROOF）——其体积可变。虽然在男性中更为突出，但在男性和女性中，眉部脂肪均向下，尤其向外延伸，使上睑饱满，但有些人觉得不美观。在面部轮廓图中（图 1.3），成人角膜前表面与颧突大致位于同一垂直线上，或稍在颧突之后。如果角膜位于颧突的前面，则下睑的固有支持较弱，这被称为"负矢量"。

表 1.1　0～16 岁眼周测量参数[平均数及 2 个标准差（mm）]

	出生时	8 岁	16 岁
内眦间距	20（15～25）	30（24～34）	32（26～36）
外眦间距	67（62～72）	96（86～106）	105（95～115）
瞳孔间距	39（33～45）	53（46～60）	59（52～66）
睑裂长度	19（17～21）	28（25～31）	31（28～33）
内眦到外眦的角度		3.5°（0°～7°）	3.5°（0°～7°）
眼球突出度		成人和儿童 13～22	

引自：*Hall JG, Froster-Iskenius UG, Allanson JE 1989 Handbook of normal physical measurements. Oxford University Press.*

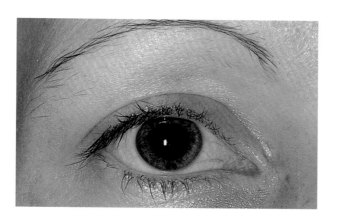

图 1.1
睁眼状态眼睑表面解剖

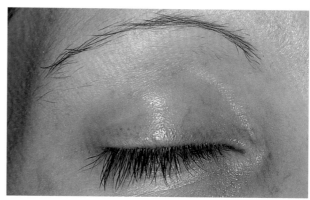

图 1.2
闭眼状态眼睑表面解剖

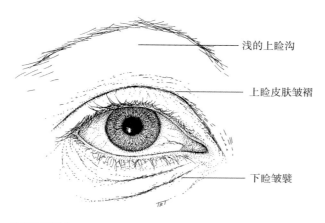

重要示意图 1.1

浅的上睑沟

上睑皮肤皱褶

下睑皱襞

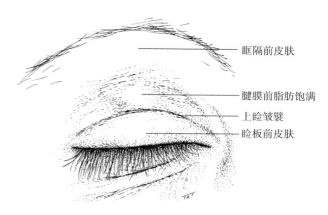

重要示意图 1.2

眶隔前皮肤

腱膜前脂肪饱满

上睑皱襞

睑板前皮肤

向上注视时(图 1.4),提上睑肌和 Müller 肌收缩可提升上睑。额肌收缩提升眉。提眉的动作可使上睑提高约 2mm。外眦轻度上抬,上睑皮肤褶皱更加明显。

向下注视时(图 1.5),由于下睑缩肌牵拉,下睑位置下移,下睑皱襞加深。外眦稍下落。上睑皮肤皱褶展平,暴露出之前皮肤遮住的上睑皱襞。

1.3 眼睑皮肤

眼睑皮肤是全身最薄的皮肤,厚度不足 1mm,有些部位几乎是透明的。它疏松地附着在眼轮匝肌表面,但在眦部韧带区域,尤其是内眦韧带部位,附着更为牢固。

除睫毛外,眼睑皮肤上的汗毛非常纤细。Moll 汗腺藏匿于睫毛之间或 Zeis 腺的导管中。Zeis 皮脂腺藏匿到睫毛毛囊中。

皮下组织是一层薄的疏松结缔组织,附着轮匝肌上,不含脂肪。

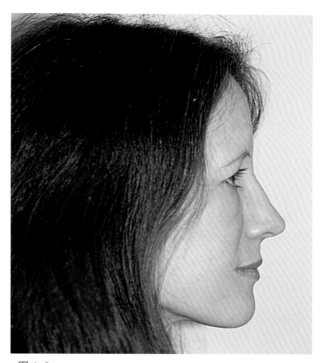

图 1.3
面部轮廓

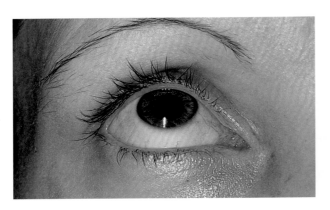

图 1.4
向上注视时的眼睑特征

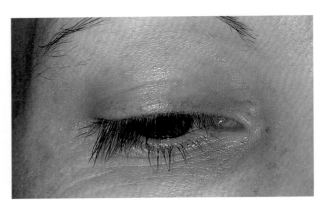

图 1.5
向下注视时的眼睑特征

1.4 眼睑结构

眼睑解剖上可简单地分为两层（示意图 1.15 和示意图 1.16）。眼睑前层包括皮肤和眼轮匝肌。后层由睑板和结膜构成。睑缘中部可见一条横向的灰线，即为眼睑前、后层的接合处（图 3.16）。眼睑的分层在眼睑手术中非常重要，在前后层之间有一层结缔组织。

睑缘宽 2mm，后缘锐利，以适应眼球的形状，前缘圆钝，用来固定睫毛。皮肤黏膜交界紧邻睑缘灰线的后方，为睑板腺开口处。

1.5 面部表情肌
（示意图 1.4 和示意图 1.5）

面部表情肌起源于第二鳃弓，由第Ⅶ对脑神经支配。

1.5.1 眼睑肌肉与韧带
（a）肌肉——眼轮匝肌
（示意图 1.6 和示意图 1.7）
眼轮匝肌起闭合眼睑作用，肌纤维呈扁平状，环绕睑裂并向外扩展到眶缘。它分为两个同心圆区域——眶部（覆盖眶缘）和睑部（覆盖眼睑）。

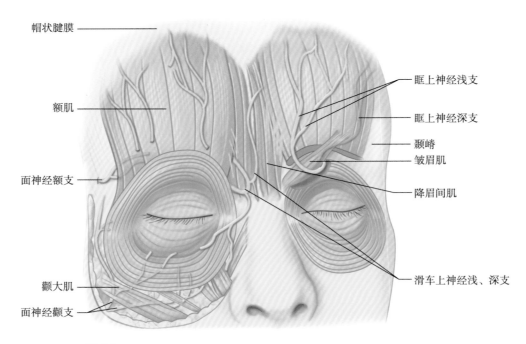

示意图 1.4
面部表情肌及局部神经关系——前面观

颞肌

头皮腱膜（帽状腱膜）

上、下颞线

枕肌

咬肌

额肌

眼轮匝肌

降眉间肌

颧弓

提上唇肌

颧大肌

口轮匝肌

颊肌

降口角肌

示意图 1.5
面部表情肌及咀嚼肌侧面观

睑部进一步分为眶隔前部（眶隔前方）和睑板前部（睑板前方）。

　　眼轮匝肌眶部起自眶内侧缘，其肌纤维呈同心环形向外走行，并与眶外侧缘相连接。睑部起自外眦韧带并附着于内眦。在睑缘处，睑板前轮匝肌向后延伸至睑板腺开口和 Riolan 肌肉处（示意图1.15和示意图1.16）。

　　眼轮匝肌睑部内侧止端复杂（示意图1.7）。

　　睑板前轮匝肌牢固地附着于睑板，内侧分为一个浅头和一个深头附着于内眦。浅头与纤维成分混合，形成内眦韧带的前部。深头也被称为泪部，或 Horner 肌肉，它的纤维起自睑板内侧止端，在泪囊后几毫米处附着于泪后嵴。深头的收缩将眼睑向内向后拉。

　　眶隔前轮匝肌与眶隔贴附不太紧密，也分为一个浅头和一个深头附着于内眦。浅头附着于内

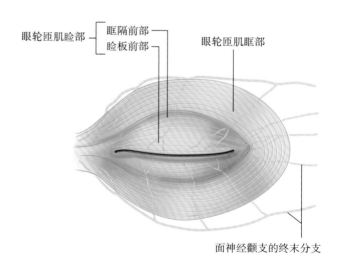

眼轮匝肌睑部 { 眶隔前部
睑板前部

眼轮匝肌眶部

面神经颞支的终末分支

示意图 1.6
眼轮匝肌与面神经终末分支

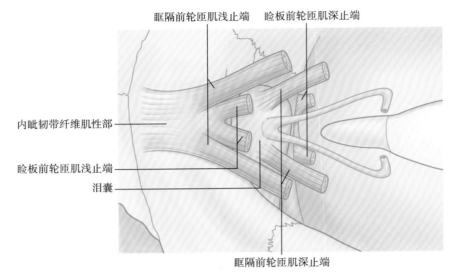

示意图 1.7
内眦

眦韧带的浅表。深头附着于覆盖泪囊的筋膜和Horner肌肉上下方的眶内壁上。深头的收缩将泪囊筋膜拉向外侧。

　　内眦解剖的细节也有一些争论。在临床实践中,术中发现并非所有肌肉止端都如前文所述。

　　在外眦,睑板前轮匝肌通过外眦韧带连接并附着于 Whitnall 结节。眶隔前轮匝肌横向外形成外侧缝,与下覆的肌腱相连。

（b）眦韧带（即眼睑韧带）

（i）外眦韧带（示意图 1.8）

　　上文所述肌肉止端深部的眶隔中有一 Y 形纤维增厚,连接着睑板外侧端和 Whitnall 结节。这些肌肉和纤维结构共同形成了外眦韧带。

（ii）内眦韧带（示意图 1.7）

　　内眦肌腱也有纤维和肌肉成分。肌肉成分前文已详细描述。

　　纤维成分外侧像 Y 的两支附着在睑板内侧端,分为浅层和深层两部分。浅层部分在泪囊上部的水平,于泪前嵴前方向内附着于上颌骨额突,它有明确的下缘,上缘与骨膜融合。深层部分离开泪前嵴外侧的深部表面附着于泪囊后的泪后嵴,是眼睑内侧的主要固定结构。

（c）泪液泵

　　瞬目时,睑板前轮匝肌的深头（Horner 肌肉）收缩,向内拉动眼睑内侧端,缩短泪小管,同时向外拉动泪囊筋膜和泪囊壁。泪小点闭合,泪小管壶腹的泪液向内被吸入泪囊。瞬目结束时深头松

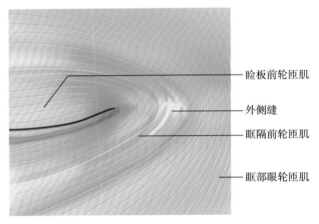

示意图 1.8
外眦

弛,泪囊筋膜和泪囊壁向内移动,眼睑内侧端向外移动,泪小点重新打开,泪小管壶腹再次充满泪液。泪液从泪囊流入鼻泪管不受泪液泵机制的直接影响,而主要是重力的作用。

1.5.2 前额及头皮肌肉
（示意图 1.4 和示意图 1.5）

　　后部的枕肌和前部的额肌之间由腱膜相连接,即帽状腱膜或头皮腱膜。从侧面看,它与颞顶（颞浅）筋膜交联,共同构成 SMAS 的一部分（1.7.1和示意图 1.9）。额肌纤维插入眼轮匝肌和眉部皮肤中。枕肌起自枕骨。

皱眉肌(示意图1.4)起自眉弓的内侧端,降眉间肌起点的外侧,向上向外走行,穿过额肌和眼轮匝肌,附着于眉中部皮肤。其作用为将眉向内向下拉。眶上神经的浅支和深支在肌肉两侧走行,大约在其中点向上走行到前额。

降眉间肌起自鼻骨,附着于前额下方和鼻梁的皮肤,它形成鼻部皱纹。

这些肌肉均由面神经额支支配。

1.5.3 口部肌肉
(示意图1.5和示意图1.11)

面颊深处的几块小肌肉起自眼下方和外侧的面部骨骼,集中在口角处。这些肌肉及相互的解剖关系在面中部手术中尤为重要。颧大肌和颧小肌起自颧骨。提上唇肌和提口角肌分别起自眶下孔的上方和下方。面中部其他一些较小的肌肉对手术影响不大,包括位于轮匝肌前方起自上颌骨额突的提上唇鼻翼肌。

1.6 咀嚼肌
(示意图1.5)

这些肌肉起源于第一鳃弓,由第Ⅴ对脑神经下颌支的运动纤维支配。

1.6.1 颞肌

颞肌呈扇形,起自头骨侧面较宽的下颞线,与覆于其上的强健的颞筋膜连接,止于上颞线。颞肌纤维下降并汇合于下颌骨冠状突和下颌支前部。

1.6.2 咬肌

咬肌起自颧弓下缘,附着于下颌角和下颌支,咬紧牙齿时在脸颊部很容易触及。腮腺前缘包绕咬肌后缘。腮腺管从咬肌中央穿过向前走行,缠绕肌肉前缘,穿过颊肌,在第二磨牙平面进入口腔。

1.7 面部脂肪和筋膜

全身的皮下脂肪分为两层,浅层为连续的脂肪层,位于真皮下,厚度不一,深层不连续,由肌肉间脂肪堆积而成。

颊部浅层脂肪增厚,称为颊脂肪垫,亦有深层部分,位于面部肌肉间。

一些面部深层脂肪垫在眼周区域手术中非常重要。

浅层有一层筋膜将浅部和深部的脂肪层隔开。

深层也有厚度不同的筋膜结构,能够增强面部表情肌的作用,将更深的结构联结在一起,在肌肉或肌肉群之间形成肌间隔,并将肌肉或韧带与深层结构联结起来。

面部这种浅层和深层的筋膜系统称为浅表肌肉腱膜系统(SMAS)。面神经穿过SMAS的深层到达面中部,支配面部表情肌。

1.7.1 浅表肌肉腱膜系统(SMAS)
(示意图1.9和示意图1.10)

形成SMAS的多层筋膜组织从头皮的帽状腱膜(头皮腱膜)延伸到颈部的颈阔肌。它在走行中分裂出多层,包绕面部表情肌,将其联结在一起,这样肌肉收缩动作可以弥散,使整体平滑协调。

关于SMAS的范围和连续性,尚有一些争论。以下是对其主要特征的总结。

头皮部的SMAS为帽状腱膜代替,并分层包绕额肌(示意图1.10)。浅部覆盖额肌和轮匝肌的前表面。深部位于骨膜上,分成前后两层,包绕眉部的脂肪垫——眼轮匝肌后脂肪垫(ROOF)(1.7.4)。前层覆盖在轮匝肌的后表面,外侧增厚为眼眶支持韧带的一部分(1.7.5)。后层则成为眶隔。

帽状腱膜深层的前后层继续下降到上睑,在提上睑肌腱膜表面重新结合(示意图1.10)。帽状腱膜的浅层和深层分别位于眼轮匝肌的浅面和深面,在眼睑内逐渐减弱,在睑缘附近融合。从侧面观,帽状腱膜的分层在眼睑内绕过眦角进入面中部,与面部SMAS结合,位于其他面部肌肉的浅面和深面。

在头皮侧面,SMAS作为颞顶(颞浅)筋膜(颞筋膜的表面)下降到颞侧太阳穴处(1.7.2)。它继续向下延伸至颧弓和咬肌表面(示意图1.9)。在颞顶筋膜内,面神经额支在颧弓中点上方通过,这里在面部和眉提升术中容易损伤。在颧弓下方,颞顶筋膜分为浅层和深层,将面部表情肌包裹在面中部和颈部,其中包括颧肌、眼轮匝肌、颈阔肌,以及面中部的其他小肌肉。

SMAS在头皮(帽状腱膜)和颞侧区域(颞顶筋膜)形成良好,但在其他地方则较薄且多变化,包括面中部的大部分。在腮腺咬肌区,它也很薄,但它附着在腮腺筋膜上,覆盖在腮腺上,并延伸到面中部,分成较为薄弱的前后两层包裹下睑轮匝肌。

1.7.2 颞筋膜和脂肪垫
(示意图1.9)

颞筋膜不同分层的术语易于混淆。

颞顶筋膜——颞侧区域的SMAS,亦称颞浅筋膜。前文已述(1.7.1)。

颞筋膜,又称颞深筋膜,是在颞窝上延伸并覆盖颞肌的强韧筋膜,分为浅层和深层(示意图1.9)。它自上方发出,沿上颞线走行(又称颞融合线)(示意图1.3),刚好高于从下颞线产生的颞肌起点。沿上颞线,颞筋膜与骨膜和骨质融合。当其向颧弓方向下降时,颞筋膜开始分层,浅层附着于颧弓上缘。深层在颞肌表面下降,在颧弓深面走行,并沿咬肌

表面下降,附着于下颌骨。

颞(深)筋膜的浅层和深层之间是颞浅脂肪垫,通常简称为颞脂肪垫。它位于颧弓后半部的上方。在颞(深)筋膜的深层和颞肌之间是颞深脂肪垫,是颊部上延的脂肪垫颞向延伸,被称为Bichat脂肪垫。它位置稍靠前,位于颧弓和眶外侧缘之间。

1.7.3 眼轮匝肌下脂肪垫——(sub-orbicularis oculi fat,SOOF)
(示意图1.10～示意图1.12)

这个脂肪垫位于眶下缘外侧下方,覆盖颧骨体的下部。它位于上方颊部眼轮匝肌下部的深面,与骨膜相连,但其下缘与颧骨、提上唇肌和提口角肌的起点重叠。它位于轮匝肌深面即深层SMAS的

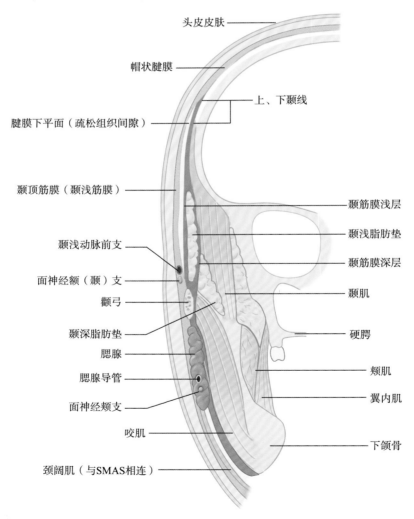

示意图1.9
经侧面部的SMAS、颞筋膜和肌肉的冠状截面图

后方。当 SMAS 从下睑下降时,其增厚为起支持作用的片状结构,即眶颧韧带(又称轮匝肌支持韧带),同时也附着于眶下缘骨膜。暴露 SOOF 需从上方切开眶颧韧带(示意图 1.10)。

1.7.4 眼轮匝肌后脂肪垫——ROOF
(示意图 1.10~示意图 1.12)

这个脂肪垫通常在男性中更为突出,位于有毛皮肤深部和眉部菲薄的皮下脂肪层、眼轮匝肌眶部、额肌下部的深部。它被包裹在深层帽状腱膜的浅层和深层之间,下降到上睑。眉部脂肪与眶上骨膜深部有额外的附着,内侧通常比外侧更牢固。眉部脂肪向下延伸到眶隔前表面,易与位于后方同一水平的腱膜前脂肪垫相混淆。眶上神经和血管从眶上缘中内 1/3 交界处的眶上孔穿出。滑车上神经在其内侧穿出(示意图 1.4、示意图 1.23、示意图 1.24)。这些感觉神经在骨膜和上覆的 ROOF 之间向上走行,穿过额肌到达头皮皮肤。

SOOF 和 ROOF 脂肪垫通过覆盖在眶外侧缘和外眦韧带上的脂肪与其外侧端相连。眶隔以及下睑眶缘的 SMAS(眶颧韧带)将 SOOF、ROOF 这些脂肪垫与眶脂肪垫隔开。

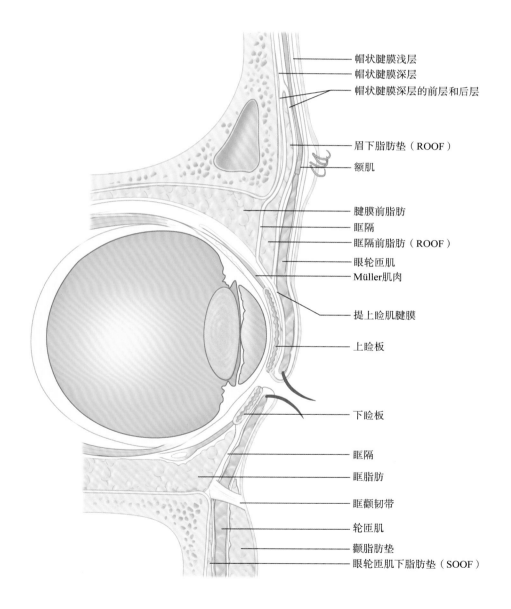

帽状腱膜浅层
帽状腱膜深层
帽状腱膜深层的前层和后层
眉下脂肪垫(ROOF)
额肌
腱膜前脂肪
眶隔
眶隔前脂肪(ROOF)
眼轮匝肌
Müller肌肉
提上睑肌腱膜
上睑板
下睑板
眶隔
眶脂肪
眶颧韧带
轮匝肌
颧脂肪垫
眼轮匝肌下脂肪垫(SOOF)

示意图 1.10
经眼睑、部额和上颊部的筋膜、肌肉和脂肪的矢状截面图

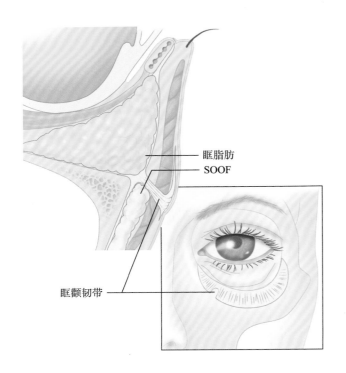

示意图 1.10 续

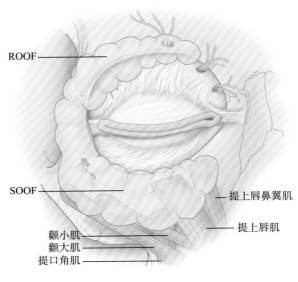

示意图 1.11
包含 SOOF 和 ROOF 的面部表情肌

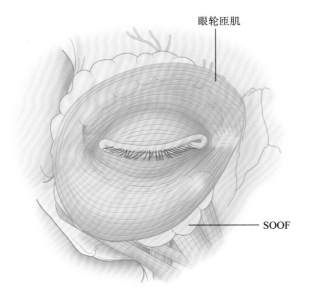

示意图 1.12
眼轮匝肌及其与下方面部肌肉和脂肪的关系

（何月晴，李冬梅）

1.7.5 节制韧带
（示意图 1.13）

面部节制韧带是一类起源于面部骨骼，支撑覆盖其上软组织的纤维连接组织。眶区主要有三条节制韧带，均起源于颧骨不同部位的骨连接处。此外，眶颧韧带（也被称为眶周眼轮匝肌节制韧带）还有支撑脸颊的作用（1.7.3）。

眼眶节制韧带位于上颞线（颞融合线）前端，连接颧额缝，并嵌于覆盖于其上的眉尾附近的肌肉和皮肤。颧骨节制韧带由颧弓前端的颧颞缝发出，其作用为支撑上外侧面颊组织。面神经颧支向下走行于此韧带内。颊上颌韧带覆盖大部分颧上颌缝，呈线状附着于鼻唇沟上方的中颊部组织。

1.8 眶脂肪和筋膜
（示意图 1.14 和示意图 1.23）

肌锥将眶脂肪分为肌锥内脂肪和肌锥外脂肪两部分，其前部被直肌间的筋膜分隔，随着筋膜逐渐变薄，向后逐渐传递。Koornneef（1976,1979）发

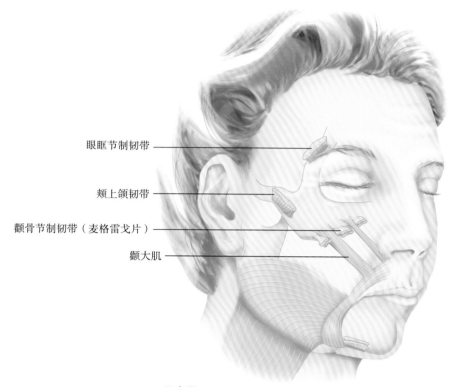

示意图 1. 13
眼周和面部节制韧带

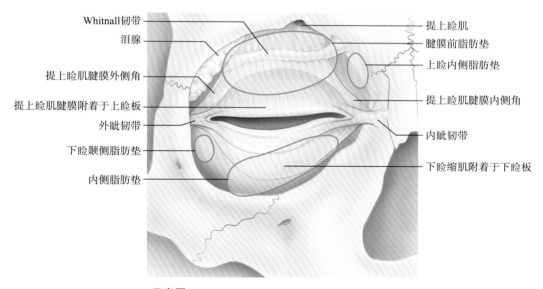

示意图 1. 14
肌锥外脂肪垫和上下睑缩肌附着处

现这些眶脂肪由复杂而精密的结缔组织隔膜支撑。这一有效连接各眼眶结构的隔膜系统,在前眶较为致密,而在后眶较为疏松。

肌锥内脂肪在眼球摘除术或实施眶内手术时会被暴露出来。而肌锥外脂肪在眼睑手术中常见,分为四叶(脂肪垫)。

上睑有两个肌锥外脂肪垫:一个较小的内侧脂肪垫和一个较大的中央脂肪垫,也被称为腱膜前脂肪垫(图 9.3e、图 9.3f、图 10.2c 和图 10.2d)。这些脂肪垫由位于滑车区域的筋膜隔分隔开。泪腺位于腱膜前脂肪垫外侧(图 10.3a)。

下睑也有两个脂肪垫(图 6.4c)。较大的内侧脂肪垫常被再分隔成两部分——内侧和中央脂肪垫——由下斜肌和位于下斜肌起点区域的细小筋膜隔分隔开。眼睑成形术中,去除这一脂肪垫时必须注意保护下斜肌(图10.4c)。较小的颞侧脂肪垫由筋膜隔与内侧脂肪垫分离开。

1.9 球后筋膜和相关组织间隙

(示意图1.15~示意图1.17)

眼轮匝肌后为眼睑蜂窝组织,其内含眼睑的血管、神经和少量脂肪。切开这一组织间隙可将眼睑分为两层(图8.2b)。

下睑眼轮匝肌按不同位置分为睑板前和眶隔前两部分(示意图1.15)。

上睑眼轮匝肌后等量的组织间隙被提上睑肌腱膜所分隔开(示意图1.16)。提上睑肌腱膜从眶隔下缘与睑板上缘之间穿过,附着于眼轮匝肌和睑板前表面。

腱膜后间隙是一个非常明确的外科组织间隙。其前界为腱膜,后界为下方的睑板和上方的Müller肌,上界为Müller肌在提上睑肌的附着点,下界为腱膜在睑板下方前表面的附着点。当上睑处于解剖位时,这一组织间隙较为狭窄,Müller肌几乎与提上睑肌腱膜相贴。当上睑处于外翻位时,这一组织间隙会发生形变,使两个上睑缩肌的下止端分离(图9.2a~图9.2c)。

另一个较为明确的、潜在的组织间隙位于下方腱膜和上方眶隔前面(图9.3c和图9.3d)。其前界为眼轮匝肌,后界为眶隔和腱膜,下界为睑缘,上界为由眉下方向下延伸的眶隔前脂肪构成。这一组织间隙的止端为腱膜附着于眼轮匝肌的皮肤皱褶处。在前入路上睑下垂矫正术向上分离暴露眶隔时,一定要确保始终在这一组织间隙内(图9.3c),即紧邻眼轮匝肌后表面,不突破腱膜后组织间隙(图9.3i和图9.3j),这一操作看似简单实则不易。

1.10 眶隔和睑板

眶骨膜和眶缘骨膜的交界处增厚形成弓状缘。眶隔沿着眶缘连接处的曲线(如同深部腱膜的后层)一直穿入眼睑。上下睑的眶隔均不作为一个独立层面到达睑板的近端,而是在距睑板3~4mm甚或10mm的位置和上下睑缩肌融合(示意图1.15和示意图1.16)。亚裔人群这一融合部位比高加索人稍低(示意图1.25a~示意图1.25c)。

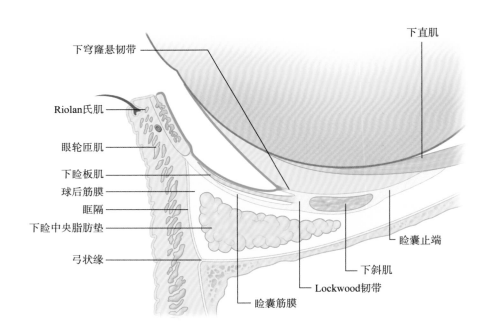

示意图1.15
下睑截面图

眶隔始于上眶缘,跨眶上切迹,下行至眶外侧　缘,包绕上述结构后附着于Whitnall结节,再下行

弓状缘
眶隔
眼轮匝肌
球后筋膜
提上睑肌腱膜
腱膜后间隙
皮肤皱褶水平
提上睑肌腱膜插入眼轮匝肌
提上睑肌腱膜附着于睑板

腱膜前脂肪垫
Whitnall韧带
提上睑肌
总腱鞘
上直肌
副泪腺
Müller肌
Riolan肌

示意图 1.16
上睑截面图

至眶颞下角。眶隔起点向内穿过眶下缘到达泪前嵴中下部。其向后附着于近泪囊中间的泪筋膜,到达泪后嵴。其包绕眼轮匝肌深部末端,沿泪后嵴上行,至眶内上角,再向外复回上眶缘。

眶隔前与眼轮匝肌相邻,后与眶脂肪相邻(示意图 1.15 和示意图 1.16,图 9.3c 和图 9.3d)。有时眼轮匝肌后脂肪垫(1.7.4)会由眼眉向下迁移,至上眶隔与眼轮匝肌分离。血管和神经可穿过眶隔。

睑板构成了眼睑的骨架结构。其由致密的纤维组织和少量弹性组织构成。睑板腺位于睑板内。疏松结缔组织内的眼睑血管和神经部分位于睑板前表面,部分位于睑板上方。在上睑,提上睑肌腱膜的下方纤维会插入到睑板下方,而 Müller 氏肌止于睑板上缘(图 10.2g)。在下睑,下睑缩肌止于睑板近端(图 6.4d)。睑结膜牢固附着于睑板后表面。

1.11 结膜

分泌黏液的杯状细胞大量散在分布于结膜。副泪腺 Wolfring 腺和 Krause 腺主要分布于睑板上缘和上穹窿之间,以外侧为主(示意图 1.16)。泪腺导管开口于上穹窿外侧部。

上下穹窿几乎可以延伸到眶缘。外侧穹窿可以延伸到距角膜缘约 14mm,而内侧穹窿则较浅。纤维组织支撑结构可以到达穹窿部,在上下穹窿"悬韧带"可辨(示意图 1.15 和示意图 1.16)。它们是上下睑缩肌和上下直肌之间总腱鞘的延伸。

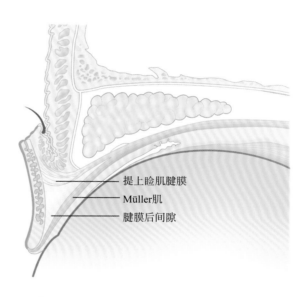

提上睑肌腱膜
Müller肌
腱膜后间隙

示意图 1.17
上睑外翻位截面图

1.12 上睑缩肌
(示意图 1.16)

上睑的正常位置由提上睑肌和 Müller 肌共同维持。

提上睑肌起源于眶顶近视神经孔前、上直肌上方(示意图 1.23),其向前延伸约 40mm 止于眶隔后,继而为腱膜。在提上睑肌腱膜的起始端,其肌鞘在肌肉上方增厚形成一带状结构,被称为 Whitnall

韧带(示意图 1.14 和示意图 1.16,图 9.4c 和图 9.8e)。它可以表现为一界线清晰、易于辨认的结构,也可以表现为弥漫性增厚,其内侧附着滑车,外侧附着泪腺窝和眶壁,构成了提上睑肌运动的支点。

提上睑肌腱膜下行至眼睑和眶隔附着其前表面,其像是一条宽厚的带子,在 Whitnall 韧带下约 8mm,睑板上 3～4mm(图 9.3d 和图 9.4a)。亚裔人群这一附着部位比高加索人稍低。眶隔后表面和提上睑肌腱膜前表面的夹角内为腱膜前脂肪垫,其为一个重要解剖标志(图 9.3d～图 9.3f、图 10.2c、图 10.2d)。随腱膜向下走行,逐渐变薄并呈扇形展开,向前在皮肤皱褶水平附着于眼轮匝肌,向下附着到睑板前表面。其内外侧似喇叭状附着于眦韧带处(示意图 1.14、图 9.3j、图 9.3k 和图 9.3l)。泪腺被包裹于外侧角后缘,被分割为眶叶和睑叶。提上睑肌和上直肌之间的肌肉总腱鞘延伸至上穹窿(示意图 1.16),作为上穹窿悬韧带。

Müller 平滑肌起源于提上睑肌后表面(图 9.2c)横纹肌与腱膜交汇处。其宽 15～20mm,在提上睑肌腱膜和结膜之间下行 15～20mm 附着于睑板上缘(图 9.3h～图 9.3j)。值得注意的是,当翻转上睑时,Müller 肌和提上睑肌腱膜的下止端是分开的(示意图 1.17 和图 9.2c)。

1.13 下睑缩肌
(示意图 1.15)

下睑缩肌与上睑缩肌(包括提上睑肌和 Müller 肌)相当。它们起源于下直肌睑囊止端。与上睑缩肌不同的是,它们相对发育不全,仅包含少量肌肉。起源于下直肌腱鞘,由睑囊筋膜(相当于提上睑肌)和下睑板肌(相当于 Müller 肌)。

下睑缩肌沿下睑向前延伸时,会劈开以包绕下斜肌,当其再汇合时,会与其下方增厚的筋膜融合在一起。这就是 Lockwood 悬韧带(示意图 1.15),附着近眦韧带的眶壁。眶隔在距下睑缩肌附着于下睑板缘处 2～3mm 后与其融合(图 6.2c、图 6.4d、图 11.8b 和图 11.8c)。眶隔后表面和下睑缩肌夹角之间包含一眶脂肪垫——内侧脂肪垫——与上睑腱膜前脂肪垫相似(图 6.4c)。

在下视时牵拉下睑缩肌会压迫下睑,以维持睑板于垂直位(图 6.3j)。

1.14 泪器

1.14.1 泪腺
泪腺被包裹于提上睑肌腱膜外侧角的后缘(示意图 1.14 和示意图 1.23)。上方的眶部泪腺位于泪腺窝,其前与眶隔相邻,其后与眶脂肪相邻。外直肌位于其外下方,提上睑肌位于其内下方。其分泌导管下行至下方的睑部泪腺,睑部泪腺大小约为眶部泪腺的 1/3。睑部泪腺的前缘位于上穹窿外侧,其分泌导管也位于此处。

1.14.2 泪囊
被眼轮匝肌包绕的泪小管位于泪小点内侧,向内下方潜行于内眦韧带边缘直至穿过覆盖于泪囊上方的筋膜(示意图 1.7)。上下泪小管在进入泪囊前通常汇合为泪总管。

泪囊位于泪囊窝内,泪前嵴和泪后嵴分别为泪囊窝的前后界。位于泪后嵴的骨膜劈裂后包绕泪囊,再在泪前嵴汇合。侧叶较为坚固,并被内眦韧带的后缘所加固。内眦韧带的前部跨过泪囊上半部,眶隔覆盖其下半部。下斜肌起源于鼻泪管开口的后外下方。内眦韧带前方,距内眦内侧约 8mm 为内眦静脉(示意图 1.19)。

1.15 眼睑的血液供应
(示意图 1.18 和示意图 1.19)

1.15.1 动脉血供
眼动脉起源于前床突内侧的颈内动脉,在视神经下方穿过视神经管,走行于视神经硬脑膜内,并在视神经外侧进入眼眶。其跨过视神经到达眼眶内侧壁前,分支出靠视神经外侧的泪腺动脉和眶上动脉,末端分支为鼻背动脉和滑车上动脉。睑内侧动脉也可能起源于眼动脉。眼动脉的其他分支供应眼眶。

泪腺动脉和泪腺神经伴行向前到达外直肌上缘,为泪腺提供血供,之后突破眶隔,分为睑外侧动脉两个分支,在眼睑走行。

眶上动脉和眶上神经在眶顶汇合,相互伴行穿过眶上切迹,向上深达眉脂肪垫(ROOF,1.7.4),而后穿入额肌。其分支为前额、头皮和上睑提供血供。

鼻背动脉穿过内眦韧带上方的眶隔,为鼻根部皮肤和泪囊提供血液。如果睑内侧动脉分支未从

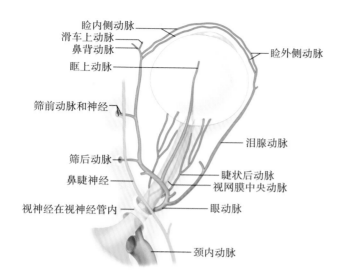

示意图 1.18
眼附属器和眼球的动脉血供

标注（左侧图）：
睑内侧动脉
滑车上动脉
鼻背动脉
眶上动脉
筛前动脉和神经
筛后动脉
鼻睫神经
视神经在视神经管内
睑外侧动脉
泪腺动脉
睫状后动脉
视网膜中央动脉
眼动脉
颈内动脉

眼动脉单独发出,其可能起源于鼻背动脉。两条睑内侧动脉通过内眦韧带上下方进入眼睑。

睑内侧动脉和睑外侧动脉相互吻合在肌肉下方结缔组织层上下睑板表面距睑缘 2～4mm 的位置形成动脉弓。在上睑板上缘的位置还有另外一个动脉弓形成(图 9.1c)。

滑车上动脉穿过眶隔与滑车上神经伴行,向上缠绕到达前额中部为其提供血供,与眶上动脉吻合。

颈外动脉系统血供主要通过内眦动脉和颞浅动脉与眶下动脉和面动脉相吻合到达眼睑。

1.15.2 静脉回流

眼睑静脉主要集中在穹隆部(示意图 1.19),引流至面中 1/3 静脉网。

内眦静脉由眶上静脉和滑车上静脉或位于眶内上角的额静脉相互吻合形成。它向后引流至眶上静脉,向下引流至面静脉。内眦静脉位于内眦内侧约 8mm,经常能通过皮肤透见。

静脉血流也会引流入眼下静脉。

1.16 眼睑的淋巴回流
(示意图 1.20)

上睑外 2/3 和下睑外 1/3 引流至耳前和腮腺淋巴结。上睑内 1/3 和下睑内 2/3 引流至下颌下淋巴结。

1.17 眼睑和面部的神经支配

1.17.1 运动神经支配
(示意图 1.21)

面部表情肌,如之前所提到的,由第二鳃弓发育而来,受面神经分支支配。这些神经分支位于面部表情肌的深层,而后穿过深层 SMAS 支配眼轮匝肌和其他面部表情肌。

面部神经从茎乳孔发出,分支出耳后支,其向后上方走行支配枕肌和耳后肌。神经干向前走行进入到腮腺实质内,在此处分为数支,并从腮腺前缘发出,支配面部表情肌,包括额肌和颈阔肌。

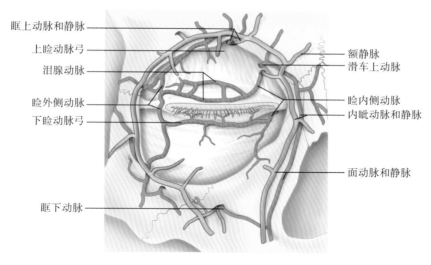

标注：
眶上动脉和静脉
上睑动脉弓
泪腺动脉
睑外侧动脉
下睑动脉弓
眶下动脉
额静脉
滑车上动脉
睑内侧动脉
内眦动脉和静脉
面动脉和静脉

示意图 1.19
眼睑的血液供应

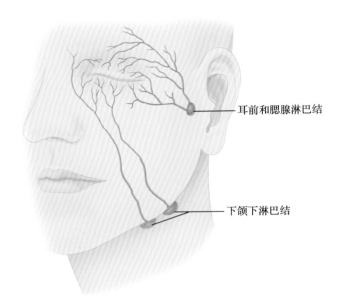

耳前和腮腺淋巴结

下颌下淋巴结

示意图 1.20
眼睑的淋巴回流

这些分支中的其中两支——常被称为上下颧支,在眼周起到了重要作用。上颧支跨过颧骨中央,中途在外眦和耳屏之间,进入颞顶(颞浅)筋膜(SMAS 的一部分;1.7.1 和示意图 1.9),在其内潜行到达前额,直至距眉尾上方约 1.5cm。这一分支被称为面神经额支,在前额手术中是重要标志。其支配额肌和眼轮匝肌,也支配眶上缘的皱眉肌和降眉肌。其下半支跨过颧骨支配下睑轮匝肌和上唇提肌的上半部分纤维。到达眼睑后,除内侧外,这些神经的终末支呈直角进入睑缘的肌束内,并相互平行(示意图 1.6)。

面神经分支间有大量的交互神经支配。

提上睑肌受第 Ⅲ 对脑神经支配,从海绵窦外侧壁进入眼眶,穿过视神经外侧腱环,分为上下两支。上支横向走行,在支配提上睑肌中后 1/3 交界处前,还支配上直肌。

Müller 肌由交感神经支配。颅内交感神经节前纤维自脊髓 T_1～L_1 段中间区的脊髓前神经根离开中枢神经系统,沿交感神经链到达与第二三颈椎水平的颈上神经。颅内交感神经节后纤维起源于颈上神经节,并于颈内动脉伴行,其分支支配颅腔和眼眶部位。

睫状神经节解剖上附着于近眼眶后视神经外侧的鼻睫状神经。副交感神经节前纤维起源于中脑 Edinger-Westphal 核,与第 Ⅲ 对脑神经一起进入眼眶。它们在睫状神经节换元,其节后纤维为数条睫状短神经,穿过视神经周围巩膜,支配瞳孔括约肌。交感神经节后纤维自颈上神经节发出,穿过睫状神经节后不再换元,发出睫状长神经和睫状短神经到达眼球,支配瞳孔开大肌。

1.17.2 感觉神经支配
(示意图 1.22～示意图 1.24)

眼睑和眼眶内容物由三叉神经(第 Ⅴ 对脑神经)的眼支和上颌支支配。

三叉神经眼支在海绵窦外侧壁分为泪腺神经、额神经和鼻睫状神经。它们穿过眶上裂进入眼眶。

泪腺神经沿外直肌上缘向前走行支配泪腺。在其前 2/3,有泪腺动脉伴行。泪腺神经穿过眶隔支配上睑外侧部和结膜的感觉(示意图 1.23)。泪腺的副交感神经纤维与起源于蝶腭神经节的颧神经伴行,在泪腺后加入泪腺神经。

额神经是三叉神经三个分支中最大的一支。它在眶顶骨膜和提上睑肌之间前行,又分为滑车上神经和眶上神经。

滑车上神经和动脉伴行上行越过眶内缘,深达眼轮匝肌,支配眼睑内侧、结膜和前额皮肤。眶上神经与其内侧的动脉伴行穿过眶上切迹,并分为浅支和深支(示意图 1.4)。浅支在皱眉肌周围缠绕并靠内侧、较表浅位置上行到达前额。深支一直保持在皱眉肌较深的位置,靠外侧达前额深部或穿过额肌。这些分支支配上睑、结膜、前额和头顶前的头皮。

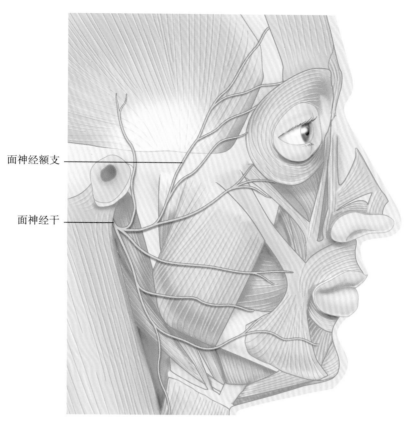

示意图 **1. 21**
面神经分支

面神经额支

面神经干

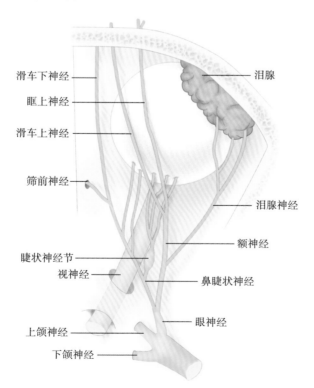

滑车下神经

眶上神经

滑车上神经

筛前神经

睫状神经节

视神经

上颌神经

下颌神经

泪腺

泪腺神经

额神经

鼻睫状神经

眼神经

示意图 **1. 22**
第 V 对脑神经眼支分支

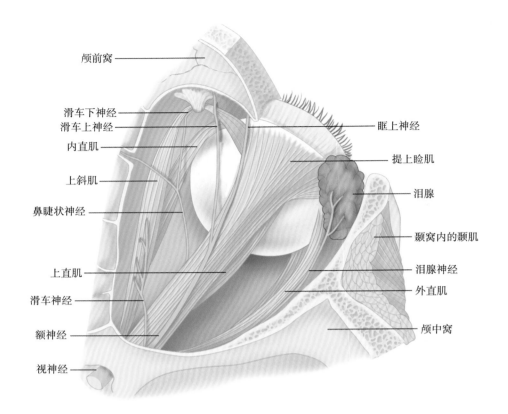

示意图 1. 23
眼眶上面观

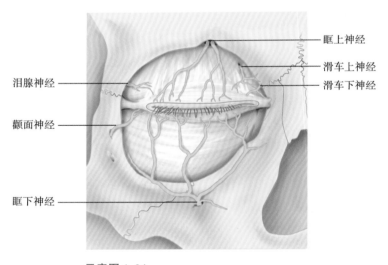

示意图 1. 24
眼睑的感觉神经

　　鼻睫状神经(示意图 1.22～示意图 1.24)和眼动脉伴行向内跨过视神经上方,沿途发出数个分支,而后分为筛前神经和滑车下神经。筛前神经经过颅前窝,其末端为鼻神经,支配鼻尖和鼻中隔前部。滑车下神经从滑车下方穿过支配眼睑内侧、结膜、泪囊和鼻根部。

　　眼周围神经的终末分支相互沟通。它们与第Ⅴ对脑神经上颌支的分支——眶下神经也有沟通。

　　三叉神经的上颌支从三叉神经节发出,向前走行穿过圆孔到达翼腭窝。眶下神经分支在眶底沿沟槽穿行,到达眶下孔,其支配下睑皮肤和结膜、鼻翼下半部分和上唇。

上颌神经分支颧神经,通过眶下裂入眶,它沿眼眶外侧壁偏下方走行,与泪腺神经沟通后,分为颧面神经和颧颞神经。颧面神经自颧骨向前发出,支配面颊的颧骨区域感觉。颧颞神经自颞窝发出,支配前颞区的感觉。

1.18 亚裔人眼睑

(图 1.6～图 1.10,示意图 1.25)

亚裔人的上睑与高加索人最大的区别在于,约50%的亚裔人没有上睑皮肤皱襞(图 1.6～图1.8)。如果存在上睑皮肤皱襞,其形成机制与高加索人一样,即提上睑肌腱膜穿过轮匝肌附着于皮肤皱襞水平的皮肤处。然而其附着部位相比高加索人偏低,亚裔人距睫毛为 6.5～8.0mm,而高加索人为6～10mm(示意图 1.25),儿童相对更低。如果提上睑肌腱膜没有向前附着则上睑皮肤皱襞无法形成。

上睑皮肤皱襞的形态各异。内侧缩窄型的皮肤皱襞在内侧与睫毛重合,有时与内眦赘皮融合。平行型的皮肤皱襞全长始终保持与睑缘平行。

亚裔人上睑眶隔在提上睑肌腱膜上的附着部位也较高加索人低。大部分人的附着点距上睑板上缘2～3mm,少部分人可能更靠下,达睑板前面。因此,手术中亚裔人的腱膜前脂肪垫也通常在较低位置找到。

内眦赘皮会导致睫毛下垂,尤其是内侧。下睑也可发生眼睑赘皮。

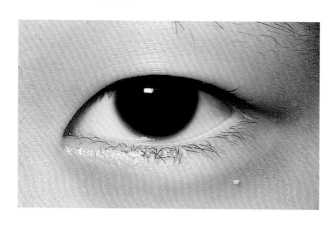

图 1.6
无上睑皮肤皱襞的亚裔人眼睑。第一眼位——注意上睑浅皱襞

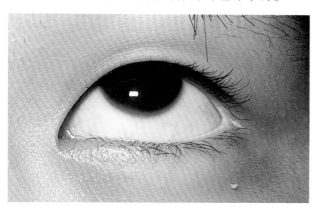

图 1.7
上视位

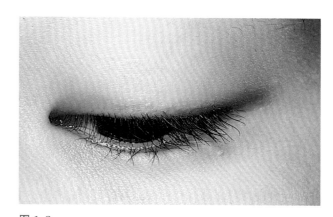

图 1.8
下视位——注意上睑皮肤浅皱襞或无皱襞

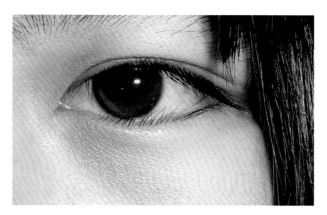

图 1.9
亚裔人上睑皮肤皱襞。第一眼位

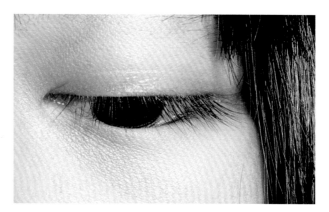

图 1.10
下视位——注意皮肤皱襞

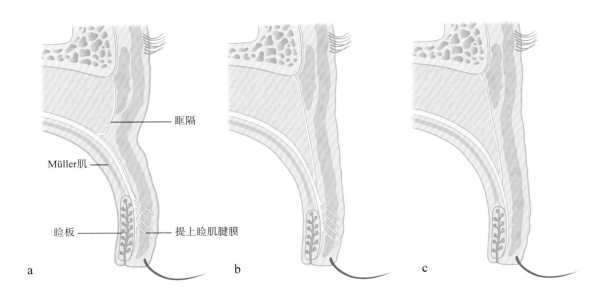

示意图 1.25a~c
面神经分支。（a）高加索人眼睑。（b）亚裔人眼睑伴皮肤皱襞。（c）亚裔人眼睑无皮肤皱襞

1.19 眼睑和面部的年龄变化

（图 1.11 和图 1.12）

眼睑和面部组织随年龄增长失去光泽和饱和度。随着胶原变薄和真皮萎缩，皮肤变得松弛没有弹性。日照和吸烟会加速这些变化。组织的修复和再生并不能抵御年龄带来的变化。皮肤的皱纹和皱褶通常和其下方肌肉的运动方向成直角。已丢失的眉毛和睫毛很难再生，但却可以在头皮出现白发后仍保留其沉淀的色素很长时间。

面部的支持韧带和其他筋膜层会随着年龄增长失去对脂肪和肌肉的支撑。随着帽状腱膜伸长，眉会出现下沉，前额肌肉的力量也会减弱。上睑多余的皮肤会进一步增加。眦韧带松弛。结果就会出现睑裂水平向缩短，眼睑张力逐渐丧失。外眦下垂，眦角消失或角度发生变化。随着皮肤组织的下垂，鼻唇沟皱褶也会加重。面颊部脂肪下降也会使鼻颧皱褶加深，也称为泪沟畸形；下眶缘的轮廓会变得较为明显，被称为颧颊沟。这些下眶缘下缘的凹陷有时会融合成一个更大的凹陷，被称为眶

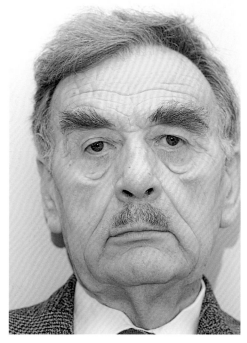

图 1.11
面部老化

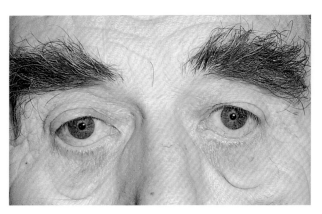

图 1.12
眼睑老化

缘"骨架化"。

眶脂肪萎缩会造成小幅度或不同程度的眼球内陷。随着年龄增长,其他部位的面部脂肪偶尔会有增长,但总体来说,还是遵循组织容积缩小的规律。由于眶隔的力量减弱,部分脂肪会脱垂至眼睑。

提上睑肌腱膜的力量减弱,腱膜拉长,失去与上睑组织的牢固附着,尤其是睑板的附着,从而导致上睑下垂。下睑缩肌也会发生松弛,或与下睑板附着松脱,从而导致睑内翻或睑外翻。

这些改变通常需要眼部整形手术去修复。

（章征，李冬梅）

拓展阅读

Anderson RL, Beard C 1977 The levator aponeurosis. Arch Ophth 9:1437

Chen WPD, Khan JA, McCord CD 2004 Color atlas of cosmetic oculofacial surgery. Butterworth Heinemann, Elsevier

Chen WPD 2006 Asian blepharoplasty and the eyelid crease. Butterworth Heinemann, Elsevier

Kakizaki H, Malhotra R, Selva D 2009 Upper eyelid anatomy: An update. Ann Plast Surg 63:336-343

Koornneef L 1976 Spatial aspects of orbital musculofibrous tissue in man. Swets & Zeitlinger, Amsterdam

Koornneef L 1979 Orbital septa: Anatomy and function. Ophthalmol 86:876

Saonanon P 2014 Update on Asian eyelid anatomy and clinical relevance. Curr Opin Ophthalmol 25:436-442

Whitnall SE 1921 Anatomy of the human orbit and accessory organs of vision (facsimile of 1921 edition) Robert E. Krieger, Huntington, NY

Zide BM, Jelks GW 1985 Surgical anatomy of the orbit. Raven Press, New York

第二章

眼整形基本技术

简介

普通整形手术的很多基本技术在眼整形手术中也适用。在过去的 100 年中，为了最大限度地利用眼睑和眼眶的特殊解剖结构，新的技术不断应运而生。

患者通常在仰卧位进行眼整形手术，而术者在站立位更便于手术。术者在进行切开缝合时，站立位比坐位更容易调整到合适的操作位置。铺巾时应露出患者的双眼。如果是局部麻醉手术，应该把嘴也暴露出来。任何一种安全的标准眼周备皮法均可用于眼整形手术。使用 10% 聚维酮碘水溶液进行消毒是安全的（前提是患者对碘不过敏），但是在使用氯己定等制剂时需要注意其角膜毒性。

在手术结束时，如果敷料有擦伤角膜的风险，或者术中放置了移植物或者皮瓣需要固定眼睑，可以用牵引缝线缝合上下睑再放置敷料，否则不一定要进行缝合。眼内涂抗生素眼膏后让患者闭眼，眼睑上放一层油纱和两块眼垫，并用胶带固定。儿童的敷料需要更加牢固地固定，防止移位。一些医生在术后尤其是小手术术后不喜欢用敷料。使用敷料的好处为术后早期保护伤口、吸收分泌物、减少肿胀。

切口

很多器械都可以用于做眼周切口,通常可以选择传统手术刀。替代的有透热切割器(如 Colorado 针)和射频刀(如 Ellman Surgitron)。同手术刀相比,它们的触觉反馈较差,但是有一定的止血作用。与透热切割器相比,射频刀对伤口边缘的损伤较小。而二氧化碳激光器价格昂贵且没有皮肤的触觉反馈,但是止血效果更好。激光伤口的愈合速度稍慢,因此伤口的缝线应该多保留几天。

沿皮肤松弛张力线上的皮肤皱襞或平行于皱襞做切口,瘢痕最小。皮肤松弛张力线与下层肌肉群的作用方向成直角关系,且张力较低(示意图 2.1)。

当切除未累及睑缘的小病变时,下睑的切口位置则不遵守上述原则。除非有多余的松弛皮肤,否则切口应垂直于睑缘,跨皮肤皱襞行梭形切口,以避免下睑外翻。

眼周皮肤较薄且活动性好,因此可以沿标记线方向牵拉皮肤,以确保切口方向与皮肤垂直。应先标记切口,再进行局部麻醉、药物浸润或牵拉等可能使皮肤变形的操作。

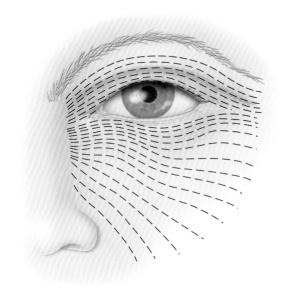

示意图 2.1
眼周的皮肤松弛张力线

切口缝合

2.1 常规切口缝合

　　未累及真皮和浅表皮下脂肪层的伤口可仅行皮肤缝合（图2.2、图10.1x、图10.1y）。但在前额或面颊等部位的较深伤口，必须先用可吸收线缝合皮下组织以闭合深层组织，从而避免形成凹陷性瘢痕（图10.7e～图10.7h，图10.8c～图10.8e）。

　　上睑皱襞（重睑）缝合时，需行深层固定以形成新的重睑皱襞（图9.1h）。

　　可以选用4/0～8/0的缝线（图5.5），通过间断或连续缝合法，用可吸收线或不可吸收线进行皮肤缝合。儿童使用细的可吸收线较为方便有效。

　　在缝合每一层切口时，切口两侧进针深度应相同，否则可能导致切口扭曲或呈阶梯状变形。在缝合皮肤时应垂直进针和出针。打结时，应该让组织稍微隆起，有助于防止形成凹陷性瘢痕。

　　松解两侧的皮肤能减少切口处张力。多数情况下，进行简单的切口缝合时没必要松解，但是在制作皮瓣时必须进行松解。在面部行潜行分离时应该在真皮层分离而不超过皮下脂肪层，以避免损伤深达肌肉层的面神经分支。用皮肤拉钩或小型牵开器提起切口边缘，用手术刀或剪子进行皮肤松解。

　　在切口的一端或者两端可能会产生"狗耳"。

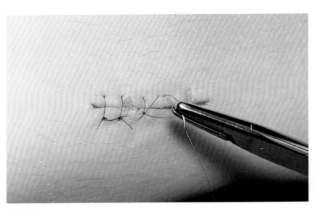

图 2.1a
垂直皮肤进针

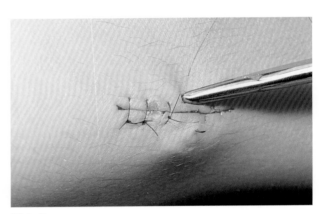

图 2.1b
垂直皮肤出针

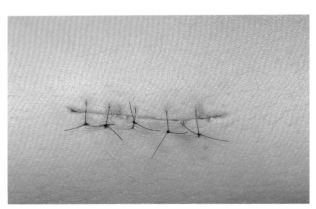

图 2.1c
缝合时让切口轻微隆起

2.2 连续缝合

　　简单的反复连续缝合法会使皮肤边缘变形,而连续锁边缝合法通常能够更加均匀地闭合切口(图 10.7h 和图 10.8e)。

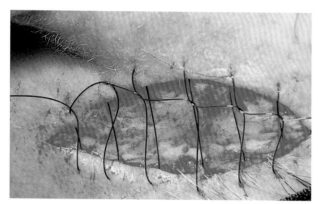

图 2.2a
拉紧缝线前进行锁边缝合

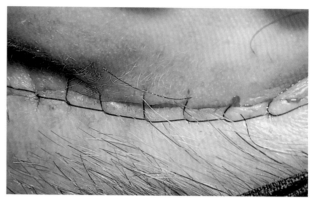

图 2.2b
锁边缝合,闭合切口

2.3 皮内缝合

　　通过连续的皮内(皮下)缝合法缝合伤口可以避免形成瘢痕。有时,间断缝合或使用无菌胶带有助于更好地闭合切口。

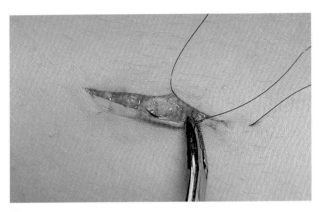

图 2.3a
针穿过真皮层

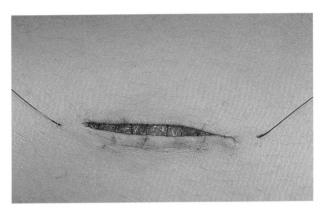

图 2.3b
拉紧缝线前进行皮内连续缝合

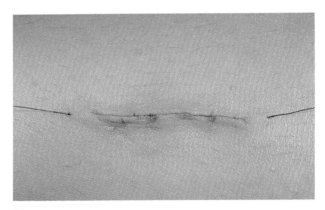

图 2.3c
牵拉缝线两端闭合切口

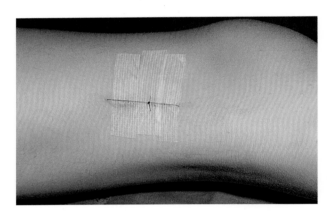

图 2.3d
缝线两端系在一起,用无菌胶带固定伤口

2.4 褥式缝合

在缝合较厚的皮肤时,如果皮肤边缘有内翻的趋势,可以采用间断垂直褥式缝合法。

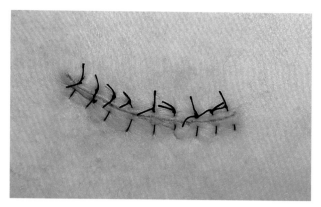

图 2.4
垂直褥式缝合

2.5 三点缝合

　　缝合 V 形切口或 T 形连接的两个切口时,三点缝合法是缝合 V 形尖端或 T 形连接处的有效方法。用深部缝线固定 V 形的尖端。

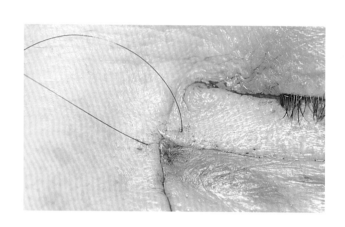

图 2.5
尖角的三点缝合

并发症及处理

　　愈合过程以出现明显的红色硬瘢痕为开始,以不明显的相对无血管的软瘢痕结束。在成人中该过程可能需要 1 年的时间,儿童则需要更长的时间,但是眼睑皮肤菲薄通常会加快。按摩有助于加速软化难看的顽固性瘢痕。瘢痕愈合10 天后开始每天 3 次按摩,每次轻柔地持续按摩 5 分钟,直到看到瘢痕变软为止。按摩时可以使用温和的保湿膏。关于肥厚性瘢痕的处理,详见 2.21 部分并发症与处理。通过准确地缝合原本的伤口,可以避免形成凹陷或变形的瘢痕。一旦形成了严重的瘢痕,需要将其切除并小心修复。对于收缩引起变形的线性瘢痕,可以通过 Z 成形术进行修复(2.23)。

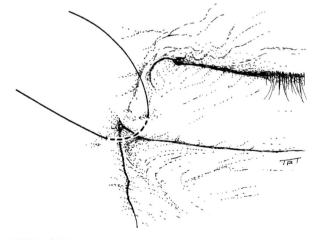

重要示意图 2.5
去除"狗耳"

2.6 睑缘全层切除和修复

这种基本技术的改进详见 14.1 和 14.2。

2.7 水平向眼睑缩紧

在某些情况下需要矫正水平向眼睑松弛。常见的方法包括眼睑缩短术(14.1、14.2)、外侧睑板条悬吊术(7.2)以及 Bick 法(7.3)。

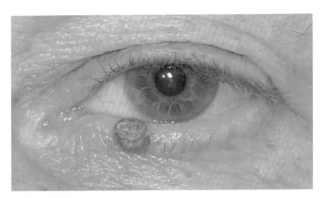

图 2.6 术前
下睑缘肿物

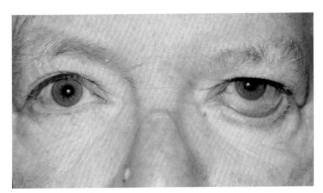

图 2.7 术前
外眦韧带松弛导致睑外翻

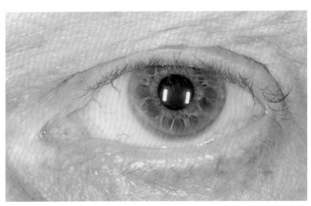

图 2.6 术后
肿物切除并直接缝合术后 2 个月

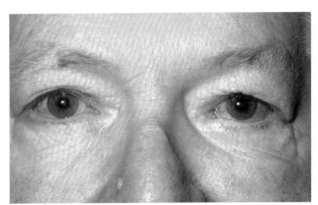

图 2.7 术后 A
左眼外侧睑板条悬吊术后 3 个月;外翻矫正

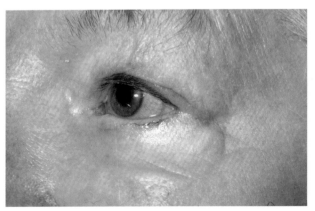

图 2.7 术后 B
外侧睑板条悬吊术后 3 个月;外眦位置良好

皮片移植

全厚皮片的切取

2.8 上睑皮肤

上睑的理想供皮区为对侧上睑。移植时使用受皮部的纸模板。皮片切取方法及原则同重睑成形术（10.1；图 7.10e、图 7.10f、图 7.10 术后 A、图 7.10 术后 B、图 15.1b、图 15.1c、图 15.2b 和图 15.2c）。

通常在眉梢外侧下方取全厚皮片。年轻患者，即使眼睑中央部没有多余的皮肤，也可以在该部位取皮。

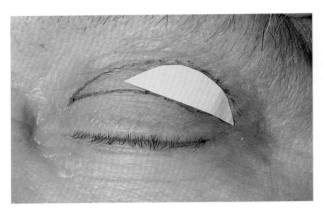

图 2.8a
沿模板外侧标记切口范围

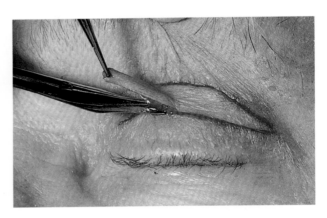

图 2.8b
切取皮肤不带肌肉

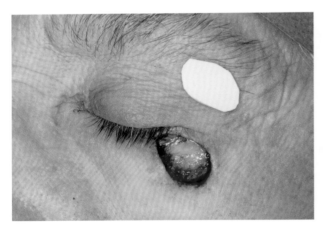

图 2.8c
眉梢外侧下方取皮

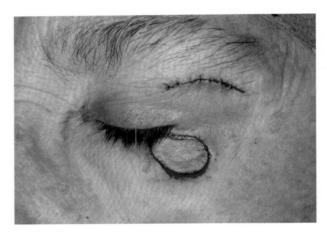

图 2.8d
眉下皮肤移植

2.9 耳后皮肤

该部位皮肤与眼睑皮肤颜色相近。但是耳后皮肤比眼睑皮肤厚,所以要根据受皮部位谨慎选择。尤其是在上睑的眶隔部,选用对侧上睑或断层皮片更适合。

2.9a、2.9b

用纸或者箔剪出皮片的形状,并在耳后标记范围。沿模板外侧 1~2mm 处进行标记,防止耳部张力减小后皮片发生轻微的收缩。皮下注射盐水有助于皮片的分离以及减少出血。用 1:200 000 的肾上腺素(2% 利多卡因局部麻醉)能进一步减少出血。在取皮时可以将耳廓与脸颊缝合以便操作。

2.9c、2.9d

沿标记切开。开始切取皮片,用皮肤拉钩拉起皮片的游离边缘,轻轻向上牵拉并尽量避免其变形。用圆刀(如 10 号或 15 号的 Bard Parke)平行于皮肤表面进行分离,尽可能去除皮下组织。注意止血。

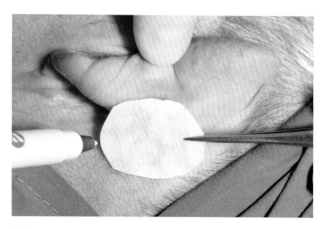

图 2.9a
用模板标记切口

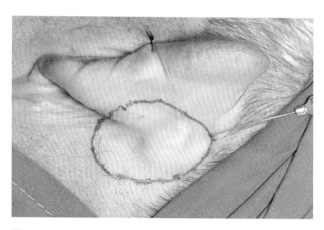

图 2.9b
供皮区的标记

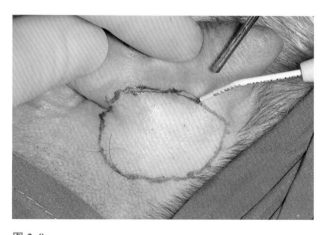

图 2.9c
用 Ellman Surgitron 切开皮肤

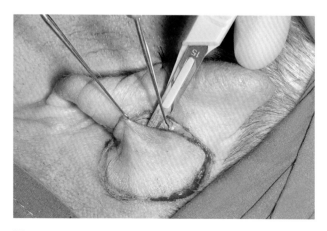

图 2.9d
在真皮层切取皮片

2.9e、2.9f

用 4/0 缝线连续锁边缝合皮肤。10 天后拆线。

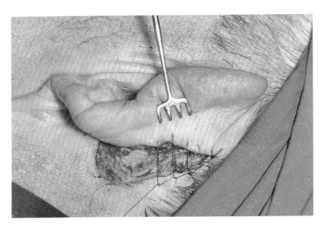

图 2.9e
连续锁边缝合闭合切口

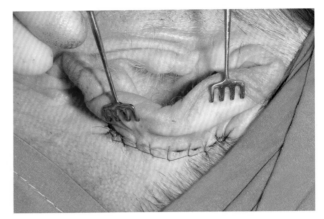

图 2.9f
切口闭合

2.9g

皮片上通常会附有少量皮下组织，在移植之前必须清理。

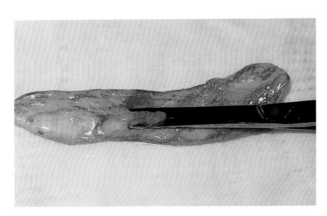

图 2.9g
清除皮片上多余的脂肪

并发症及处理

如果耳后的切口难以缝合，可以用乳突部分的皮肤协助闭合。如果皮肤较厚或脂肪去除不足，会增加皮片血管形成不良的风险，并可能造成坏死。

2. 10 耳前皮肤

可以选用紧靠耳屏前部的皮肤来制备全厚皮片。该部位的皮肤可能比耳后皮肤薄,并且容易切取。可以切取 1cm×4cm 的皮片。

2. 10a ~ 2. 10c

以常规方式使用模板标记皮片。紧贴真皮层进行分离以获得薄层皮片。

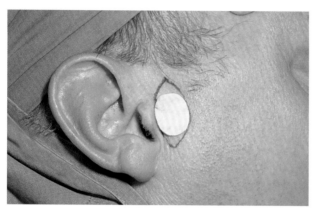

图 2. 10a
用纸模板标记皮片

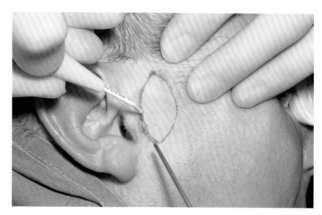

图 2. 10b
沿皮片边缘切开

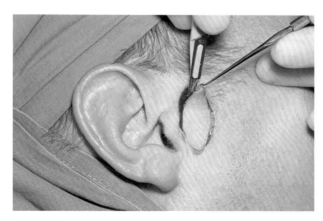

图 2. 10c
在真皮层切取皮片

2. 10d、2. 10e

切开皮肤边缘并分两层缝合:6/0 可吸收线缝合皮下层,用任意一种 6/0 缝线缝合皮肤层。

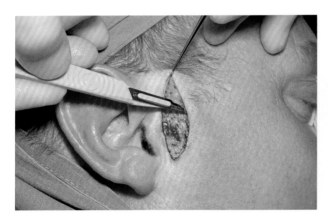

图 2. 10d
松解边缘皮肤以便缝合

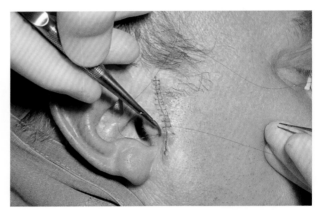

图 2. 10e
分两层缝合

其他可以制备全厚皮片的部位

尽管锁骨上窝或臂内侧的皮肤在颜色和纹理上与眶周皮肤有一定差异,但是也可以选用该部位的皮肤。

2.11 刃厚(断层)皮片的切取

可以从臂内侧或大腿内侧制备游离皮片。如果可以的话,大腿是首选部位,因为此处的皮肤较厚。可以使用手持式取皮刀(如 Watson 刀)或取皮机。

取皮刀

在使用手持式取皮刀如 Watson 刀或 Humby 刀时(图 5.11),需要根据经验正确安装刀片。肉眼观测两刀片间隙为 0.4～0.5cm 时,能够切出合适的厚度。

2.11a

术者站在患者供皮区一侧,助手站在对侧并固定肢体。助手也可以在大腿上方按压皮肤,做出更大的平坦区以便切割。在两个木板中任选其一,用液体石蜡润滑刀片和木板边缘。用润滑过的木板牢牢牵拉皮肤,以对抗助手用另一块板牵拉皮肤产生的力。先将两块板子靠在一起,然后以一定角度将刀片轻轻地接触皮肤。

沿刀的直线方向进行往复运动式切取,然后轻轻向前移动,在运刀过程中术者的木板与助手木板拉开距离,保持张力以便进行准确、整齐的切取。

2.11b

在切取刃厚皮片时,创面上会出现多个小出血点,但不应该出现脂肪。当合适的皮片切取完成后,用精细剪刀切断边缘可能更安全,也可以用 Watson 刀向上切断皮片。

将皮片放在石蜡纱布或成网器上(2.11h 和 2.11i)。

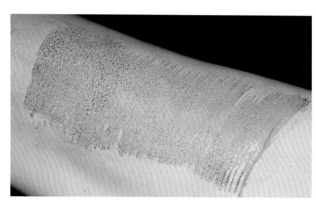

图 2.11b
皮片供皮区

取皮机
2.11c

取下保险栓,将刀片设置为切取 0.8mm 厚度皮片的距离。使用适宜宽度的保护器——通常为 2 英寸(5cm)或 3 英寸(7.5cm)。

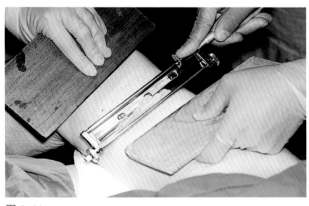

图 2.11a
切取游离皮片

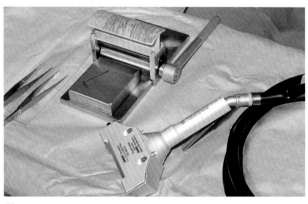

图 2.11c
取皮机和成网器(如果需要的话)

2.11d~2.11f

润湿供体部位的皮肤。右手握住取皮机,左手平放在大腿上,用食指在取皮机前方即时压平皮肤。将取皮机倾斜约45°,使用时适度用力向下按压,保持左手一直在取皮机前方。需要注意的是,不能按压得太过用力,否则切取皮片时会比预期深。

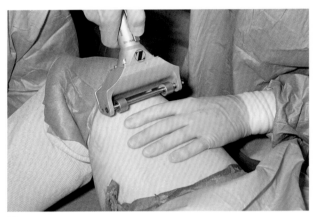

图 2.11d
开始取皮

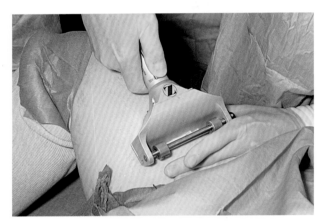

图 2.11e
切取皮片

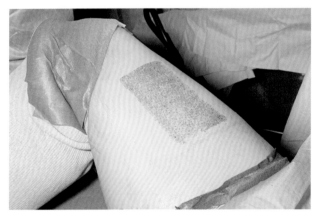

图 2.11f
供皮区:出现小出血点表明取得了菲薄的游离皮片

2. 11g、2. 11h

从末端向大腿的方向切取刃厚皮片,并将其从取皮机上取出。无论是用取皮机还是手术刀切取,如果不用将皮片网格化,则需把皮片的皮肤面向下放在石蜡纱布上备用。

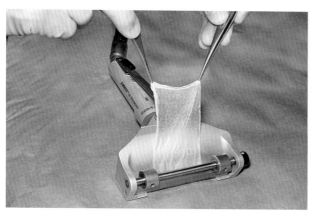

图 2.11g
从取皮机上取下皮片

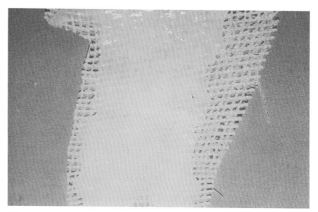

图 2.11h
将皮片的皮肤面向下放在石蜡纱布上

2. 11i

如果需要网格化皮肤,则将皮片的皮肤面向下放在成网器的塑料底板上。

2. 11j

将皮片网格化。1:2 的网格是比较适合的。

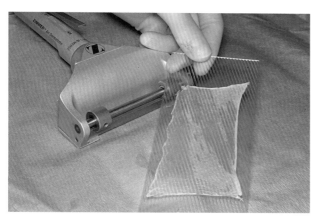

图 2.11i
将皮片的皮肤面向下放在成网器板上(无须用石蜡纱布)

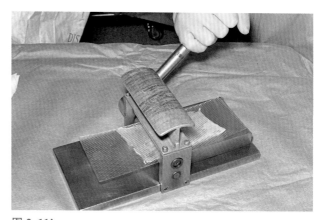

图 2.11j
皮片网格化

2. 11k

在供皮区注射布比卡因以消除术后的不适感。用石蜡纱布包扎供皮区,外层用纱布或棉纱敷料包扎 10～14 天后,通常情况下上皮基本愈合。如果术后敷料表面可见渗出,10 天之内无须对供皮区进行处理,可以在敷料外层再额外增加敷料。去除敷料时,深层的敷料可能会与皮肤粘连,需要将其浸润后摘除。

此外可以将一片止血敷料(如 Kaltostat)用布比卡因浸泡后直接放在供皮区用来止血。通常先进行皮片的缝合,再敷贴供区。可以将 Kaltostat 揭下或放在原处,用简单的黏性敷料(如 Mefix dressing)粘在供皮区。在之后的一两周内,如果敷料边缘翘起或者供皮区愈合良好伤口消退,可以修剪敷料的边缘。

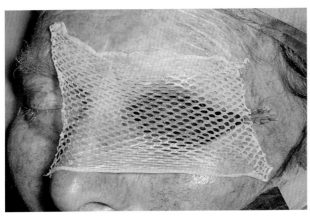

图 2. 11k
网状皮片准备放入眼窝内

并发症及处理

皮片如果切得太厚而露出皮下脂肪,此时伤口不能像刃厚皮片的取皮部位一样,通过表皮细胞再生进行愈合,因此,最好用刃厚皮片对其进行覆盖。有时皮片可能过薄,需要将皮片缝合或胶合到原位。调整取皮机的厚度设置,从邻近部位再次取皮。

如果敷料难以与取皮部位分离,可以放置 1 周以上等待敷料自动脱离或浸润取除。Mefix 敷料是一种可以自动脱落的敷料。

皮片的保存

用林格液或生理盐水浸润的无菌纱布包裹刃厚皮片或者全厚皮片,在 4℃ 下可以保存数天。多数医院都有关于保存人体组织的相关规定。

皮片的固定

通常需要对皮片加压固定 1 周及以上时间,目的是将其与创面固定,同时防止长入皮片的新生小血管发生撕裂。但是位于下睑的切口,通常用简单的压力敷料包扎 5 天即可。也可以用连续绗式缝合法进行固定。

2. 12 皮片包堆固定法

2. 12a

将皮片无张力地放在缺损处,用 6/0 缝线固定并留长缝线。将全厚皮片和较厚的刃厚皮片与周围皮肤边缘缝合在一起。将较薄的刃厚皮片盖住周围皮肤的边缘,缝合时穿过皮片到皮缘下方(图 15.4b),无须去除覆盖在正常皮肤上的刃厚皮片多余边缘。可以在皮片上切小的切口以便血液流出。

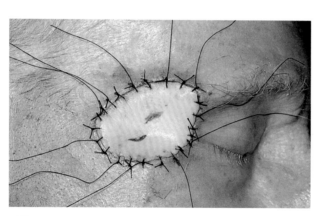

图 2. 12a
缝合固定全厚皮片

2. 12b

准备一块棉球,浸入核黄素(如果有的话)或盐水中并挤去多余水分。将棉球的光滑面向下放在移植皮片上均匀施压,用长缝线将其固定在适当的位置。

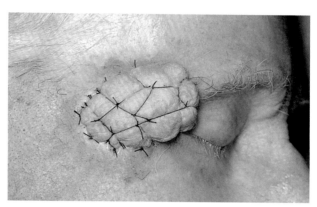

图 2. 12b
将浸入核黄素后的棉球固定在皮片上

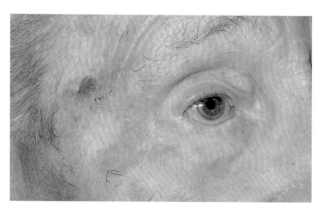

图 2. 12 术后
皮片愈合良好

2. 13 皮片的加压包扎

如果没有棉球,下睑部位可以通过简单缝合法固定皮片边缘(图 16.4g)。在皮肤上放置石蜡纱布,其上用核黄素浸润的棉纱覆盖,可以根据植皮部位形状的不同改变棉纱的形状。这种加压包扎可以维持 5 天,使用连续绗式缝合法可以增加其稳定性和牢固性(图 16.4h 和图 16.4i)。

2. 14 连续绗式缝合

(视频 1)

固定好皮片边缘后,可以用连续绗式缝合法。这种方法是穿透皮片的全层到达组织深部,将皮片牢牢地固定在基底层。该方法是一种非常有效的皮片固定方法(16.4h、16.4i,16.4 术后 C a 和 16.4 术后 C b),也可用于皮瓣的固定。

并发症及处理

为了保证皮片的成活,该部位一旦出现血肿需要立即清除。皮片上的小切口有助于防止血肿的形成。

如果发生感染,应立即取样进行显微镜检查、培养和敏感性检查。通过评估皮片的外观,能够发现其后期活性通常比最初阶段看起来更高。如果出现大面积的皮片坏死,3 周后清除坏死组织,在干净的肉芽组织上再次进行皮片移植。

断层皮片比全厚皮片更容易出现皮片收缩问题,尤其当断层皮片过薄时,该问题更为明显。在设计皮片时需要注意留出收缩的余量。为了克服收缩的影响,可以在手术 3 周后随时进行多次移植。

如果发现皮片有缺血表现,再观察 3～6 周。通常大多数皮片的活性会比初期阶段看起来更高。如果出现大面积的皮片坏死,清理坏死部位,3 周后形成肉芽组织时用游离皮片再次进行移植。用抗生素粉剂预防感染。感染或移植部位的血肿通常会导致皮片坏死。如果皮片较厚或者皮下脂肪没有完全清除干净,会增加缺血风险。如果该部位之前接受过放疗,那么皮瓣移植的效果优于皮片。

(聂子涵,李冬梅)

用于眼睑后层重建的植片

本节介绍了眼睑后层重建常用的植片。鼻中隔(16.2)和睑板(16.3)植片的切取方法见第十六章第一节。

2.15 唇黏膜植片的切取

▶（视频 2）

于下唇切取大小为 3cm×1.5cm 的黏膜植片。如需更大植片时,可于第二前磨牙牙冠水平腮腺管开口颊黏膜处切取(图 6.6b、图 13.12c、图 15.8c)。

2.15a

助手用纱布或拉钩拉紧唇部或颊部,估算所需的植片面积,为防止植片瘢痕收缩,切取比所需稍大面积的植片。画切口线,避开唇红缘和与牙龈相接的前庭沟,为增加组织硬度及减少出血,黏膜下注射生理盐水或 1:200 000 的肾上腺素。

2.15b

沿画线切开至黏膜下层,用剪刀或皮钩固定上缘后用刀片将植片与黏膜下层组织分离。此时会有中等程度出血。注意切取黏膜植片时不要太靠近前庭沟,尤其是需要配戴义齿的患者。

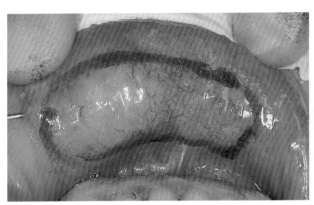

图 2.15a
唇黏膜上画切口线,黏膜下注射生理盐水或低浓度肾上腺素

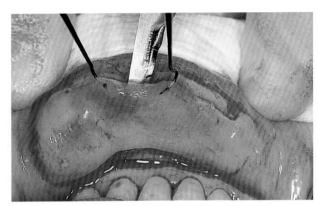

图 2.15b
切取黏膜植片

2. 15c～2. 15e

　　安全止血。伤口无须缝合植床仍可自行愈合，也可以 4/0 可吸收缝线连续或间断缝合以减少术后不适。术后频繁漱口。

2. 15f

　　使用前去除植片的黏膜下组织。

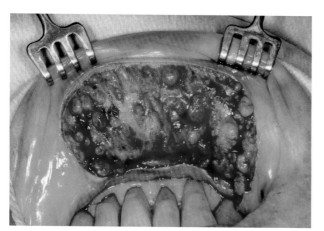

图 2. 15c
口腔黏膜供区

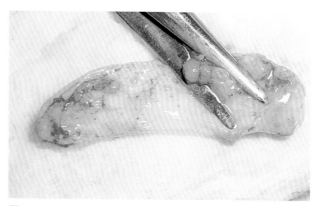

图 2. 15f
去除多余脂肪

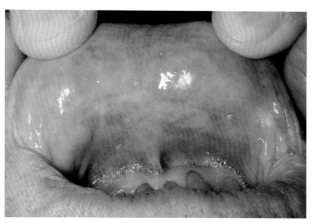

图 2. 15d
未缝合供区自行愈合

并发症及处理

　　前庭沟变浅并非严重的并发症，但如需配戴义齿患者，前庭沟变浅可使义齿配戴不适，需重新定制义齿。

　　切取植片过大会损伤唇红缘。尽管可能留有较明显的瘢痕，但愈合后不会出现并发症。

　　颊部植片切取靠后可损伤腮腺导管，如腮腺分泌物能自由排入口腔，腮腺导管将继续发挥作用。

2. 16 刃厚唇黏膜植片

　　因刃厚唇黏膜植片更薄及红斑更少，因此更适合替代球结膜。刃厚唇黏膜植片的切取与全厚植片的切取方法相同，但需要使用 Castroviej 黏膜刀或 Silver 植皮刀。

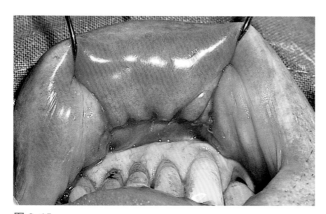

图 2. 15e
4/0 可吸收缝线缝合后供区愈合

2.17 异体巩膜

由于存在小风险交叉感染的可能,一些国家不再使用异体巩膜作为植片。在使用异体巩膜前,医务人员应告知患者使用风险;也可使用替代材料(如硬腭、耳软骨)代替异体巩膜。

巩膜是一种易于获取和使用方便的材料,比软骨伸缩性更好也更加柔软。人工替代材料如薇乔网可用于结膜下睑板重建,使用时须小心谨慎。注意结膜应完全覆盖材料,否则容易出现肉芽肿、材料暴露和滑脱。

异体巩膜取材前须确认供者传染病检查结果为阴性,清洁供者眼表。去除角膜,外翻眼球并清除巩膜下所有组织。将巩膜置于 4℃ 的 10% 甲醛缓冲溶液或 70% 酒精溶液中保存。

使用前,24 小时内生理盐水清洗 6 次,然后置于抗生素溶液中浸泡 2 小时。标记并修剪至合适尺寸(图 11.5b、图 11.8d、图 13.1c 和图 13.2a)

2.18 耳软骨的切取

耳软骨的硬度介于异体巩膜与鼻中隔软骨间。

2.18a

将耳向前压平,沿耳软骨两主要区域之间的主脊做标记。皮下注射 1:200 000 的肾上腺素以分离皮肤和软骨。

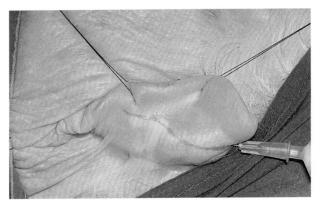

图 2.18a
标记耳后切口,皮下注射低浓度肾上腺素

2.18b

切开标记处皮肤并反折至乳突或耳周,分离软骨和软骨膜。保持皮肤切口处耳轮软骨主脊的完整性。

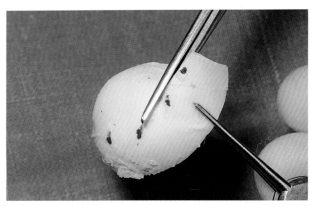

图 2.17
修剪异体巩膜至合适尺寸

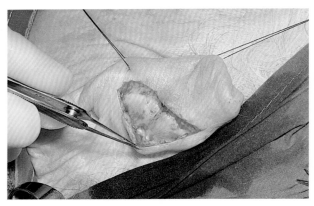

图 2.18b
皮肤与软骨分离

2.18c

标记需切除的软骨区域,用刀分离出部分软骨,用 Rollett 分离器沿软骨前表面与软骨膜之间腔隙继续分离。解剖并切取所需软骨。

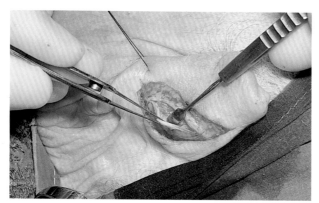

图 2.18c
与前面软骨膜分离并切取软骨

2.18d

以 4/0 缝线褥式缝合皮肤伤口,如有残留出血可插入引流管。包扎患耳,术后 2 天拔除引流管,10 天拆线。

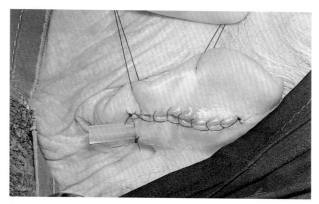

图 2.18d
缝合与引流

并发症及处理

术后可有明显肿胀,但可自行消退。若血肿较大则需手术清除。小血肿常见,一般不会发生远期并发症。

2.19 睑板植片的切取

当所需植片面积不大时,带有黏膜的上睑全层睑板植片,可很好修复眼睑后层缺损。可于同侧或对侧眼取材。

2.19a

以眼睑拉钩翻转上睑,上睑缘留置一牵引线。离睑缘 4mm 处点状标记所需的植片长度。

2.19b、2.19c

沿标记切开全层睑板,于切口两侧沿睑板上缘方向做两个垂直的切口,并延伸 2mm 至上穹窿。分离切除长 2mm 的睑板结膜植片。使供区自行愈合。

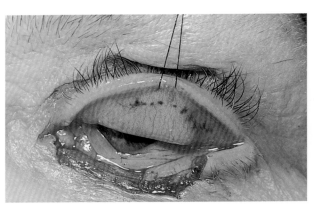

图 2.19a
距睑缘 **4mm** 标记睑板切口

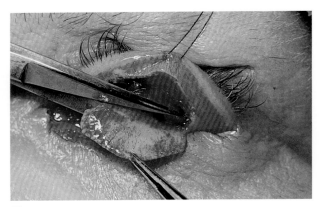

图 2.19b
2mm 的睑板结膜植片

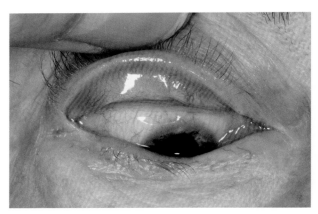

图 2.19c
睑板植片供区已愈合

2. 20 硬腭黏膜植片的切取

（示意图 2.2 和示意图 2.3）

解剖

腭分为硬腭和软腭两部分：前 2/3 为硬腭，色粉红，坚硬；后 1/3 为软腭，色红，柔软。主要神经供应为与腭大血管伴行共同穿腭大孔到达腭部的腭大神经，位于双侧第三磨牙内侧。其后腭小神经伴行腭小血管穿过腭小孔。前部鼻腭神经及血管通过位于上颌中切牙腭侧的切牙孔到达腭部。

麻醉

硬腭黏膜植片的切取可在局部或全身麻醉下进行。一般首选全身麻醉。局部麻醉一般于第三前磨牙牙槽突的内侧腭大孔区域注射局部麻醉剂。鼻腭神经阻滞麻醉部位为腭正中线的外侧，麻醉范围是尖牙连线以前的腭部。

植片的切取

用拉钩牵拉上下牙齿或开口器使嘴部张大并避免损伤牙齿。保持腭部干燥，于牙槽突内侧与腭中缝外侧之间的植片供区做标记。用 15 号小圆刀片沿标记线切开。轻提植片，用 15 号圆刀，Westcott 剪或弯刀分离黏膜下组织。避免损伤和切除腭骨膜，使用吸引器或加压方式止血，一般无须电烧止血。

供区无须包扎即可愈合良好。可通过牙科医生术前准备的腭托或患者的义齿（如有配戴）来减轻术后不适。

使用前应修剪植片，去除多余的黏膜下脂肪。

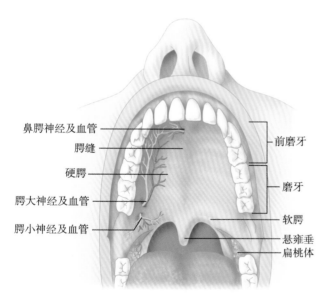

示意图 2.2
腭部的解剖

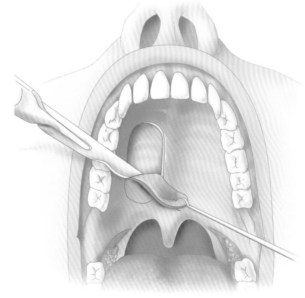

示意图 2.3
硬腭黏膜植片的切取

其他技术

2.21 自体阔筋膜的切取

▶ （视频 3）

阔筋膜为覆盖大腿肌肉深筋膜的一部分。外侧坚厚，称为髂胫束，向下延伸附着于胫骨外侧髁。

2.21a

沿髂前上棘至胫骨外侧髁靠近腓骨头处做一纵切口，长 3～4cm。切口下端在胫骨膝关节上约 5cm 处。

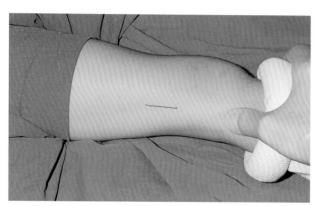

图 2.21a
切口标记在膝盖上的阔筋膜上。拇指置于腓骨头处

2.21c

使用大号直 Mayo 剪，将切口范围内的筋膜组织与周边浅层和深层组织分离。剪刀刃打开数毫米，沿着筋膜带的直线剪开阔筋膜，向上延伸两个平行切口至 10～15cm。

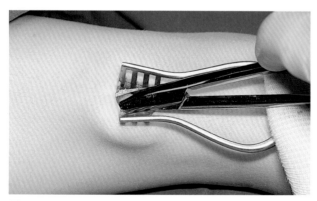

图 2.21c
于浅表组织中分离阔筋膜

从髂前上棘到胫骨外侧髁，靠近腓骨头部，沿直线切开 3～4cm 长。切口下端应在膝关节上方约 5cm 处。

2.21b

加深切口至皮下脂肪层，露出白色、纵向纹路的髂胫束。在阔筋膜上做两个大约 1.5cm 的短平行切口。

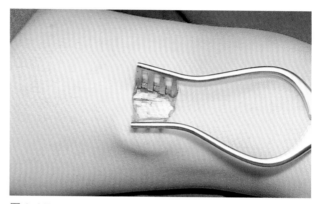

图 2.21b
暴露筋膜，平行筋膜束做两个平行切口

2.21d

平行切口下端横行切开筋膜条，必要时分离下端筋膜与肌肉。

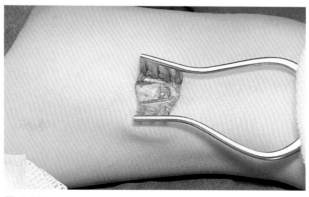

图 2.21d
横行切开下方阔筋膜条

2.21e

阔筋膜条末端插入筋膜切取器中。

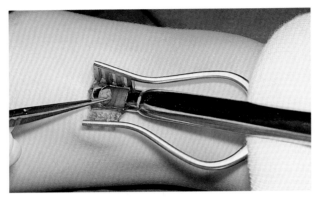

图 2.21e
筋膜条末端插入筋膜切取器中

2.21f

两把止血钳夹住阔筋膜条远端。下拉筋膜,将筋膜切取器向上推进。开始可能会感受到阻力。保持筋膜向下张力的同时,严格谨慎操作筋膜切取器,推进筋膜切开使其进入组织间隙,一般难度不大。

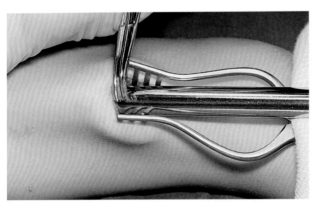

图 2.21f
血管夹夹住阔筋膜条远端。沿阔筋膜推进筋膜切取器

如无法推进,取下筋膜切取器并重复 2.21c 的步骤,再试一次。如依旧难以推进,可能是最初的切口相对于阔筋膜过于靠前或靠后。感受切口一侧阔筋膜表面是否较厚,重新于此侧做切口,重复 2.21c 的步骤后再推进。

推进筋膜切取器以后,步骤相对比较容易,筋膜切取器应尽量向前,推进至少 10cm。推进以后获取的阔筋膜应即刻在其近端分离。可选用不同的筋膜切取器获取阔筋膜的方法也有所不同。相对已夹住的外面筋膜,用 Moseley 筋膜切取器内侧部分向外拉,可使筋膜在切取时保持张力。

2.21g

伤口处一并取下阔筋膜条及筋膜切取器。分两层缝合伤口,以 4/0 可吸收缝线缝合皮下脂肪层,4/0 缝线行皮内缝合或间断缝合。

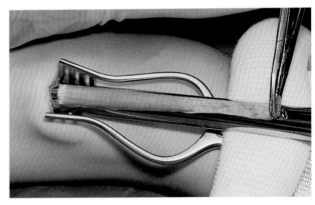

图 2.21g
筋膜切取器切断近端,取出筋膜条

2. 21h

　　沿阔筋膜纤维走行切取宽度为 2mm 筋膜条。注意不要切断纤维以免削弱筋膜条韧性。另一种方法是将筋膜条的尾端纵行切开 2mm,并将其撕开。将取材的筋膜条与剩余筋膜条一并浸入盐水中。

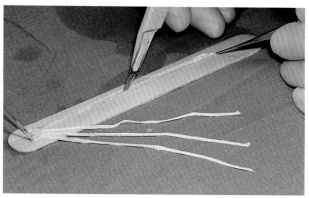

图 2.21h
制备阔筋膜条

并发症及处理

　　腿部瘢痕很常见并可伴有瘢痕增生。一般的瘢痕增生较轻微无须处理。如果瘢痕增生明显,可于局部瘢痕处注射曲安奈德以缩小瘢痕,必要时可重复注射,以减少瘢痕化。此类强效激素须谨慎使用。另一种方法是使用敷料对下面的瘢痕加压包扎。需数月瘢痕会变平。瘢痕切除后仍可能形成新的瘢痕增生。

　　肌肉可从筋膜缺损处形成小的肌疝,通常较少见。若不是很严重可以不做处理。缝合阔筋膜可使大腿形成骨筋膜隔室综合征(compartment syndrome)。如术后出现明显的肌肉疼痛或疝,可使用补片来修复筋膜缺损。

2.22 眼睑牵引缝线

　　用于保护术后敷料下的角膜(Frost 缝合),或其他原因时使用牵引线。眼睑退缩矫正术后的早期愈合阶段,通常需要使用 1~2 天的牵引线以保持眼睑位置,皮片移植后,也可以使用牵引线来固定眼睑。

2. 22a、2. 22b

　　用 4/0 或 6/0 丝线自睑缘灰线穿入,并距睫毛根部 2~3mm 处皮肤穿出。将其穿过一小段橡胶管后再次穿过皮肤和灰线。血管弓的小出血很常见可以忽略。使用胶带将缝合线粘在眉弓(下睑牵引线)或颊部(上睑牵引线)上,并施加足够拉力以使眼睑闭合。另一种方法是将缝线直接穿入或穿出睑缘中央的灰线,而不穿过皮肤。

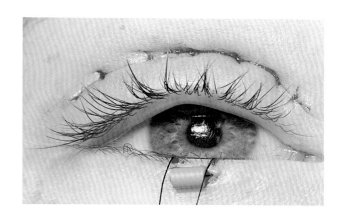

图 2.22a
下睑牵引(Frost)缝合

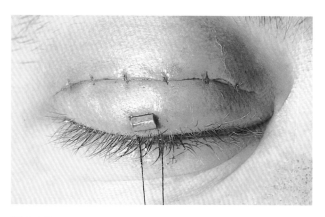

图 2.22b
上睑牵引缝合

2. 23 Z 成形术

Z 成形术用于解决挛缩明显的线性瘢痕（7.9），或改善较为明显和难看的瘢痕（14.7）。所有的 Z 成形术都由两步组成，第一步是延长 Z 瓣的两端，第二步是对 Z 的两臂进行旋转。如果 Z 瓣的两端延长线与主轴成 60°夹角，则旋转角度为 90°。

因为 Z 成形术中不会引入额外的组织，其一个方向上的延长效果是由直角处组织的缩短弥补的。

如果瘢痕较长，最好沿着瘢痕做数个小的 Z 瓣而不是只做一个，这样可以使直角处的张力较小，使瘢痕更不明显。

标记线性瘢痕 A—B（示意图 2.4）并且测量其长度。将其作为 Z 字的轴，从两端各画一条与轴等长且夹角为 60°的臂。对于 Z 瓣臂的方向，需要花时间设计一下，因为在一些情况下某一侧会明显比另一侧更适合。

切除瘢痕形成 Z 成形术的轴，切开 Z 瓣的其余部分并充分分离 c 和 d 臂下的组织，切净皮瓣上残留的深瘢痕组织，令其尽量在没有张力的情况下进行换位。

若皮瓣较厚，需要 6/0 可吸收线进行皮下缝合，大多数情况下只需要缝合皮肤层就够了。

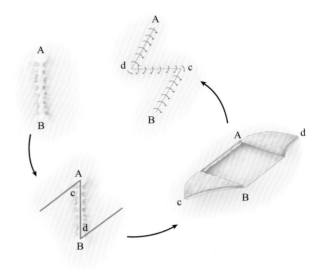

示意图 2.4
Z 成形术

（齐畅，李冬梅）

并发症及处理

若皮瓣间断出现血供较差的情况，可以多观察一段时间，通常皮肤颜色会随着皮瓣的成活改善。如果坏死面积较大，则需要在 3 周左右的时间在肉芽创面上进行全厚皮瓣的移植。皮瓣组织的持续扭曲变形通常是由于 Z 瓣设计不佳或将本应行皮片移植的区域进行了 Z 瓣转位所致。无论是这两种情况中的哪一种，都应该在 6 个月后待该区域完全愈合后重新进行评估。

拓展阅读

Borges AF 1984 Relaxed skin tension lines (RSTL) versus other skin lines. Plast Reconstr Surg 73:144

Collin JRO (ed) 2005 A manual of systematic eyelid surgery, 3rd edn, Elsevier, Butterworth Heinemann, Oxford, UK

Leatherbarrow B 2010 Oculoplastic surgery, 2nd edn, Informa Healthcare, London

Levine MR (ed) 2010 Manual of oculoplastic surgery, 4th edn, Slack Inc, Thorofare, NJ

McGregor AD 2000 Fundamental techniques in plastic surgery, 10th edn, Churchill Livingstone, Edinburgh, Scotland

Nerad JA 2001 The requisites in ophthalmology: Oculoplastic surgery. Mosby, St Louis, MO

Tse DT 2011 Colour atlas of oculoplastic surgery, 2nd edn, Wolters Kluwer, Lippincott Williams & Wilkins, Philadelphia, PA

Wheatcroft SM, Vardy SJ, Tyers AG 1997 Complications of fascia lata harvesting for ptosis surgery. Br J Ophthalmol 81(7): 581−583

第三章

术前评估

简介

本章介绍了眼整形手术中所采用的许多检查技术。在获得准确的现病史后,有条不紊地进行检查至关重要。每种检查的重要性取决于不同的术前评估结果,这将会在后面的章节中进行讨论。

常规检查

检查视力。

观察眼睑与面部的瘢痕、炎症、肿瘤，眼睑畸形与其他异常。准确记录各种皮肤病变的大小、部位和与深层组织结构的关系。

眼睑位置

患者眼睑自然睁开,观察有无上睑下垂,眼睑退缩、内翻、外翻,内眦间距过宽或内外眦畸形移位等情况。

3.1 睑缘-角膜映光点距离 (MRD)

3.1a

嘱患者注视半米外手电筒,测量角膜映光点距上下睑的距离。

3.1b

睑缘-角膜映光点距离(margin-reflex distance, MRD)可以较为准确地评估各眼睑的相对位置。它可以提供比单纯记录睑裂高度(上下睑距离)之外更多的信息。如果双眼下睑位置不在同一水平高度,那么上睑位置可能会被记录为异常。MRD可以将这一信息显示出来。

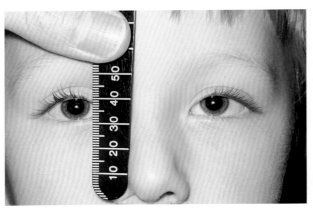

图 3.1a
角膜映光点作为测量眼睑位置的参考点(MRD)

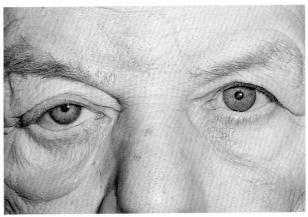

图 3.1b
角膜映光点距离的价值——患者为一侧明显上睑下垂,但由于右下睑退缩,双眼睑裂高度几乎相等

3.2 内眦间距增宽

正常的内眦间距为瞳孔间距的一半(表 1.1)。单纯内眦间距增宽的眼眶位置是正常的,应当与眼眶距离增宽相区别。眶距增宽中,眼眶间的距离要较正常大。外伤性内眦韧带断裂或某些先天性疾病如小睑裂综合征中,可以出现内眦间距过宽的情况(图 9.7 术前 B 和图 18.1 术前)。

(齐畅,李冬梅)

眼睑运动

检查眼睑是否正常睁开与闭合，上视、下视时眼球转动是否正常。评估提上睑肌功能（3.3）、眼轮匝肌和额肌的力量，以及 Bell 征（3.5）。单纯性先天性上睑下垂及其他原因引起的肌源性上睑下垂者下视时上睑迟落（图 3.3e～g）。而提上睑肌腱膜断裂是一种后天性上睑下垂，其下视时上睑低垂（图 3.3h～j）。详见下颌瞬目（3.6）。

3.3 提上睑肌功能

3.3a、3.3b

　　用拇指压迫眉弓处,测量上视、下视时上睑的位移量。重复测量2～3次。正常肌力12～15mm。

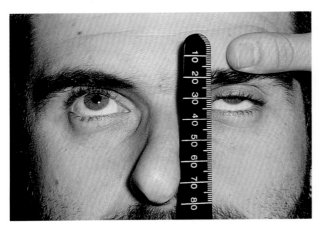

图 3.3a
眉弓固定,测量上睑在上视时的高度

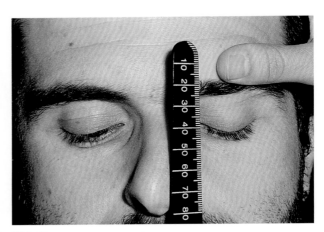

图 3.3b
同前,测量上睑在下视时的高度

3.3c、3.3d

　　儿童可能需要注视某物,一手固定尺子于眉弓处,另一只手可自由活动以便诱导注视。

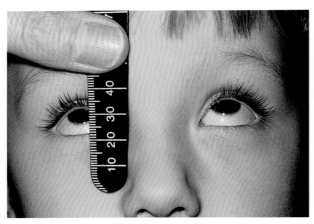

图 3.3c
在儿童中,用一手固定尺子于眉弓处

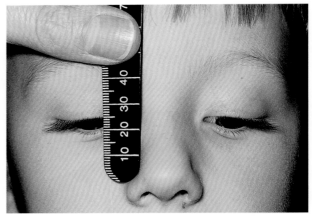

图 3.3d
另一只手持一个有吸引力的物品

3.3e~3.3g

先天性上睑下垂的提上睑肌功能异常。由于其不能完全放松，导致上睑睑裂高度减小，使眼睛下视时上睑迟落。

3.3h~3.3j

提上睑肌腱膜断裂时，肌肉可正常放松。下视时，上睑低垂。

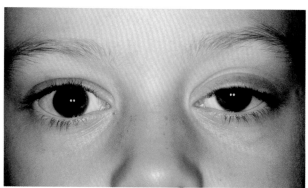

图 3.3e
左眼先天性上睑下垂

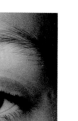

图 3.3h
左眼后天性上睑下垂

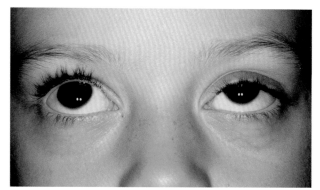

图 3.3f
上视时眼睑运动减少

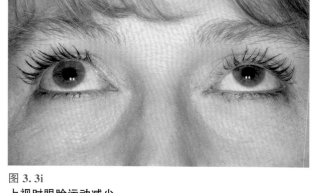

图 3.3i
上视时眼睑运动减少

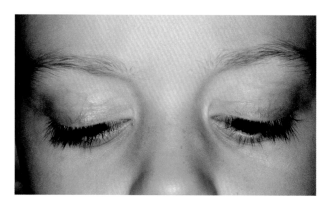

图 3.3g
下视时上睑迟落

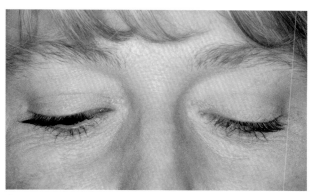

图 3.3j
下视时上睑低垂

3.4 下睑缩肌松弛

临床上可无异常。下视时下睑下移距离减小，睑板失去附着后内翻或外翻。如下睑缩肌重度松弛或失去与下睑结膜的附着，穹窿可能较正常加深。

3.5 Bell 征

虽然 Bell 征检查的是眼球运动而不是眼睑运动，但是可作为评估眼睑闭合性的一个简单检查方法。当患者眼睑轻轻闭合时，轻抬翻开上睑。眼球向上偏斜者为 Bell 征阳性（图 3.5a）。如患者不确定做什么检查时可能会抑制 Bell 征：一般轻轻闭合眼睑时，单纯为眼睑部的眼轮匝肌收缩，此时，Bell 征不会被抑制；而用力闭合眼睑时，眼眶部位的眼轮匝肌同时收缩，抑制反射，从而造成 Bell 征假阴性（图 3.5b）。

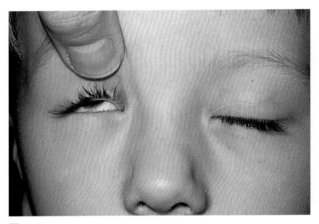

图 3.5a
Bell 征的检查

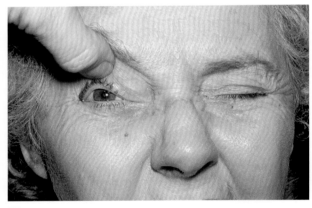

图 3.5b
Bell 征的抑制

3.6 下颌瞬目

　　嘱患者反复左右移动下颌或张开嘴。如下颌瞬目阳性,则下颌移动时睑裂明显开大。儿童吮吸食物或饮品时可能会出现下颌瞬目。有时,下颌瞬目同时可见短暂自发性上睑痉挛。

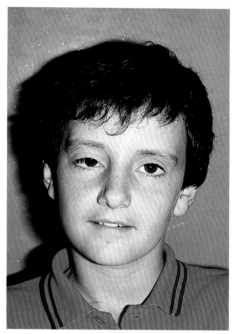

图 3.6a
下颌瞬目引起的上睑下垂

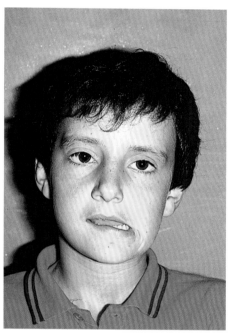

图 3.6b
下颌移动到对侧时上睑下垂矫正

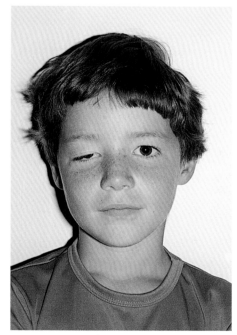

图 3.6c
下颌瞬目引起的上睑下垂

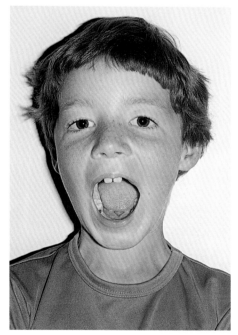

图 3.6d
嘴张大时上睑下垂矫正

3.7 重症肌无力导致的肌疲劳

眼肌无力症患者眼外肌疲劳会导致复视和上睑下垂,可为单眼发病,其往往是重症肌无力的首发症状。提上睑肌疲劳试验的检查,嘱患者持续向上方注视 30 秒不眨眼。如疲劳试验阳性,上睑会呈现不同程度的下垂。

临床上还有其他的疲劳试验。

"睡眠试验"是一种在临床上简单易行的检查方法。嘱有明显肌无力引起上睑下垂的患者闭眼 5 分钟。再次睁眼时,如上睑下垂得到矫正,眼肌无力几乎可以确诊。上睑会随持续的上视再次疲劳。

另一种检查方法是"冰试验"。将冰块贴敷于患侧眼睑 5 分钟。上睑下垂得以矫正。这些检查方法虽有效,但无明显的特异性。

乙酰胆碱受体抗体的检查对诊断更具有特征性意义,但只有 80%～90% 的全身型和 50%～60% 的眼肌型患者可以检测到血清乙酰胆碱受体抗体。滕喜龙试验阳性可作为诊断方法。

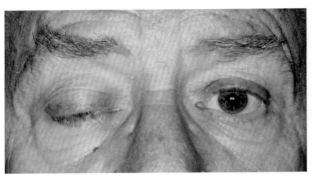

图 3.7a
右眼肌无力疲劳所致的上睑下垂

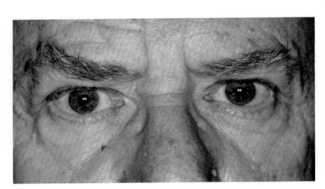

图 3.7b
"睡眠试验"闭眼 5 分钟后

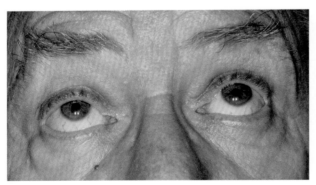

图 3.7c
"睡眠试验"后提上睑肌功能得到改善

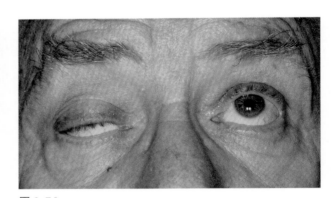

图 3.7d
右眼上视 30 秒后提上睑肌疲劳

眼球位置

观察是否存在眼球突出(3.8)或任何垂直或水平的移位(3.9)。

3.8 眼球突出度

3.8a、3.8b

  为了对眼球突出度作大致评估,可站于患者身后,并从上方观察眼球的相对位置。

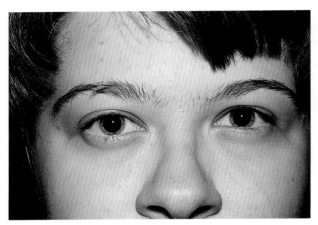

图 3.8a
右眼球轻度突出

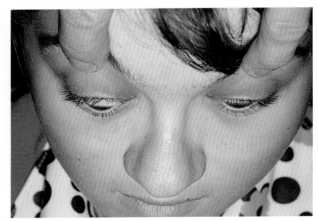

图 3.8b
从上方观察可确认右眼球突出

3.8c

  Hertel 眼球突出计可进行更精确的测量。将仪器放在两眶外缘,嘱患者直视前方。对齐突出计上放光镜,观察突出计上反射镜里角膜顶点影像的位置。即使多次测量,仪器仍存在±2mm误差。

3.9 眼球移位

  将标尺与一只眼睛的角膜下缘水平对齐,检查另一只眼睛是否水平。测量从鼻梁中点到每只眼睛的角膜映光点的距离。

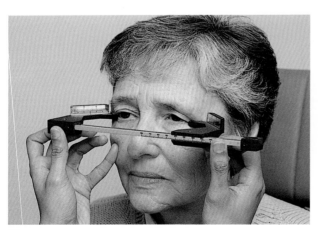

图 3.8c
Hertel 眼球突出计

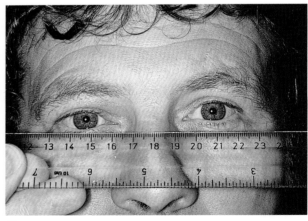

图 3.9
右眼向下和向外移位,违反了水平法则

眼球运动

检查单眼或双眼的眼球运动。排除斜视或在各个注视方向上的运动受限。

3.10~3.12 眼球运动

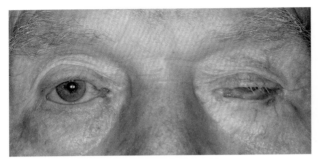

图 3.10a
左眼外眦肿瘤侵蚀眼眶

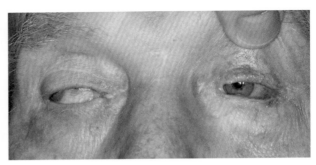

图 3.10b
肿瘤侵犯外直肌致左眼内转受限

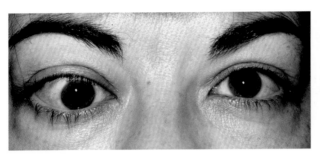

图 3.11a
甲状腺相关性眼病伴右眼下直肌张力增大

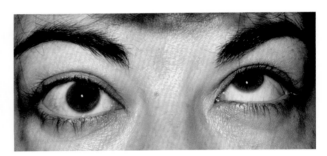

图 3.11b
右眼上视受限

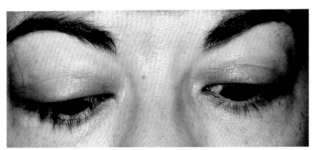

图 3.11c
下视正常且上睑下落正常

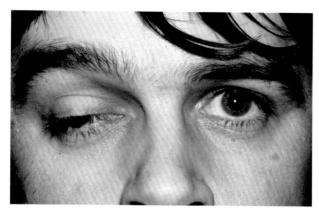

图 3.12a

右眼动眼神经麻痹,存在异常神经再生

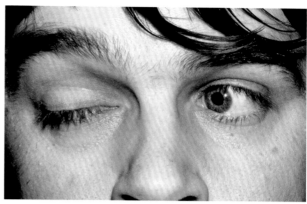

图 3.12b

右视时右眼上睑更加低垂

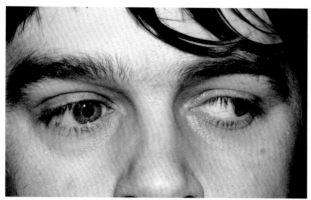

图 3.12c

左视时右眼上睑抬起

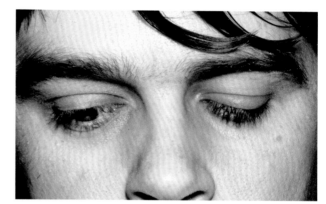

图 3.12d

下视时右眼上睑轻微的迟落

其他检查

其他检查自眉开始逐渐向下。

3.13 眉位置

3.13a、3.13b

检查是否有眉下垂。女性的眉位于眼眶上缘上方相对较细,并向上弯曲眉尾部更显著。男性的眉水平于眼眶上缘,相对较浓、较低平。正常情况下,角膜映光点距眉上缘约为2.5cm,眉距发际线为

5～6cm。如图3.13c示,患者轻度双侧眉下垂。左角膜映光点距眉上缘为1.5cm。患者右眉提至正常位置,此时此距离约为2.5cm。一般发际线距眉上缘5～6cm。此患者发际线距眉上缘为6.5cm,略高于正常值。

眉下垂使上睑的皮肤量增加。眉梢特别容易受到眉下垂的影响,从而导致上睑外侧皮肤松弛。因此,眉位置成为眼睑成形术中重要的术前评估(参见第十章)。

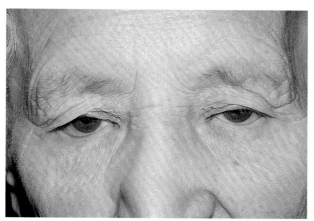

图 3.13a
双侧退行性眉下垂

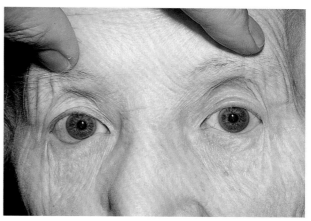

图 3.13b
上提眉至正常位置

3.13c

角膜映光点距眉上缘约2.5cm,眉距发际线5～6cm。

3.14 外眦和颊部

外眦通常比内眦高0°～7°,平均约3.5°。随着年龄的增长,外眦韧带延展,眼角随之下垂。面部软组织和其附着的骨性结构也同步向下发育。中面部逐渐向下发育同时伴随巩膜外露,下睑垂直延长,眼眶下缘的组织变薄(图1.12)。这一系列变化也同样见于面神经麻痹患者(图11.7A)。

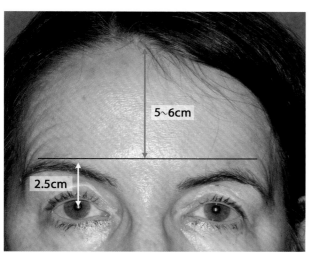

图 3.13c
正常的眉位置:眉上缘距角膜映光点 **2.5cm**,距发际线**5~6cm**

3.15 上睑皮肤皱襞

嘱患者向下看,测量睫毛线中点与上睑皮肤皱襞的距离。

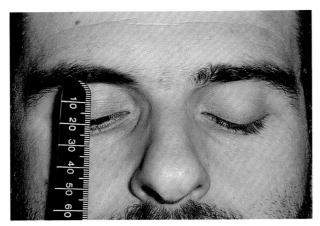

图 3.15
测量上睑皮肤皱襞高度

3.16 水平向下睑松弛度

3.16a

轻轻抓住下睑中央皮肤向远离眼球方向牵拉。如角膜到眼睑后层睑缘的距离超过约 10mm,则存在眼睑异常松弛。

3.16b

或者将手指放在眶下缘的中央,轻轻向下牵拉下睑使其拉离眼球表面。嘱患者不要眨眼。观察下睑回贴眼球的速度。快速"弹回"者为松弛度最小或无松弛。恢复缓慢者为轻度松弛。不眨眼情况下不能完全恢复者为中度松弛。眨眼后亦不能完全恢复者为重度松弛。水平向下睑松弛主要是由于一或两个眦部韧带松弛造成。可单独发生或与眼轮匝肌松弛有关。

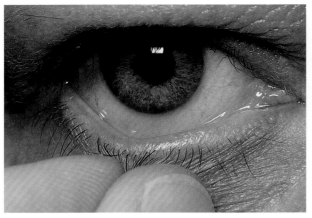

图 3.16a
将眼睑拉离眼球来评估下睑水平向松弛度

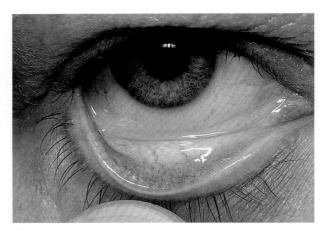

图 3.16b
通过下拉后松开来评估下睑水平向松弛度

3.17 内、外眦韧带

3.17a

通过观察泪点的移动来评估内眦韧带对眼睑的水平向牵拉作用。正常泪点位于泪阜外侧，距离不超过1～2mm。如超过此距离，则存在内眦韧带异常松弛。

3.17b

一般情况下，外眦位于眶外侧缘内1～2mm处。向内牵拉外眦时，外眦内移距离不超过1～2mm。如外眦韧带明显松弛，外眦角会变圆钝。内眦韧带可用同样的方法测试。

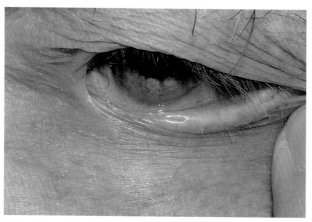

图 3.17a
外拉下睑评估内眦韧带是否松弛

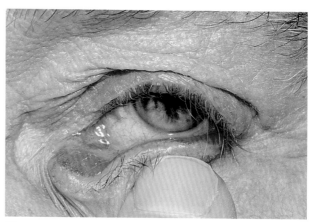

图 3.17b
内拉下睑评估外眦韧带是否松弛

3. 18 眼球及眼眶

首先检查视力。其次检查外眼和结膜，尤其上下睑结膜。检查有无瘢痕及泪液分泌异常（3.18a和3.18b）。触诊眼眶前部有无肿块，淋巴引流主要部位有无淋巴结肿大。必要时，测量眼压并检查眼底。

3. 18a

虎红及丽丝胺绿结膜染色检查是否有泪液分泌不足。

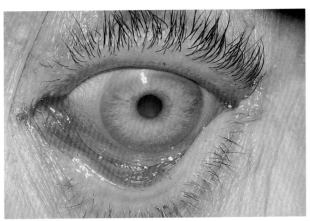

图 3. 18a
虎红染色

3. 18b

Schirmer 试验反映泪液的基础分泌。滴入局部麻醉剂，5 分钟后测量试纸湿润长度，一般认为 >10mm 为正常值。

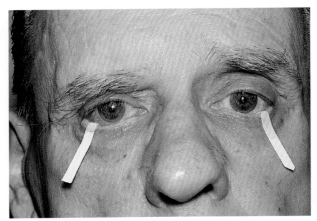

图 3. 18b
Schirmer 试验。右眼泪液分泌减少

3. 18c

泪膜破裂时间反映泪膜稳定性。结膜囊内滴入荧光素，裂隙灯下钴蓝光检查角膜表面。泪膜保持完整性时间应为 20 秒左右。泪膜破裂时间缩短表明泪膜不稳定，角膜保护功能降低。

照片

在大多数眼整形病例中,术前和术后的影像记录是必要的。拍照前务必征得患者知情同意。

相机种类众多。现在仍有胶片相机,但数码相机优点众多,成为大多数摄影师的选择。数码相机大致可分为单反相机和袖珍相机。随着袖珍相机功能越来越多,两者相似度也越来越大。

相机的选择取决于照片的用途。如照片用于简单地记录病例或谈话等临床信息时,仅需较低分辨率100~200kb即可,任何质量合格的相机均可实现。如照片用于出版,较高的分辨率的相机才能确保更好的色彩再现。照片以未压缩(RAW)格式而非流行的JPEG压缩格式保存时照片质量最佳。日后可进行编辑,并以TIFF格式保存以进行发表。

数码单反相机(DSLR)可将图像保存为未压缩的格式,但大多数袖珍相机无此功能。单反相机另一优点是可以选择镜头,且通常优于大多数袖珍相机的镜头。理想的镜头具有用于摄近物的微距功能,焦距为60~90mm,可为面部摄影提供最自然的比例。还可以更好地控制相机设置,尤其是需要将光圈设置为相对较小的值($f18$~$f22$),以增加特写图像的景深。

袖珍相机方便小巧,但功能局限于专业临床摄影。其可能无法准确对焦以近摄。

拍照时闪光灯可与照片同步,是最好的光源,且闪光灯的速度将相机晃动的风险降低到几乎为零。数码单反相机和小型相机都具有内置闪光灯,但偏离中心的独立闪光灯比两侧的平衡闪光灯效果更好。带有环形光源的环形闪光灯往往会使照片无立体感且几乎无法造型。带有两个独立元素的环形闪光灯可以更好地进行造型和细节处理。使用DSLR可以做到这一点,但对于大多数袖珍相机则不行。

最实用的放大倍率为单眼(大约1:1或1:2)、双眼(大约1:3或1:4)和整个面部(大约1:10)。

(姜雪,李冬梅)

拓展阅读

Boboridis K, Assi A, Indar A, Bunce C, Tyers AG 2001 Repeatability and reproducibility of upper eyelid measurements. Br J Ophthalmol 85:99–101

Collin JRO (ed) 2005 A manual of systematic eyelid surgery, 3rd edn, Elsevier, Butterworth Heinemann, Oxford, UK

Nerad JA 2001 The requisites in ophthalmology: Oculoplastic surgery. Mosby, St Louis, MO

第四章

麻醉

简介

对于大多数眼部整形手术,局部麻醉即可满足手术要求。儿童和部分成人需全身麻醉。需要大量操作、持续时间较长的手术,则需要给予大量局部麻醉药物,因此,全麻下更便于完成。

术前用药

对于局部麻醉的焦虑患者,给予温和的镇静剂是有益的。给予少量的镇静剂有助于缓解局部麻醉患者的紧张情绪。术前 2 小时口服 10mg 替马西泮,通常可以达到满意的镇定效果。另一可替代的选择是静脉注射异丙酚。日间患者术前用药者,建议其不要单独回家。也可以使用其他术前药物。

局部麻醉

皮肤准备前,1% 丁卡因或 0.4% 奥布卡因滴眼。2% 利多卡因混合 1:80 000 或 1:200 000 肾上腺素可使局部浸润或区域阻滞产生极好的麻醉效果。注射 5 分钟内麻醉起效并持续约 1 小时。等量的利多卡因和 0.5% 布比卡因混合可以延长麻醉时间。添加透明质酸酶可促进麻醉的弥散效果,但是加快了药物的吸收,因而通常不是必须给予的。肾上腺素有助于止血。将麻醉药加热至体感温度可减少注射的不适感。

局部浸润麻醉

4.1 皮下浸润麻醉

标记切口,缓慢将局麻药注射到标记线深部的皮下层(为了深层分离,可注射至肌层下)。另一种方法是在外侧注射麻药,然后按摩使其跨过眼睑。无须使用大剂量麻药,否则会使组织变形。

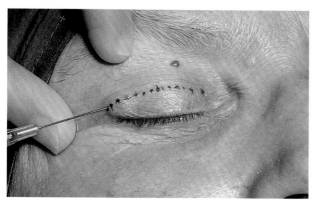

图 4.1
局部麻醉方式,皮下浸润麻醉

4.2 结膜下浸润麻醉

如果采用后入路法,可沿睑板的近端边缘注射麻药至结膜深处。这也是在皮下注射之前开始麻醉的一个有用的方法。

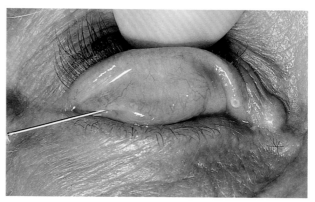

图 4.2
局部麻醉方式,结膜下注射局部麻醉药至上穹隆

4.3 局部肿胀麻醉

肿胀麻醉是将大剂量极度稀释后的局部麻醉药、肾上腺素和碳酸氢钠注入组织,直至组织变硬(肿胀)。不使用透明质酸酶。麻醉有效且可以减少出血。适用于比眼周区域更大的手术区域,比如前额提拉中的前额部或自体脂肪集中的腹壁。采用肿胀麻醉时,利多卡因吸收更加缓慢。

局部阻滞麻醉

　　有时,需要比简单的局部浸润麻醉范围更广泛的麻醉时,可采用局部阻滞麻醉。

4.4 额神经阻滞

这种阻滞方式可以减少最靠近鼻侧区域的以外的上睑和前额的感觉。

4.4a

沿眶上缘下方于眶上缘中点的内侧,朝眶顶方向进针,直至触及骨膜。

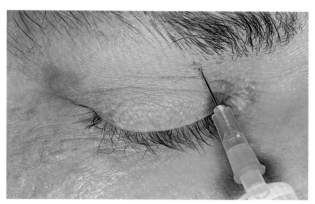

图 4.4a
额神经阻滞

4.4b

轻轻回退针头,朝向后方进针至再次触及骨膜。

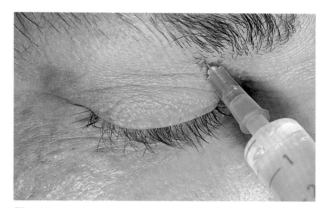

图 4.4b
针头沿着眶顶方向推进

4.4c

继续这样阶梯式的沿眶顶推进,直至针尖距眶缘 3cm 时,注入 0.5ml 麻醉药。

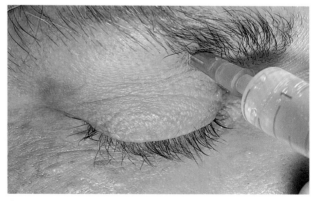

图 4.4c
在距眶缘 3cm 深处注入 0.5ml 麻醉药

4.5 滑车下神经阻滞

该阻滞麻醉减少了上睑内侧末端、鼻子侧面、结膜内侧、泪阜及泪囊区域的感觉。

于内眦上 1cm 处沿着眶内壁进针，推进 1.5cm 并注射 2～3ml 麻醉药。

4.6 眶下神经阻滞

该阻滞麻醉减少了下睑皮肤和结膜、下部鼻子侧面和部分上唇的感觉。

眶下神经从眶下缘内 1/3 和外 2/3 交界处下方 0.5～1cm 的眶下孔处穿出面颊。在此部位皮下注射 2～3ml 麻醉药可以浸润到神经周围。相较进入眶下神经孔，这是一个更加安全的操作。另一个可选择操作的是通过上齿龈窝麻醉。

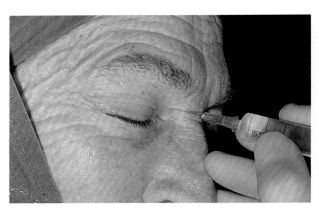

图 4.5
滑车下神经阻滞

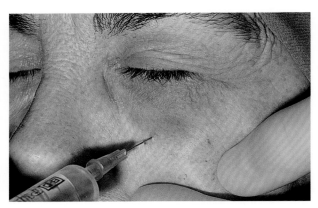

图 4.6
眶下神经阻滞

4.7 球后神经阻滞

这是对眼眶内容物的运动和感觉的阻滞。

如果首选局部麻醉，该阻滞可用于诸如眼球摘除术之类的手术。

从眶下缘中外 1/3 处，朝向眶尖方向，沿着眶缘进针约 3cm。通过在最初进针的时候引导针头向下，小心避开眼球。注射 2～3ml 麻醉药。

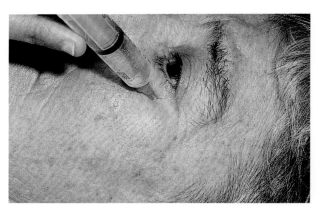

图 4.7
球后神经阻滞

4.8 面神经阻滞

在眼睑手术过程中,该阻滞方式偶尔用于防止面部肌肉过多的运动。

4.8a

阻滞面神经干:从耳屏下切迹正前方的一点向前推进针头,直到感觉到下颌骨。轻轻回退针头并向后倾斜针头,然后在下颌骨分支的后方继续进针,注射 2ml 麻醉药。

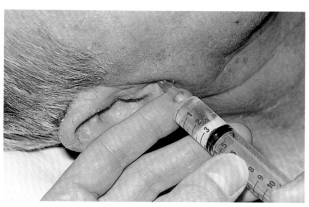

图 4.8a
面神经阻滞——主干

4.8b

阻断眼轮匝肌分支:于眶外缘外侧,在外眦水平的上方和下方以 V 形在皮下和肌层下浸润麻醉。

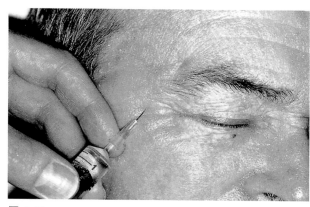

图 4.8b
面神经阻滞——眼轮匝肌分支

局部麻醉不良反应

局部麻醉药吸收过多可能导致神经紧张、震颤甚至抽搐。较轻的反应包括恶心、呕吐和腹痛。虽然心血管衰竭很少见，但是在使用局部麻醉药时，复苏设备都必须处于随时可用状态。除了最小的手术，在所有手术中，静脉通路和脉搏氧饱和度仪都是必备预防措施。利多卡因的毒性作用很罕见。成人的最大剂量是每千克(kg)体重 7mg，或总剂量 500mg，无论哪种计算方式，以较低剂量为准。利多卡因在肿胀麻醉中吸收较慢，可使用更高的剂量，最高为 35mg/kg。

引起皮疹、支气管收缩或过敏性休克的超敏反应很罕见。手术医生应当注意避免将自己的皮肤反复暴露于局部麻醉药中。

（伍玉洁，刘洪雷）

拓展阅读

Ascaso FJ, Peligero J, Longás J, Grzybowski A 2015 Regional anesthesia of the eye, orbit, and periocular skin. Clin Dermatol 33:227-233

Neal JM et al 2012 American Society of Regional Anaesthesia and Pain Medicine checklist for managing local anesthetic systemic toxicity. Reg Anesth Pain Med 37:16-18

Vagefi MR, Lin CC, McCann JD, Anderson RL 2008 Local anesthesia in oculoplastic surgery: Precautions and pitfalls. Arch Facial Plast Surg 10:246-249

第五章

器械

简介

　　本章介绍一整套眼整形手术基本器械,也将介绍一些特殊手术所需的器械。

5.1 基本手术器械

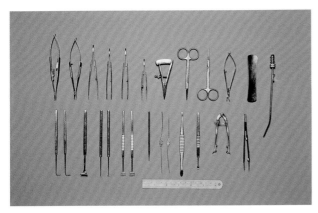

图 5.1
一整套眼整形手术基本器械

5.2 镊子

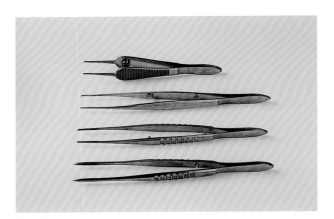

图 5.2
镊子细节

上排,从左到右:

- Castroviejo 持针器
- Barraquer 持针器
- Jayle 镊
- Lister 镊
- Moorfield 镊
- St Martin 镊
- 测量卡尺
- 钝头解剖剪
- 锐头解剖剪
- 弯弹簧剪
- 眼睑垫板
- 细吸引器管

下排,从左到右:

- 斜视钩
- 眼睑拉钩
- 皮肤拉钩
- Catspaw 牵开器
- Nettleship 泪点扩张器
- 泪道探针
- 钝头分离子
- Rollet 结膜分离器
- 开睑器
- 双极透热镊
- 尺子

从上到下:

- St Martin 镊
- Jayle 镊
- Lister 镊
- Moorfield 镊

5.3 Putterman 夹

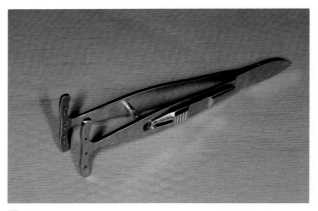

图 5.3
Putterman 夹

5.4 记号笔、手术刀、刀片

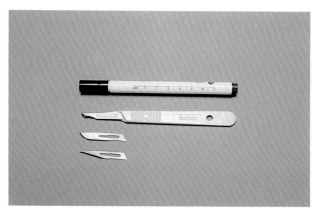

图 5.4
记号笔和手术刀片

- 皮肤标记笔
- 一次性手术刀、15 号刀片、10 号刀片和 11 号刀片

5.6 鼻腔扩张器与骨钳

- 鼻腔扩张器
- 蝶窦咬骨钳
- 复合式咬骨钳

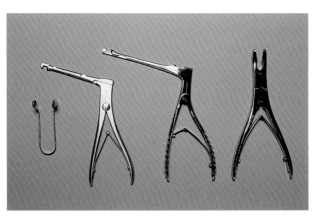

图 5.6
鼻腔扩张器与骨钳

5.5 常用缝线

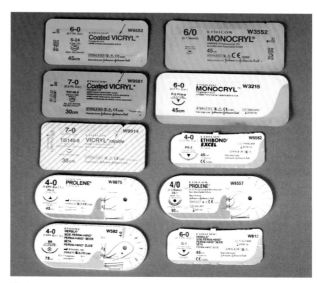

图 5.5
常用缝线

5.7 阔筋膜切取器械

- Wright 阔筋膜针
- Mayo 剪
- 小自固定牵开器
- 小直持针器
- Gillies 持针器
- Moseley 筋膜刀（部分分离）

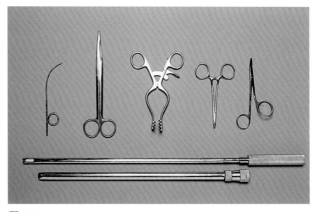

图 5.7
切取自体阔筋膜的器械

5.8 脑压板

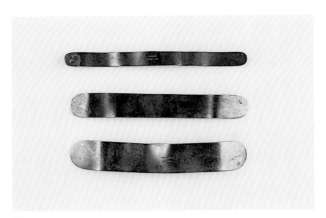

图 5.8
脑压板

5.9 穿鼻钢丝器械

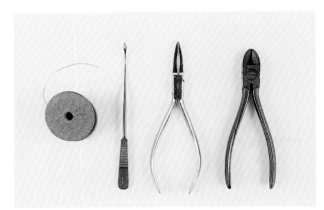

图 5.9
穿鼻钢丝器械

- 不锈钢丝
- 锥子
- 钢丝钳
- 剪线钳

5.10 气动钻和摆动锯

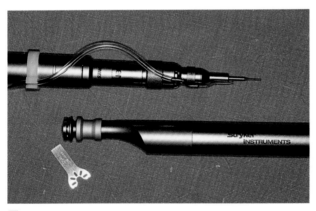

图 5.10
气动钻和摆动锯

5.11 Watson 取皮刀及刀片和垫板

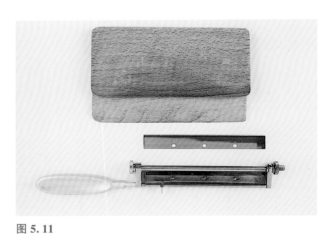

图 5.11
Watson 取皮刀及刀片和垫板

另见 Crookshank 钳(6.11a)。

5.12 取皮机

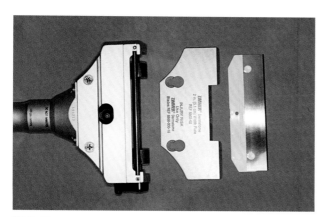

图 5.12
取皮机,2 英寸(5.1cm)保护罩和刀片

5.13 钢球及眶植入引导器

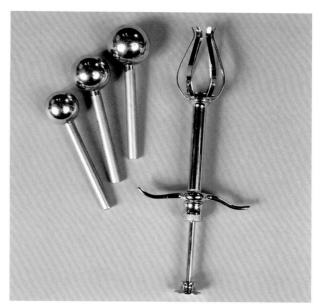

图 5.13
丙烯酸球导引器和不同直径的钢球

5.14 眼内容物摘除勺与视神经剪

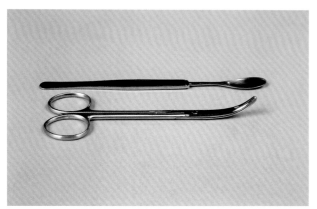

图 5.14
眼内容物摘除勺和视神经剪

（刘金花,刘洪雷）

第六章

睑内翻

简介

上睑或下睑内翻会引起疼痛,并最终导致角膜瘢痕形成。若泪膜功能较差,病变会进展更快。

分类
- 退行性;
- 瘢痕性;
- 先天性。

瘢痕性睑内翻虽比退行性睑内翻更少见,但在查体时较易被鉴别,通过观察结膜的瘢痕改变即可发现。若存在瘢痕性睑内翻,在考虑手术前应尝试找到其致病原因(第二节)。

若未见瘢痕性改变,在退行性下睑内翻中可发现下睑肌肉横向隆起,是眶隔前轮匝肌跨越睑板前轮匝肌所致(第一节)。

先天性睑内翻(第三节)很少见,观察到睑缘和睑板完全向内翻时可诊断。

内眦赘皮在幼儿中较常见,其睑板位置正常,但皮肤和肌肉的褶皱(多见于内眦部)会导致睫毛向内翻。内眦赘皮一般无须治疗,但亚裔人的内眦赘皮可能出现持续的睑内翻,特别是在下睑,这时就需要手术矫正。

老年退行性睑内翻

手术方式的选择

评估下睑水平向的松弛程度(3.16)。

若松弛程度很轻,单纯缝合矫正(6.1)便有效,但疗效可能是暂时的,持续时间约 18 个月。Quickert 手术(6.3)是一种可持久矫正的手段,因为更多地进行了病因矫正,包括眼睑水平向松弛等。Wies 手术(6.2)不纠正水平松弛,因而复发率高于 Quickert 手术,但低于单纯缝合矫正。

若睑内翻(或睑外翻,第七章)伴有明显的眼睑水平向松弛,评估两侧眦部韧带(3.17),若任何一侧出现松弛,可能需要首先进行加固。

若内眦韧带松弛而下睑位置在垂直方向上正常,且患者无症状,那么内眦韧带无须加固。但是,若睑缘向下偏移且患者有症状(通常表现为溢泪),那么应加固、收紧内眦韧带,可将其经结膜(7.7)缝合至皮肤(7.15)或行内眦楔形切除(7.8)。

若外眦韧带松弛,但眦部和下睑位置良好且患者无症状,则无须加固。但是,若眦部圆钝或向内、下方移位,且患者有症状,则须收紧外眦韧带。在这种情况下,通常固定外侧睑板条便可矫正,偶尔需要将整个外眦韧带进行复位(10.5s~10.5w)。

若眦部韧带仅有轻中度的松弛,或至少一侧韧带被加固后仍有松弛,则须选择 Quickert 手术(6.3)。

Jones 手术(6.4)能收紧下睑缩肌,可能作为退行性睑内翻的首选手术,但主要用于矫正无明显其他病因的复发性退行性睑内翻。水平方向的下睑松弛可能也需要一并处理。

6.1 缝合矫正法

▶（视频4）

缝合矫正对睑内翻是有效的,通常作为退行性睑内翻的一种临时处理手段,也可用于治疗亚裔儿童或青年人的内眦赘皮和先天性睑内翻。

6.1a

行皮下和结膜下局部麻醉。取三根双针 4/0 或 6/0 可吸收缝线,穿过外侧 2/3 眼睑全层。每根缝线自睑板下缘下方 1~2mm 处斜行穿入,并自睫毛下方 2~4mm 处穿出。若睑内翻程度很轻,缝线应从睑板下方几乎水平穿过眼睑,并在稍高于结膜进针处穿出皮肤。

6.1b

将缝线系得足够紧,使眼睑轻度外翻。保留缝线直到其降解和脱落。

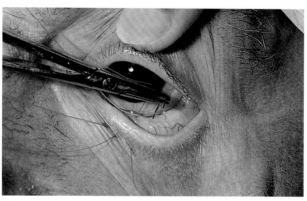

图 6.1a
缝线自睑板下方穿入结膜,自睫毛下方 2~4mm 处穿出皮肤

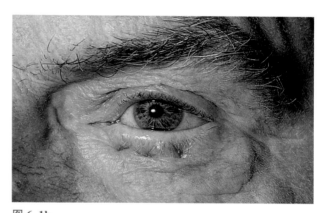

图 6.1b
将缝线系紧,形成轻度睑外翻

6.1c、6.1d

这是一例亚裔人眼睑,将缝线置于内侧 2/3 眼睑处。

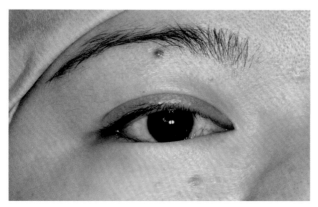

图 6.1c
年轻亚裔成人持续性眼睑赘皮

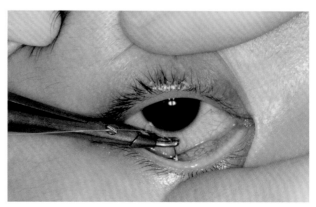

图 6.1d
将缝线穿入结膜

6. 1e

如图 6.1b 所示，将缝线系紧。

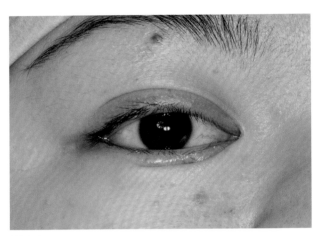

图 **6.1e**
缝合矫正术后 **3** 周

> **并发症及处理**
>
> 当缝线穿入穹窿结膜处的位置过低、穿出皮肤处太靠近睫毛，以及打结过紧时，会出现过矫。若睑外翻持续 1 周以上，可拆除一根或更多缝线。

6. 2 Wies 法

较少使用，可用于无多余皮肤的水平向松弛睑内翻，但一般首选 Quickert 手术。

6. 2a

自内侧距睫毛下方 4mm 至外侧距睫毛 5mm 处做皮肤切口标记线，并切开皮肤。在睑板压板辅助下刺穿两端的全层眼睑。

6. 2b

用锋利的剪刀自两端刺穿的切口处横向剪开全层眼睑。

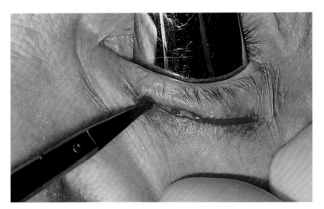

图 **6.2a**
在皮肤切口的两端刺穿全层眼睑

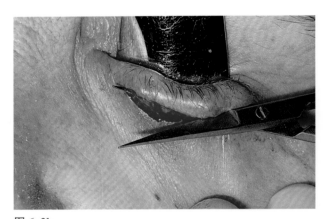

图 **6.2b**
用剪刀剪开全层眼睑

6.2c

  检查切口下缘,自后向前的层次结构分别为结膜,下睑缩肌(看起来为一片白色组织,通常较易分辨),眼轮匝肌和皮肤(图11.8a~图11.8c)。

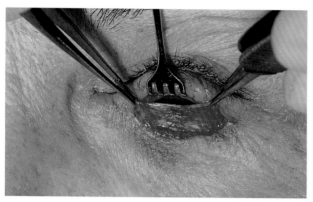

图 6.2c
识别下睑缩肌

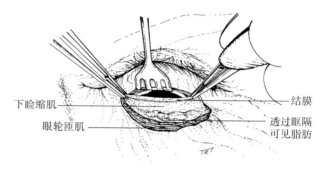

下睑缩肌 ——   —— 结膜
眼轮匝肌 ——   —— 透过眶隔可见脂肪

重要示意图 6.2c

6.2d

  将三根双针 4/0 或 6/0 可吸收缝线自切缘下方 2mm 处穿过结膜和下睑缩肌。

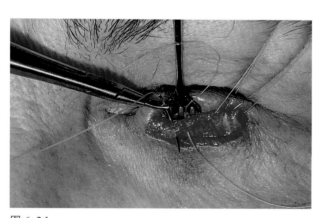

图 6.2d
双针 4/0 缝线穿过结膜和下睑缩肌

6.2e

  将缝线穿过切缘上方的睑板前轮匝肌(箭头),在睫毛下方 2mm 处穿出皮肤。

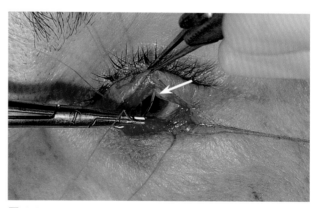

图 6.2e
缝线穿过睑板前,在睫毛下方穿出

6.2f

　　将缝线系紧,形成轻度睑外翻,用 6/0 缝线缝合皮肤。术后第 5 天拆除缝线,第 10 天拆除引起外翻的缝线,若有明显过矫,拆线要提早。

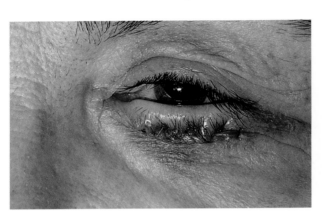

图 6.2f
缝线系紧形成轻度睑外翻

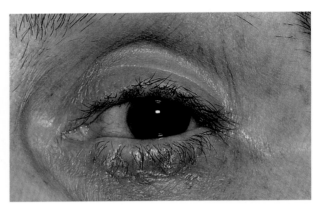

图 6.2 术后
Wies 手术术后 10 天,引起睑外翻的缝线在位

6.3 Quickert 法

▶（视频 5）

当存在眼睑水平向松弛时,该手术优于 Wies 法。

6.3a

在距外眦内侧 5mm 处,标记 5～6mm 长的垂直于睑缘的切口。在标记线下端,向内侧做平行于睑缘的水平标记线,至泪小点处,此处距睑缘 4～5mm。再将标记线直接向外侧反向延长(不平行于睑缘)至外眦部。用剪刀沿垂直线剪开全层皮肤,形成两条包含全部睑板的睑缘。

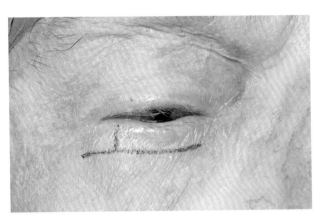

图 6.3a
标记切口

6.3b

用中等力度将两部分睑缘重叠,估计矫正水平松弛所需切除的长度。

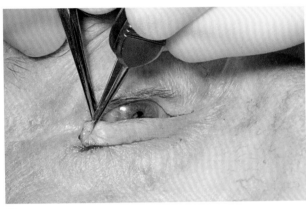

图 6.3b
将睑缘重叠以评估需要缩短的眼睑长度

6.3c

在内侧切除重叠的眼睑。

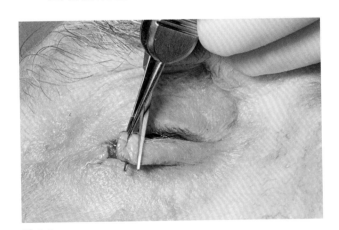

图 6.3c
切除多余的眼睑

6.3d

用常规方法关闭睑缘。

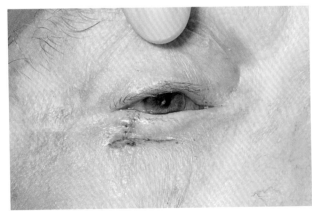

图 6.3d
关闭睑缘

6.3e

　　检查水平切口的下缘,识别下睑缩肌(6.2c)。

6.3f

　　如前所述,用三根双针 4/0 缝线穿过结膜和下睑缩肌(6.2d)。

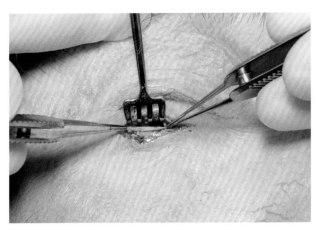

图 6.3e
识别结膜/下睑缩肌层

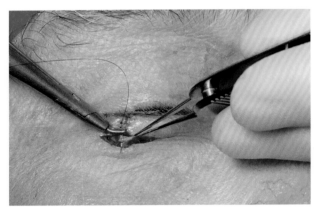

图 6.3f
用双针缝线穿过结膜/下睑缩肌

6.3g

　　如前所述,用三根双针缝线穿过眼轮匝肌和皮肤,于睫毛下 2mm 处穿出(6.2e)。

6.3h

　　将缝线系紧,形成轻度睑外翻。若有必要,可横向切除外侧的一小块三角形皮肤,位置低于切口以避免切缘下方形成"狗耳"。

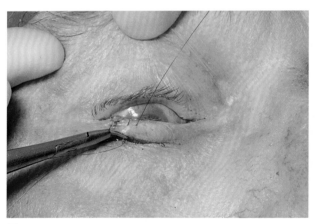

图 6.3g
双针缝线经睑板前方穿过,于睫毛下方皮肤处穿出

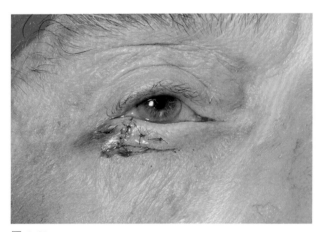

图 6.3h
双针缝线系紧以矫正睑内翻

6.3i

用 6/0 或 7/0 缝线缝合皮肤。

6.3j

嘱患者向下看,若眼睑下移则证明其与下睑缩肌相连。

如有必要,在术后第 5 天拆除皮肤缝线。若使用了不可吸收缝线,则在术后第 14 天拆除引起睑外翻的缝线。若眼睑位置良好,可保留缝线待其自行吸收。

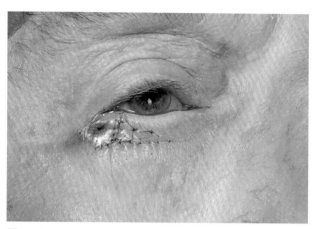

图 6.3i
关闭横行切口

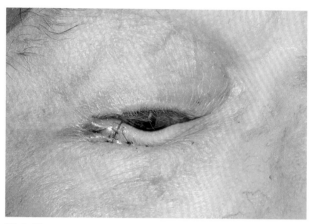

图 6.3j
向下看时下睑凹陷证明其与下睑缩肌相连

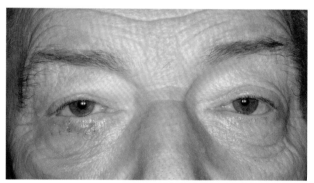

图 6.3 术后 A
Quickert 术后 1 周

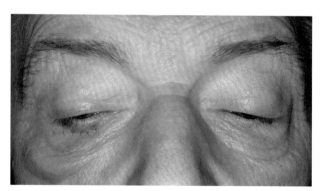

图 6.3 术后 B
下睑缩肌重新附着后,向下看时眼睑被往下拉

并发症及处理

当引起外翻的缝线穿入穹窿结膜处的位置过低或穿出皮肤处太靠近睫毛时,会出现过矫。若术前未发现明显的水平方向眼睑松弛,术后更易出现过矫。若睑外翻持续 1 周以上,可拆除一根或更多缝线。若睑外翻无改善,须评估眼睑水平松弛度,并考虑缩短眼睑(图 14.1、图 14.2、图 14.3)。

6.4 Jones 法

▶（视频 6）

6.4a

在距睫毛下方 4mm 的皮肤上做一个切口，内至泪小点，外至外眦。

6.4b

通过分离眼轮匝肌的肌束来加深切口，直到睑板下缘（箭头）全部暴露。检查切口下缘，（眶隔前的）眼轮匝肌后方便是眶隔，它附着在靠近睑板下缘的下睑缩肌上。

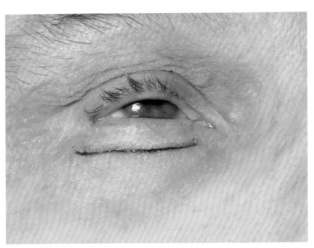

图 6.4a
切口距睫毛 **4mm**，暴露睑板下缘和眶隔的上部

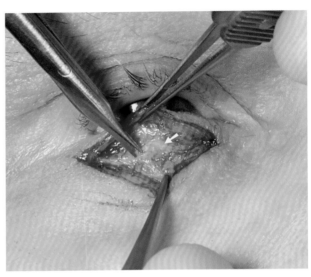

图 6.4b
皮肤和眼轮匝肌层后方可见睑板（箭头）

6.4c

　　仔细解剖皮肤和肌肉层以暴露下方眶隔,可通过其后方的脂肪垫识别。

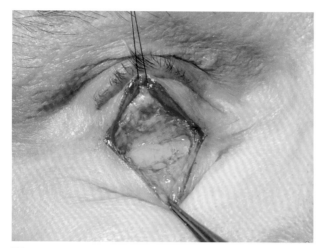

图 6.4c
眼轮匝肌后方可见眶隔和脂肪垫

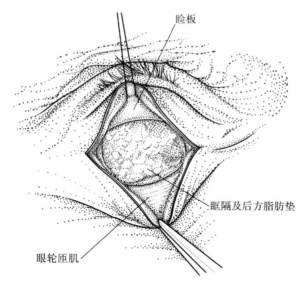

重要示意图 6.4c

6.4d

　　在睑板下缘的下方 2～3mm 处横向切开眶隔,将其收紧使脂肪向下。可见到下方的白色组织便是下睑缩肌(箭头),向下看时它也随着向下移动。下睑缩肌层的上界应与睑板下缘相连,但它可能脱离并向下偏移几毫米,此时结膜便是连接睑板和下睑缩肌的唯一结构。若下睑缩肌明显脱离,单纯用 6/0 可吸收缝线将其间断缝合复位于睑板下缘便可起到加固睑板的作用。但是,将下睑缩肌折叠通常也是需要的(6.4e)。

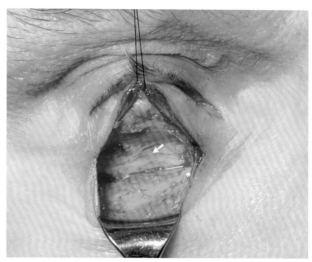

图 6.4d
眶隔和脂肪垫后方可见下睑缩肌(箭头)

6.4e

若发现下睑缩肌在位,便需要将其折叠收紧。用4/0缝线于下方皮缘的中点穿入,穿过睑板下方约8mm处的下睑缩肌以及睑板下缘,于上方皮缘穿出。打一个临时的结,让患者上下瞬目并观察效果。若眼睑运动正常且缝线未引起睑缘退缩,则在该缝线内、外侧分别再缝合相似的两针。若折叠得太紧或太松,可调整下睑缩肌下方进针的位置,直到达到合适的张力为止。

6.4f

所有缝线都在位时,将它们打结以关闭切口。如有必要,可进一步将皮肤精密缝合。

术后2周拆除缝线。

并发症及处理

过矫或明显的下睑缘退缩持续超过1周,需要拆除一根或多根缝线。还须检查是否存在明显的水平向松弛需要纠正。

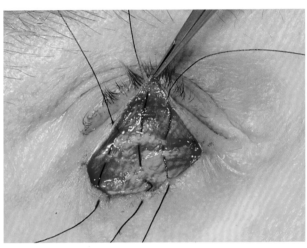

图 6.4e
折叠缝线的位置

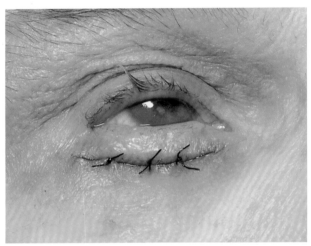

图 6.4f
缝线打结

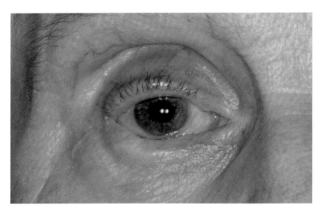

图 6.4 术前
复发性睑内翻

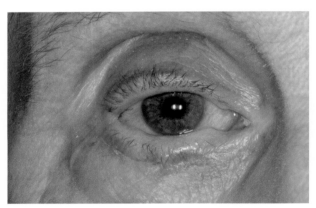

图 6.4 术后
Jones 术后 2 个月

瘢痕性睑内翻

手术方式的选择

瘢痕性睑内翻是眼睑后层收缩所致。严重的瘢痕变化也会导致整个眼睑的退缩，这必须与矫正睑内翻时同时处理。

对下睑而言，轻度的瘢痕性睑内翻可通过断开睑板并将其向外缝合有效矫正（6.5）。

严重的瘢痕性睑内翻通常伴有眼睑退缩，须行眼睑后层移植（6.6）。

对上睑而言，轻至中度的瘢痕性睑内翻应行眼睑前层复位矫正（6.7），常须同时行上睑缩肌后徙。对于更严重的睑内翻，若睑板无增厚，则选择眼睑层间分离（8.2）。若伴有睑板增厚，则选择睑板楔形切除（6.8）。若伴有明显的眼睑退缩，选择眼睑后层移植（6.10）。若伴有后部睑缘的角化，则须行睑缘翻转术（6.11）。

6.5 睑板切断术

6.5a

将 4/0 牵引线穿过靠近后部睑缘的中央处睑板,用 Desmarres 拉钩将眼睑向外翻,沿中央将整条睑板全层切开。

6.5b

沿睑板加深切口,暴露眶隔前眼轮匝肌的后表面(箭头)。用三根双针 4/0 可吸收缝线穿过下方切缘。

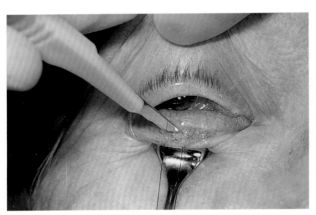

图 6.5a
沿中央切开全层睑板

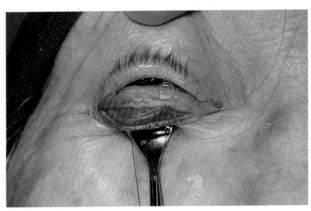

图 6.5b
用双针 4/0 缝线穿过结膜和下睑缩肌,贴近睑板

6.5c

　　将缝线穿过睑板边缘前部的组织,于睫毛下方1~2mm 处穿出。

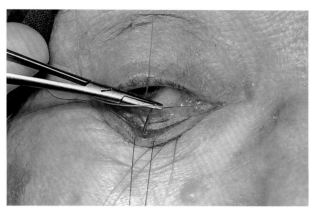

图 6.5c
将缝线穿过睑板边缘前部,在靠近睫毛处穿出

6.5d

　　将缝线系紧形成过矫,术后 14 天拆线。

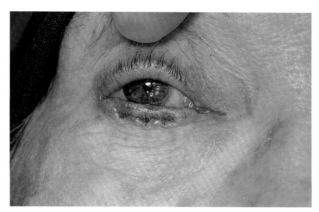

图 6.5d
将缝线打结后形成轻度过矫

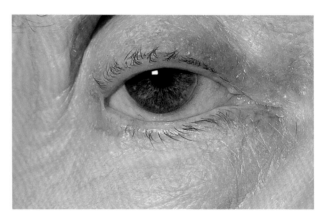

图 6.5 术后
下睑板切断术后 3 个月

并发症及处理

　　若明显的过矫持续超过 1 周,可拆除一根或多根缝线。

6.6 眼睑后层延长术（下睑）

6.6a

如前所述，用 Desmarres 拉钩将眼睑向外翻，并将睑板全层切开（6.5a）。

6.6b

检查切口的下缘，解剖至睑板下缘的前方，在睑板处，将眼轮匝肌向前分离，将眶隔向后分离，使睑板下缘、黏附的眶隔、下睑缩肌以及结膜向下移。取一块带黏膜的移植物，如硬腭、口腔黏膜或是可用的正常上睑板（第二章，第四节），大小应能够充填睑板切缘之间的空隙，并用 6/0 可吸收缝线将其连续缝合。

6.6c

将三根双针 4/0 可吸收缝线从移植物中央横向穿入，穿过眼睑时稍向上倾斜，在睫毛下方 1～2mm 处穿出。将缝线系紧，形成轻度过矫，术后 7 天拆线。

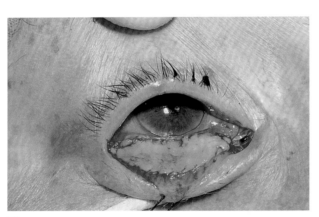

图 6.6b
口腔黏膜作为移植物移植入眼睑后层

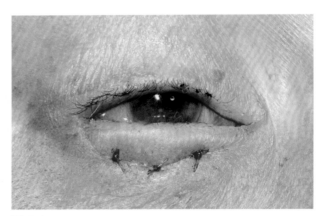

图 6.6c
全层缝合打结

并发症及处理

术后的眼部刺激症状通常会持续 1～2 周。若明显的过矫持续超过 1 周，可拆除一根或多根缝线。

6.7 伴或不伴灰线切开的眼睑前层重置(上睑)

（视频 7）

　　该手术通常适用于上睑瘢痕性睑内翻。对于眼睑前层退行性松垂所致的上睑内翻,虽然不伴有瘢痕改变,同样可以用手术有效矫正。

6.7a

　　在皮肤皱襞上做一个切口,穿过眼轮匝肌加深切口,暴露整个睑板上部。在睑板和眼轮匝肌之间往睫毛方向分离,直到看见睫毛根部,此时切口下方的眼睑前后层已被分离。拉起眼睑的前层使其高于后层,以此评估矫正睑内翻所需的量(6.7c)。

6.7b

　　若未充分矫正,沿灰线的全长做一切口,深度2mm,可使眼睑前层缝合后睫毛仍向外翻。若术前评估时需要灰线切开,在切开皮肤之前先完成该步骤会更容易。

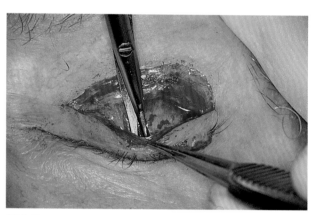

图 6.7a
切开皮肤皱襞,在睑板处分离眼睑前层

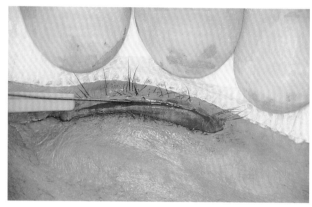

图 6.7b
沿灰线切开

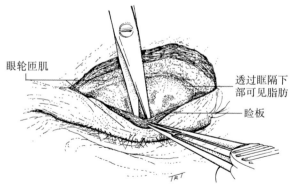

重要示意图 6.7a

眼轮匝肌

透过眶隔下部可见脂肪

睑板

6.7c

再次拉起眼睑前层,确认睫毛充分外翻。

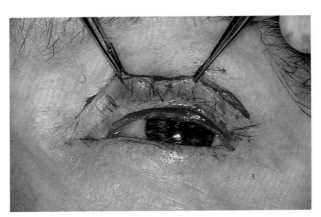

图 6.7c

向上提起眼睑前层以矫正睫毛的位置

6.7e

将缝线系紧后,眼睑前层的位置高于后层(睑板),使睫毛外翻,达到过矫。

除了相对轻度的瘢痕性睑内翻以外,可能存在上睑退缩,此时须将上睑缩肌后徙以避免眼睑后层形成瘢痕,继发不良反应(11.3)。可以打开眶隔(箭头)来确认解剖位置是否正确,通过按压下睑后上睑缩肌抬起从而识别。

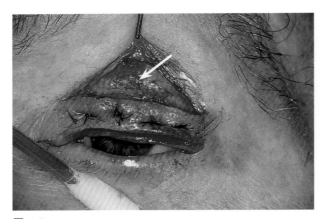

图 6.7e

将缝线缝合固定

6.7d

将三或四根 6/0 可吸收缝线穿入距睫毛 1～2mm 处的皮肤和轮匝肌,穿过睑板(箭头)3～4mm以上,再穿回轮匝肌后在距睫毛 1～2mm 皮肤处穿出。

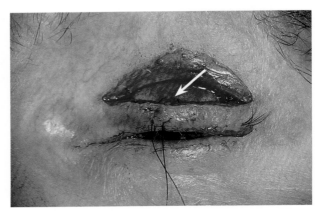

图 6.7d

将穿过眼睑前层和睑板的缝线固定

6.7f

若在切缘上方有多余的皮肤,可切除一条宽度与眼睑前层抬高高度相同的皮肤。用 6/0 可吸收缝线间断缝合切口,缝线须固定提上睑肌腱膜的前表面(9.1h)。让所有缝线自行脱落。

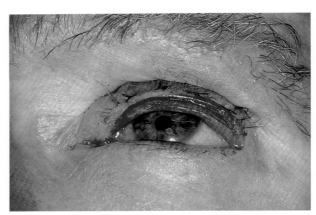

图 6.7f

手术完成;灰线切口无须缝合

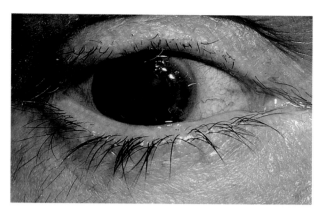

图 6.7 术前 A
上睑瘢痕性睑内翻

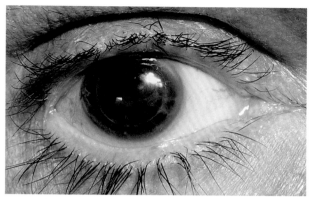

图 6.7 术后 A
眼睑前层复位联合灰线切开术后 2 个月

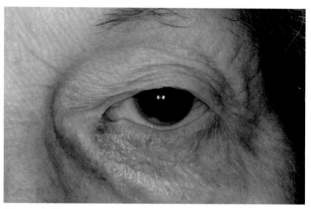

图 6.7 术前 B
左上睑层间松垂所致睑内翻

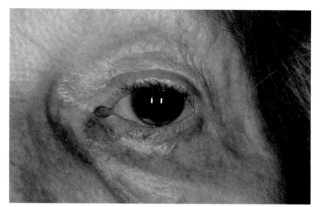

图 6.7 术后 B
眼睑前层复位术后 1 个月

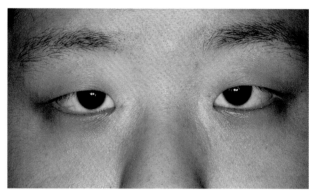

图 6.7 术前 C
一例亚裔人上睑前层松垂

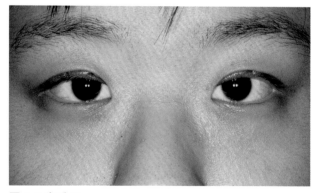

图 6.7 术后 C
眼睑前层复位术后 2 周

并发症及处理

若欠矫且未行灰线切开,可观察 6 个月后二次手术并行灰线切开。

6.8 睑板楔形切除术

睑板较厚时可使用这种特殊的眼睑前层复位法(示意图 6.1)。

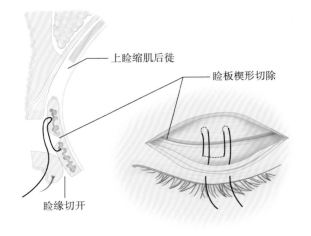

示意图 6.1
楔形睑板和缝线的位置

6.8a

增厚且弯曲的睑板通常很难向外翻。

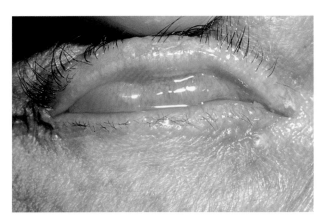

图 6.8a
增厚且弯曲的睑板

6.8b

沿皮肤皱襞切开,暴露睑板,将眼睑前层从睑板上分离,并如前所述切开灰线(6.7a~6.7c)。

用刀片将中央睑板横向楔形切除,不要切除全层睑板。为关闭楔形切口并外翻睫毛,用 3~4 根 6/0 可吸收缝线穿过距睫毛上方 1~2mm 的皮肤和轮匝肌,从楔形切口上、下方分别横向穿过睑板,再次横向穿过楔形切口上方的睑板,最后穿回轮匝肌和距睫毛上方 1~2mm 的皮肤(示意图 6.1)。

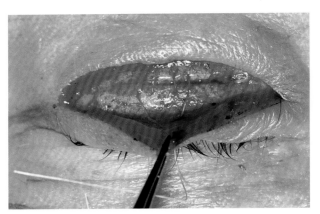

图 6.8b
楔形切除睑板前表面

6.8c

将上睑缩肌后徙(11.3)。检查睑板后表面以确认已矫正弯曲的睑板(图 6.8c)。

在切口下缘切除一窄条皮肤,宽度等于眼睑前层抬高的高度。用 6/0 可吸收缝线关闭切口,缝线须挂上提上睑肌腱膜。让所有缝线自行脱落。

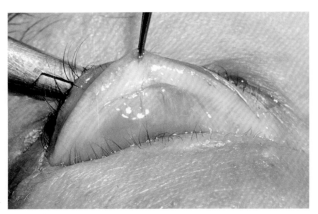

图 6.8c
弯曲的睑板被矫正,结膜完好无损

6.9 层间分离术

该手术的技术要点将在 8.2 中描述和说明。暴露的睑板表面可能肉芽增生,可将很薄的黏膜移植覆盖其表面(2.16),用 6/0 或 7/0 可吸收缝线间断缝合。

并发症及处理

睑缘持续肉芽增生不愈合可能需要修补。上睑缩肌松解不充分可能引起眼睑退缩并需要进一步后徙(参见第十一章)。

6.10 眼睑后层延长术(上睑)

在瘢痕化的睑板中央做一个横向的全层切口,在远端断裂的睑板和眼轮匝肌之间向下解剖,使前者在睑缘处翻转90°。将上睑缩肌后徙(11.2)。缝合移植物,可以是对侧睑板(2.19)、硬腭(2.20)或口腔黏膜(2.15),将其填充于分开的睑板之间。将可吸收缝线用埋线法缝合上方切缘;中间插入缝线固定移植物,并支撑眼睑前层,使其固定在后徙的位置上。在下方切缘处将缝线从皮肤进针穿过移植物,将其系在皮肤上,保持睑缘向外翻转(示意图 6.2)。

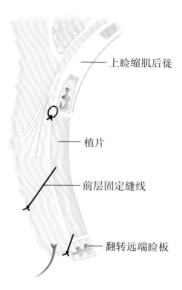

上睑缩肌后徙

植片

前层固定缝线

翻转远端睑板

示意图 6.2
上睑后层移植物和缝线的位置

6.11 睑缘翻转术 (Trabut)

严重的瘢痕性上睑内翻可并发睑缘后部的角化,角蛋白可能划伤角膜,必须通过重置睑缘来矫正。Trabut 手术是旨在翻转睑缘的手术方式之一。

6.11a

打开眼睑,最好用 Crook 夹或 Barrie Jones 夹将其固定,在角化带上方横向切开全层睑板。

6.11b

将睑板向下翻转,沿其前表面向上分离,将眼轮匝肌从睑板和眶隔上分离。识别睑板的上缘,分离上睑缩肌和各种纤维组织。在 Müller 肌和穹窿结膜之间继续向上分离,要尽量保护结膜。此时可见睑板从眼睑前层向下游离。

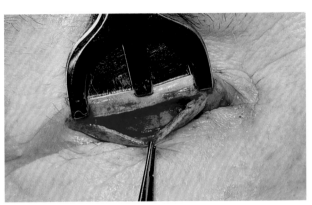

图 6.11a
用 Barrie Jones 夹将打开的眼睑固定,切开睑板

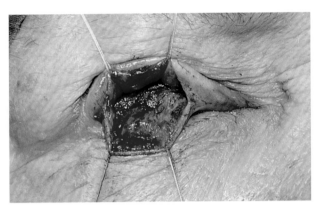

图 6.11b
游离睑板近端

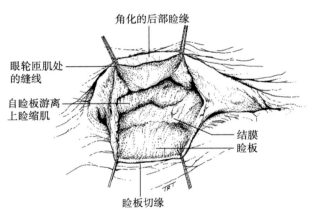

角化的后部睑缘
眼轮匝肌处的缝线
自睑板游离上睑缩肌
结膜
睑板
睑板切缘

重要示意图 6.11b

6.11c

分离远端睑板（箭头），使其自靠近睑缘的轮匝肌处分离。在睑板上从外眦至泪小点外侧做一个小的松解切口，使其可以自由翻转180°。

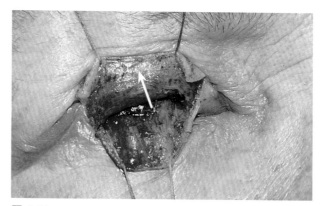

图 6.11c
游离睑板远端

6.11d

将三根双针 4/0 可吸收缝线自睑板上方的结膜面向下斜行穿过眼睑，自皮肤皱襞穿出，将其打结系在一小块棉枕上（9.2i），使眼睑前层固定于后徙的位置上。使翻转的睑板条切缘与主睑板切缘（箭头）齐平，用 6/0 可吸收缝线将两者间断缝合到一起，在其前表面打结。

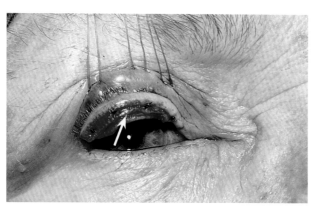

图 6.11d
远端睑板翻转和缝合，通过全层缝合使后徙的眼睑前层固定

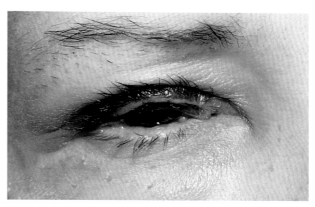

图 6.11 术后
Trabut 术后几天（非同一患者）

6.11e

术后几天睑缘通常会有轻度的变形，1 周内会有所改善。

并发症及处理

睑缘需要几周才能完全愈合。若眼睑闭合不全则需将上睑缩肌进一步后徙。

可选择的手术方式

6.12 睑板切除术

即使是有严重瘢痕的、挛缩的、弯曲的上睑板也很少需要完整切除来达到满意的睑缘复位效果。为避免因完整切除睑板所致的眼睑结构不稳以及角膜保护不佳，如果可能的话，可以使用替代手术。可植入睑板替代物，如硬腭植片（2.20），以达到满意的支撑眼睑前层的效果。

将眼睑的前层和后层分开，切除睑板。在 Müller 肌和提上睑肌间向上分离，以使眼睑闭合良好。若有必要，可将提上睑肌进一步后徙。植入带有黏膜的眼睑后层移植物。将三根双针 6/0 可吸收缝线穿过植片和眼睑前层起到固定作用。将三根双针可吸收缝线自后徙的结膜边缘穿入眼睑，穿过上睑缩肌和植片上界，再从皮肤皱襞处穿出。

严重的瘢痕性上睑内翻可并发睑缘后部角化，角蛋白可能划伤角膜，必须通过睑缘重置矫正。Trabut 手术是旨在翻转睑缘的手术方式之一。

先天性睑内翻

手术方式的选择

轻度的内眦赘皮无须手术矫正。严重且伴有症状的内眦赘皮以及真正的先天性睑内翻，需要通过切除部分皮肤和肌肉，并将皮肤皱襞固定于睑板来矫正。双眼手术可形成对称的瘢痕，故而更为美观。

6.13 睑板固定术（HOTZ 术）

▶ （视频 8）

6.13a

在下睑距睫毛 3～4mm 的内 2/3 皮肤上标记一个椭圆形切口，包含多余的皮肤。切除足够的皮肤，使下睑缘形成轻度的外翻。

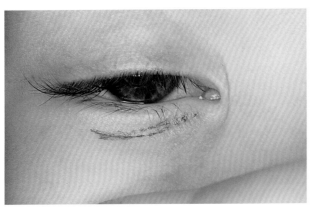

图 6.13a
在眼睑内 2/3 的皮肤上标记切口

6.13b

穿过眼轮匝肌加深切口，切除椭圆形的皮肤和下方肌肉，暴露睑板下缘（箭头）。

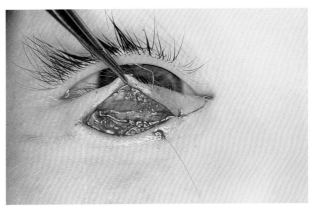

图 6.13b
暴露睑板，皮肤缝线向深部穿过睑板下缘

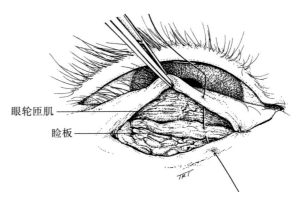

眼轮匝肌 ——

睑板 ——

重要示意图 6.13b

6.13c

用 6/0 可吸收缝线穿过皮肤、睑板下缘后穿出皮肤,关闭切口。

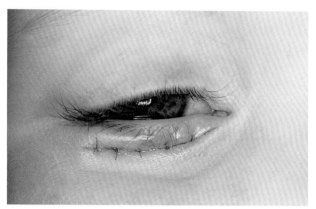

图 6.13c
将皮肤缝线挂到睑板上,形成皮肤皱襞

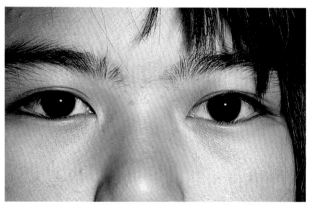

图 6.13 术前
明显的内眦赘皮,睫毛刮伤角膜,特别是往下看时更严重

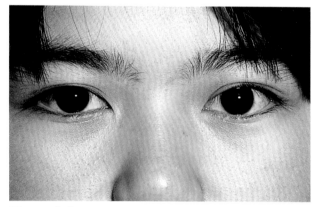

图 6.13 术后
双眼 Hotz 术后 6 个月

并发症及处理

术后通常会有明显的瘢痕,前几周可能不太美观,但随着切口的愈合会有所改善。

(董力,李冬梅)

拓展阅读

Boboridis KG, Bunce C 2011 Interventions for involutional lower lid entropion. Cochrane Database Syst Rev (12):CD002221

Dalgleish R, Smith JLS 1966 Mechanics and histology of senile entropion. Br J Ophthalmol 50:79

Danks JJ, Rose GE 1998 Involutional lower lid entropion: to shorten or not to shorten? Ophthalmology 105(11):2065-2067

Elder MJ, Collin R 1996 Anterior lamellar repositioning and grey line split for upper lid entropion in ocular cicatricial pemphigoid. Eye 10(Pt 4):439-442

Elder MJ, Collin R 1997 Lid surgery: the management of cicatricial entropion and trichiasis. Dev Ophthalmol 128:207-218 (review)

Ho SF, Pherwany A, Elsherbiny SM, Reuser T 2005 The lateral tarsal strip and Quickert sutures for lower lid entropion. Ophthalm Plast Reconstr Surg 21:345-348

Kersten RC, Kleiner PP, Kulwin DR 1992 Tarsotomy for the treatment of cicatricial entropion with trichiasis. Arch Ophthalmol 110:714

McNab AA 1997 Floppy eyelid syndrome and obstructive sleep apnea. Ophthalm Plast Reconstr Surg 13(2):98-114 (review, 45 refs)

Meadows AE, Reck AC, Gaston H, Tyers AG 1999 Everting sutures in involutional entropion. Orbit 18:177-181

Scheepens MA, Singh R, Ng J, et al 2010 A randomised controlled trial comparing everting sutures with everting sutures and a lateral tarsal strip for involutional entropion. Ophthalmology 117:352-355

第七章

睑外翻

简介

睑外翻如不处理会导致溢泪和继发性皮肤瘢痕。随着手术的延误,睑外翻会越发难以被纠正,将导致恶性循环。

分类
- 老年退行性
- 瘢痕性
  - 广泛的
  - 线状
- 麻痹性
- 机械性

排除机械性睑外翻,鉴别面神经功能异常(第三节)。

找寻皮肤瘢痕性改变,包括皮肤的广泛紧缩和线状瘢痕。当患者张嘴向上看时,皮肤广泛紧缩程度加重(第二节)。

评估水平眼睑松弛度和其他退行性改变(第一节)。

老年退行性睑外翻

老年退行性睑外翻的主要病因是水平向下睑松弛。

手术方式的选择

可以通过水平方向缩短来使下睑变紧。术式包括:全层眼睑切除(7.1)、外侧睑板条悬吊术(外睑缘悬吊)(7.2)或 Bick 眼睑缩紧术。当睑外翻症状主要位于眼睑内侧时,在施行上述手术方式的同时应菱形切除内侧结膜(7.4 和 7.5)。如果内眦韧带松弛,可将其固定于泪后嵴(7.7 和 7.8)。

如果下睑皮肤明显冗余,应在矫正睑外翻的同时施行 Kuhnt- Szymanowski 手术切除下睑皮肤(7.6)。

眼睑水平缩短

7.1 全层切除

在睑外翻最明显的位置五边形切除全层眼睑（14.1）。如果内眦韧带松弛明显，则应先矫正松弛的内眦韧带，再切除全层眼睑或进行其他会导致眼睑缩短的手术操作。

7.1a

在患侧睑缘处制作第一个切口，折叠切缘以评估需要切除的水平眼睑长度（图 7.5a）。眼睑应与眼球贴合良好，但要避免在切口闭合过程中所造成的张力过大。

7.1b

切除多余的眼睑，用常规方法闭合（14.1 和 14.2）。

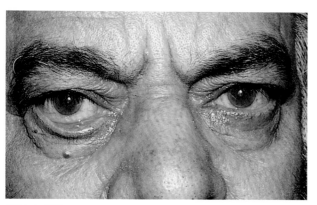

图 7.1 术前
老年退行性睑外翻

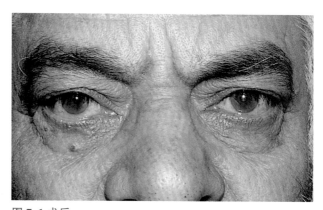

图 7.1 术后
眼睑水平缩短术后 3 周

并发症及处理

如果下睑缩肌松弛或与眼睑贴合过紧，睑板将完全翻转。通过将下睑缩肌与睑板下缘重新贴合，或通过 Jones 手术折叠下睑缩肌来进行矫正（6.4）。

7.2 外侧睑板条悬吊术
(眦部悬吊)

▶ (视频 9)

7.2a、7.2b

在外眦外侧画切口线。切开皮肤并穿过眼轮匝肌,暴露外侧眶缘。该区域富含血管,容易出血。辨认眶外缘骨膜,用剪刀刮净其前表面。

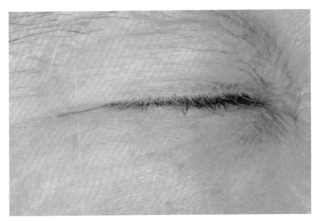

图 7.2a
外眦韧带切口标记

7.2c、7.2d

把下睑拉向内侧并稍向下,将外眦韧带下支拉直。外眦韧带下支应从睑板向后外侧走行至眶外缘(14.4c 和 14.6c)。保持韧带拉直,将尖头剪刀置于韧带和结膜(位于韧带后方)之间,打开该层面。在韧带和轮匝肌(位于韧带前方)之间重复上述操作,打开该层面。暴露位于切口下缘内侧的外眦韧带下支,将其作为紧固前方轮匝肌和后方结膜的条带。

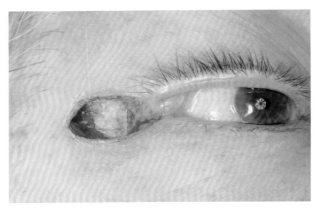

图 7.2b
暴露眶缘

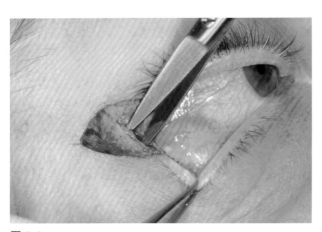

图 7.2c
分离位于外眦韧带后方的组织

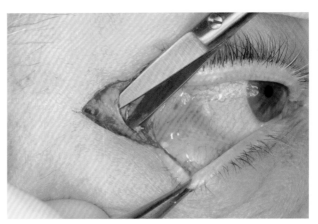

图 7.2d
分离位于外眦韧带前方的组织

7.2e、7.2f

在韧带被拉直的状态下,从外侧沿着眶外缘将韧带切断。注意保护紧邻切口上缘的韧带上支。将切断的韧带向外上方拉,检查其活动性。韧带下支末端向上抬起时不应有任何阻力。如果存在阻力,可能是其紧贴眶缘下外部的隔膜所导致。保持韧带拉直,将钝头剪刀沿着眶缘外侧伸入并剪断与韧带相黏附的隔膜,直至韧带断端可以自如地向外上方运动。

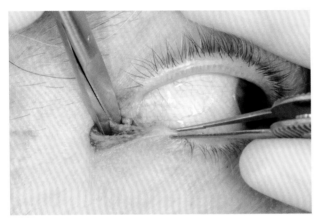

图 7.2e
剪断位于眶缘的外眦韧带下支

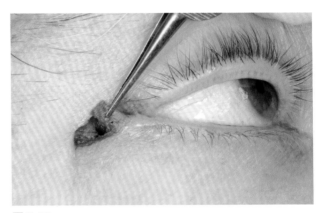

图 7.2f
切断并暴露韧带,制作外侧睑板条

7.2g~7.2j

用适度的力量将下睑向外拉,在下睑上标记新的外眦韧带位置。选取外眦韧带上支与被拉直的外眦韧带下支相交处作为标志点,标记该点。不要过度牵拉眼睑,尤其是当眼球突出时,这会导致下睑退缩。

去掉皮肤、睑缘和结膜以充分暴露外眦韧带下支。分离皮下组织,紧贴睫毛剪开皮肤直至睑缘的标志点,去除该范围内的睑缘表层组织。多余的结膜难以去除,烧灼其表面同样有效。

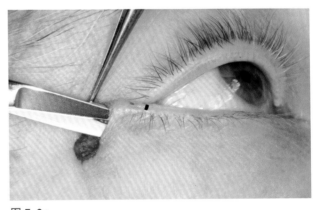

图 7.2g
分离韧带和轮匝肌之间区域

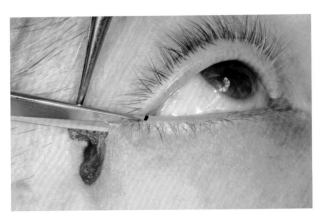

图 7.2h
睑缘的皮肤切口

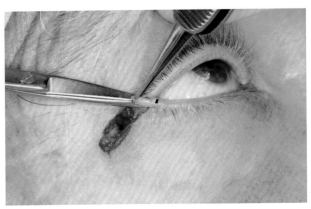

图 7.2i
去除睑缘组织

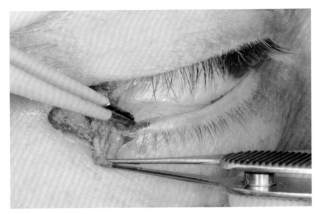

图 7.2j
烧灼结膜

7.2k

在距新外眦韧带上界下方 6mm 处，从外向内制作 6mm 长的小切口。拉伸韧带以获得外侧睑板条。用双针 4/0 或 5/0 缝线穿过外侧睑板条。可吸收或非可吸收缝线均可。

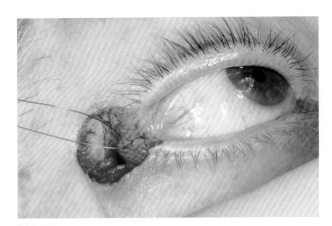

图 7.2k
用缝线穿过外侧睑板条

7.2l

　　将缝线的两头穿过位于眶外缘的骨膜。外眦韧带的位置应比内眦韧带高 2～3mm。下睑应有足够的张力来矫正水平松弛。如前文所述,当眼球突出时要格外小心。

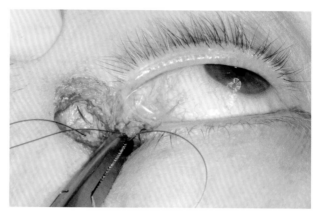

图 7.2l
双针固定缝线的第二针插入眶外缘骨膜

7.2m、7.2n

　　将针穿过位于眶外缘外侧前表面的骨膜,打结。线结将外眦固定,应确保线结位于外侧的恰当位置并埋藏于眼轮匝肌深部。这会降低线结相关并发症的发生风险。

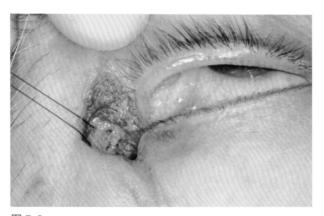

图 7.2m
牵拉缝线,拉直并修剪外侧睑板条

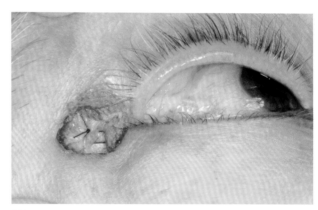

图 7.2n
缝线打结

7.2o、7.2p

用 7/0 可吸收缝线穿过位于外眦的上下睑缘灰线,重建外眦。在外眦组织内打结。

7.2q

用 6/0 或 7/0 缝线缝合眼轮匝肌和皮肤切口。仔细缝合眼轮匝肌切口,确保固定缝线被完全覆盖。缝合皮肤切口。

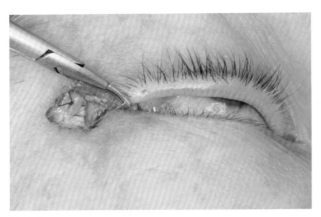

图 7.2o
外眦缝线对齐上下睑

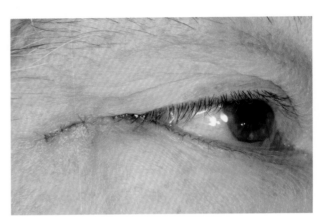

图 7.2q
关闭切口

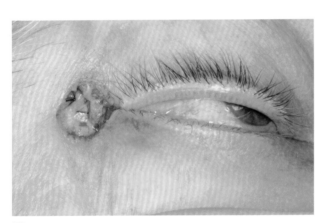

图 7.2p
对齐外眦组织与灰线

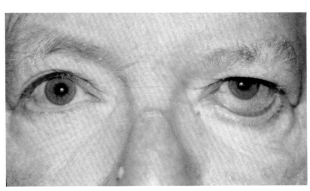

图 7.2 术前
外眦韧带松弛引起睑外翻

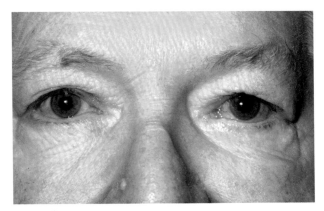

图 7.2 术后 A
左眼外侧睑板条悬吊术后 3 个月,睑外翻矫正

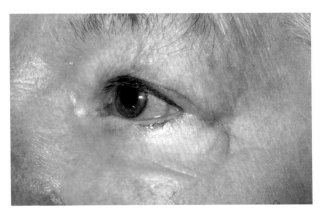

图 7.2 术后 B
左眼外侧睑板条悬吊术后 3 个月,外眦位置良好

7.3 Bick 眼睑缩紧术

Bick 手术缩短了与外眦相邻的下睑外侧区域。将眼睑重新黏附在外眦韧带下支或眶外侧缘的骨膜上。在 Bick 手术中,眼睑的缩短是通过皮瓣来实现的。

7.3a

沿着下睑外侧、睫毛下方做切口,切口的长度是下睑的一半。将切口向外延长 1 倍至皮肤皱襞。分离切口下方 15mm 范围内的皮下组织,反折皮瓣。

7.3b

在贴近外眦处垂直剪开眼睑,切口长度为 15mm,使外眦韧带的下支与眶外缘分开几毫米。

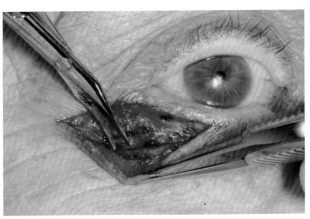

图 7.3a
反折皮瓣

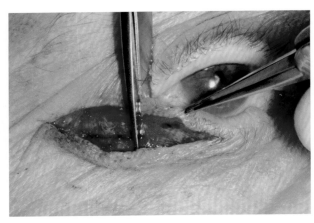

图 7.3b
垂直剪开外眦

7.3c

辨认仍然贴附于眶外缘的外眦韧带下支。可以用镊子夹起韧带,其位于外眦内侧 2～3mm 处,贴附于眶缘上。韧带的贴附会很牢固,不会松弛。

7.3d

按需要缩短眼睑。将双针 5/0 不可吸收缝线穿过外眦韧带,之后再穿过睑板。

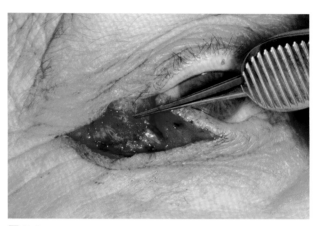

图 7.3c
辨认贴附于眶外缘的外眦韧带

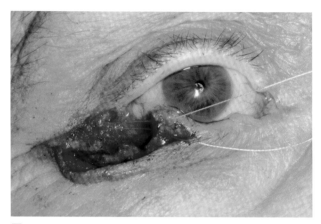

图 7.3d
双针缝线穿过外眦韧带和睑板

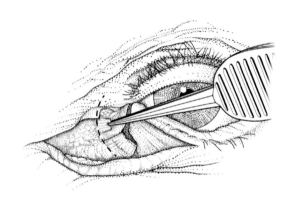

重要示意图 7.3c

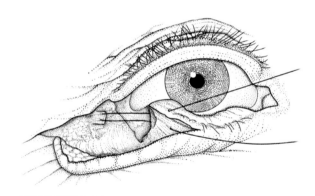

重要示意图 7.3d

7.3e

将 5/0 缝线打结。用 7/0 可吸收缝线穿过位于外眦的灰线，其位置大致在上下睑缘的交界处。

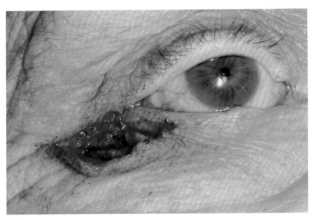

图 7.3e
将 5/0 缝线打结，用 7/0 缝线穿过灰线

7.3f

缝合皮瓣。切口的外侧末端出现像"狗耳"一样的赘皮。为了切除赘皮，将一个皮钩钩在"狗耳"的尖端，并标记其远端边缘。

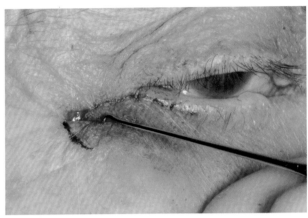

图 7.3f
缝合皮瓣。用皮钩钩起位于外侧的多余皮瓣，标记其边缘

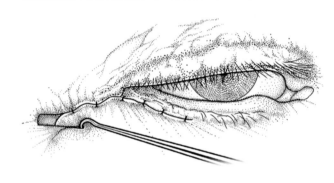

重要示意图 7.3f

7.3g

沿着边缘切开，形成新的皮瓣。

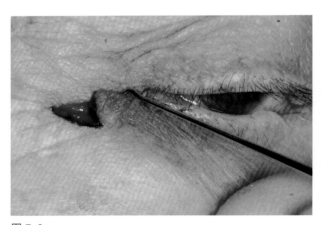

图 7.3g
切开"狗耳"，形成外侧皮瓣

7.3h

将皮瓣置于切口上并切除多余的皮肤。关闭切口。

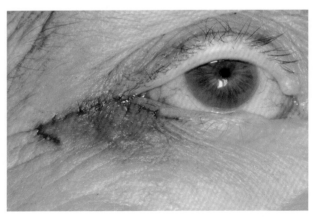

图 7.3h
修剪皮瓣，关闭切口

7.4 下睑结膜菱形切除术

7.4a

将泪道探针置入下泪小管。在下泪小点下方 2～3mm 处的结膜上做两个平行切口。

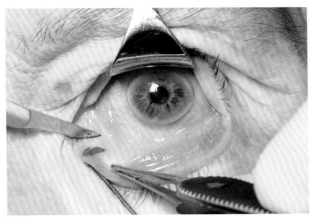

图 7.4a
位于结膜上的平行斜向切口,切口位于泪小点下方,呈菱形。泪道探针在位

7.4b、7.4c

切开菱形的另外两条边,在结膜上形成完整的菱形。将菱形的结膜与结膜下组织一起切除。这将暴露或切除部分下睑缩肌,其位于切口深部,呈白色条带状。如图所示,如果内侧的睑外翻从泪小点向外延伸,则将菱形向外扩大,并立即向下扩大至下睑板。白线显示的是没有沿下穹窿向外扩展的最终切口位置。

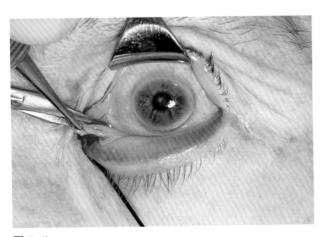

图 7.4b
用剪刀做菱形切口

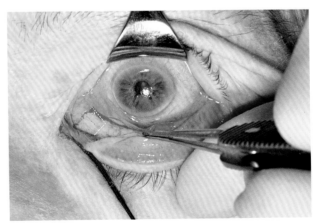

图 7.4c
在该病例中,菱形切口沿下穹窿向外扩展。虚点线显示的是标准结膜菱形切口位置

7.4d、7.4e

　　两或三针 6/0 或 7/0 可吸收缝线缝合下睑缩肌与结膜切口，缩紧眼睑后方的筋膜并使泪点反转。如果泪小点狭窄，则适当剪开。用剪刀的尖端在泪小点后壁和与泪小管垂直的部分做竖直切口。

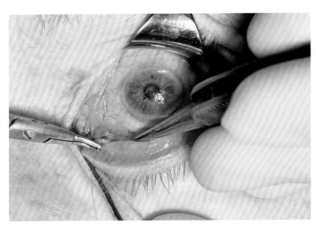

图 7.4d
关闭菱形切口

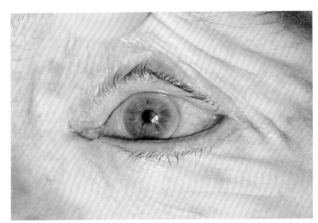

图 7.4e
矫正内侧睑外翻。残余的眼睑水平松弛可能需要通过外侧睑板条悬吊矫正

并发症及处理
在菱形切除后，常产生结膜的局部瘢痕及收缩。泪小点可能翻转不足。切口愈合后切除更多的结膜或考虑简单烧灼泪小点后方以增强疗效。

7.5 内侧结膜菱形切除伴水平向内侧缩短术("Lazy-T"术)

该术式在矫正内侧睑外翻时有效。然而,该术式有时会导致紧邻眼睑缩短处外侧的睑缘变形,而且这种情况并不罕见。通常更推荐外侧睑板条悬吊术(7.2)或 Bick 术式(7.3)联合内侧结膜菱形切除术(7.4)。

7.5a

在泪小点外侧 4mm 处做下睑全层切口。将切缘重叠,以五边形的方式将多余的组织切除(14.1)。

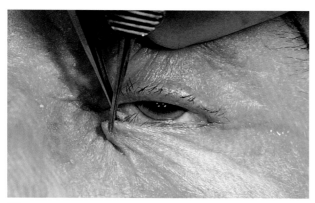

图 7.5a
评估下睑多余组织的切除量

7.5b

制作横向的结膜菱形切口。在泪小点与菱形上边界之间留 2～3mm。将双针 6/0 可吸收缝线的其中一针在紧邻泪小点下方位置穿入结膜,之后斜行向下穿过眼睑全层并在下方 5mm 处从皮肤穿出。将另一针于菱形对侧穿入结膜和下睑缩肌,之后斜行向下穿过眼睑全层并于第一针下方穿出皮肤。打结缝线即可矫正外翻的泪小点。也可通过 7.4d 所描述的方法关闭菱形切口,该方法避免了缝线在穿透眼睑全层后从皮肤表面穿出。

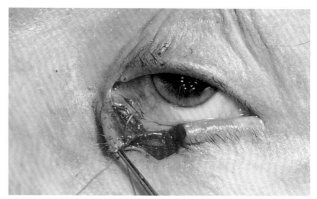

图 7.5b
做五边形切口,切除多余的眼睑组织。在泪小点下方菱形切除后层组织,插入翻转缝线

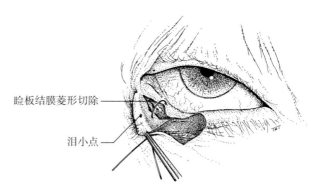

睑板结膜菱形切除——
泪小点——

重要示意图 7.5b

7.5c

如果使用翻转缝合,在皮肤处打结。用常规方法缝合眼睑切口。如果泪小点狭窄,可以适当剪开。用剪刀的尖端在泪小点后壁和泪小管的垂直部分做竖直切口。2 周后拆线。

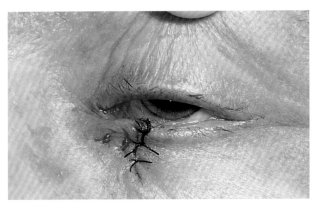

图 7.5c
缝合切口,将翻转缝线打结

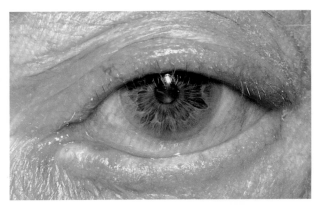

图 7.5 术前
下睑内侧睑外翻。留意继发性泪小点狭窄

并发症及处理

持续性泪小点外翻可能是后层组织切除不足或切口闭合部位的睑缘变形所致。当睑外翻已矫正但泪小点仍然持续性外翻时,泪小点后方烧灼通常会有效。

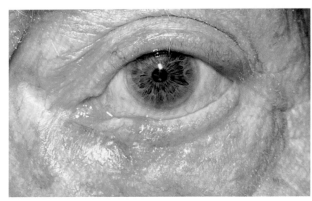

图 7.5 术后
"Lazy-T"手术联合泪小点"一剪法"('one-snip')扩大术后1 个月

7.6 水平缩短伴眼睑成形术
（**Kuhnt-Szymanowski 术**）

　　主要为下睑皮瓣下的水平缩短伴眼睑成形术。如必要,在下睑成形术中,可同时切除脂肪。

7.6a

　　距下睑睫毛下 2mm 处,沿下泪点到外眦皮肤画切口线,并沿皮肤皱襞斜向下延伸。

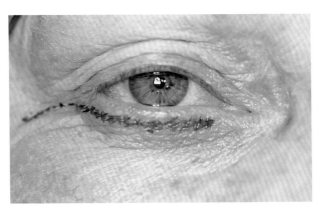

图 7.6a
睑缘下切口延伸超过外眦

7.6b

　　分离眼轮匝肌,翻转皮瓣。如 7.1 所述,缩短下睑。

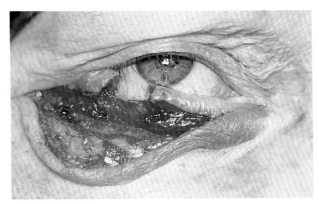

图 7.6b
翻转皮瓣,水平缩短皮瓣下睑

7.6c

　　复位翻转的皮瓣,将其向外上方牵拉,保持最小垂直张力。

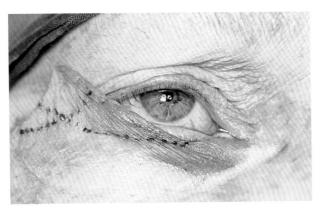

图 7.6c
标记皮肤切除

7.6d

　　切除上方多余的三角形皮肤。

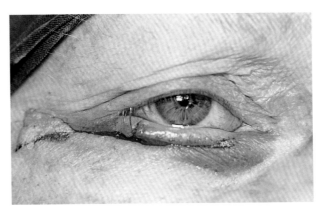

图 7.6d
切除上方多余皮肤

7.6e

切除外侧多余的三角形皮肤。以 6/0 缝线连续缝合睑缘下皮肤切口,6/0 缝线间断缝合皮肤皱襞处切口。

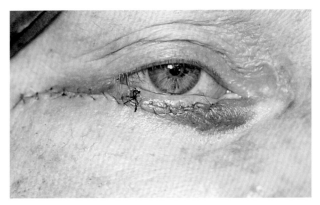

图 7.6e
连续缝合及间断缝合闭合切口

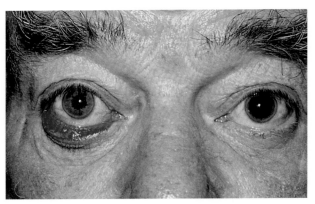

图 7.6 术前
明显的退行性睑外翻。如此程度的睑外翻仅靠水平缩短不能完全矫正,则可能需要紧缩下睑缩肌

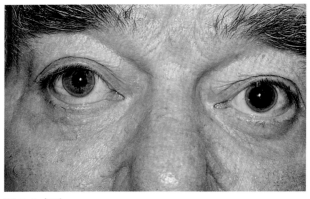

图 7.6 术后
Kuhnt-Szymanowski 术后 6 个月

并发症及处理

见"全层切除"(7.1)及"下睑成形术"(第十章第二节)。

7.7 经结膜入路的内眦韧带 固定术

当内眦韧带松弛不明显时,可采用此术式。韧带须重新固定到泪后嵴。

7.7a

探针探查下泪小管。经结膜入路紧邻半月皱襞外侧做一个切口,向下延伸切口,暴露内侧末端睑板。

7.7b

于泪囊外侧向后钝性分离至泪后嵴。注意避免损伤内直肌。轻轻地展开组织,插入脑压板,露出泪后嵴,保持骨膜完好无损。将双针 5/0 缝线向后于内眦水平穿过泪后嵴的骨膜(这比将针头向前引导更容易)。

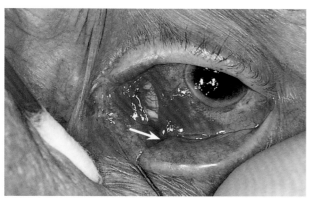

图 7.7a
经结膜入路切口延伸至睑板内侧末端(箭)

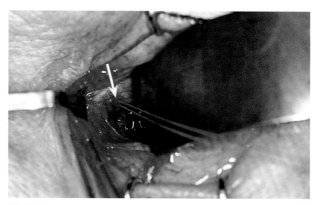

图 7.7b
穿过泪后嵴骨膜(箭)的缝线

7.7c

于泪小点下 2~3mm 皮肤处做一水平切口,暴露睑板内侧端。直视下,尽可能靠近睑缘,将针从眼睑结膜侧下睑板内侧端穿入,从皮肤切口穿出。在系紧缝线时,经常需要调整睑板缝线的位置,使眼睑内侧位置良好。

7.7d

在系紧 5/0 缝线前,缝合结膜以覆盖缝线——当系紧内眦韧带后,切缘将很难辨认。

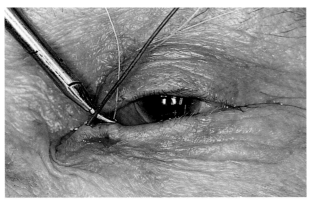

图 7.7c
针头经睑板内侧末端穿入,经泪小点下小的皮肤切口处穿出

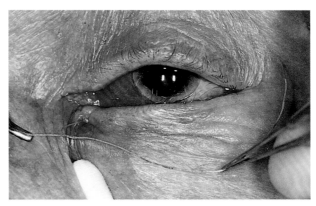

图 7.7d
在系紧缝线前,于内眦处缝合结膜

7.7e

    系紧 5/0 缝线, 在皮肤切口的正前方打结, 将线结埋入轮匝肌。打结前, 确保下睑位置满意。

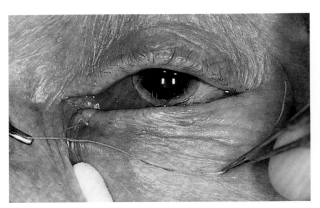

图 7.7e
于内眦处系紧缝线并打结

7.7f

    以 6/0 不可吸收缝线间断缝合皮肤切口。

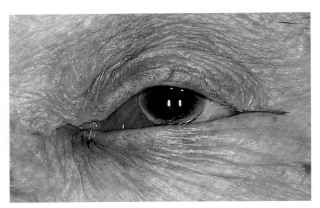

图 7.7f
缝合皮肤切口

并发症及处理

    术后数周内, 内眦处可持续存在结膜水肿。如内眦缝线没有被结膜完全覆盖, 可能会形成肉芽肿。如缝线未穿过睑板, 则可能导致下泪点外翻和眼睑变形。如发生眼睑变形, 也应等待眼睑自然愈合。眼睑变形会随时间而恢复, 如 6 个月后仍不满意, 则需行内侧楔形切除术 (7.7) 来纠正。

7.8 内侧楔形切除术

适用于眦部韧带明显松弛患者，如长期面瘫者。

7.8a

内眦外侧距泪小点 3～4mm 垂直切开全层眼睑组织。

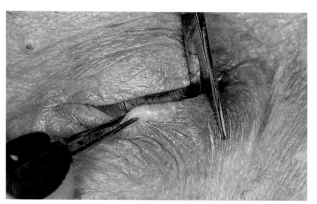

图 7.8a
毗邻泪小点的切口

7.8b

将切口侧面边缘皮肤轻轻向内牵拉，去除多余的五边形皮肤，以矫正水平向眼睑松弛。

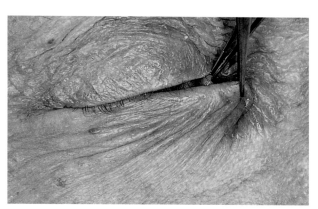

图 7.8b
评估眼睑水平向松弛程度

7.8c

寻找切口内侧缘的下泪小管。探针探查泪小管（图示探针已取下）。用剪刀钝性分离泪囊后侧及内侧，平行于内眦或略高于内眦处暴露泪后嵴。

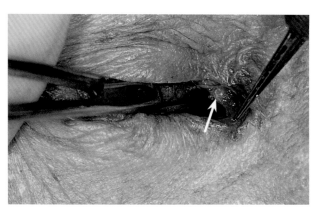

图 7.8c
辨认泪小管（箭）。分离暴露泪后嵴

7.8d

使用脑压板扩大手术视野，留置一根双针 5/0 不可吸收缝线于泪后嵴骨膜后方。如有困难，可将内眦韧带的后支作为锚定点，但要确保缝线置于内眦韧带的后方。

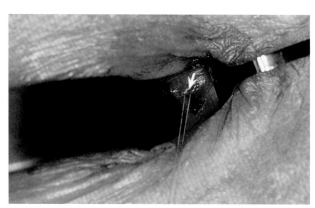

图 7.8d
泪后嵴骨膜处的缝线（箭）

7.8e

纵向切开泪小管 3～4mm。

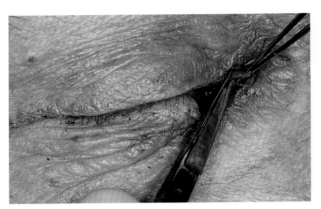

图 7.8e
沿泪小管后壁切开

7.8f

分离切开的泪小管切口边缘,置两根 7/0 可吸收缝线于切口外侧缘的顶点和相邻结膜之间。保持泪小管开放。眼睑伤口缝合前,保持缝线松弛。

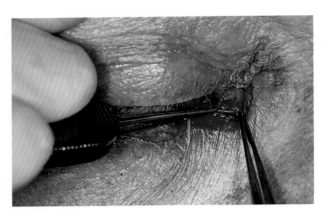

图 7.8f
准备缝合到结膜的切开的泪小管

7.8g

5/0 缝线中的一根针穿过睑缘处睑板,调整位置,以便在系紧缝线时,向内和向后牵拉眼睑贴附眼球。

另一针比第一针低 2～3mm 处穿过睑板。7/0可吸收缝线穿过泪小管的边缘和切口外缘处结膜。

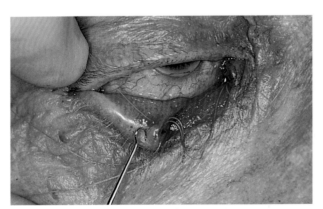

图 7.8g
5/0 和 7/0 缝线在位

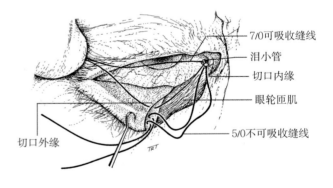

重要示意图 7.8g

7.8h

　　将 5/0 缝线打单结,结点向前远离结膜,向内牵拉切口外缘。用 7/0 缝线(箭头)将结膜囊与泪小管开口处缝合。

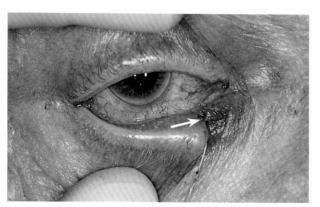

图 7.8h
7/0 线缝合至泪小管开口处

7.8j

　　缝合皮肤。

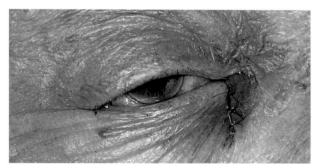

图 7.8j
缝合切口

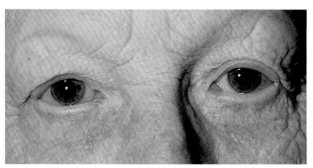

图 7.8 术后
右眼内侧楔形切除术后 6 周

7.8i

　　5/0 缝线固定缝合结膜。系紧 5/0 固定缝线并加固。

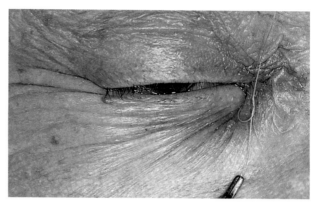

图 7.8i
5/0 缝线缝合眼睑内侧端于泪后嵴

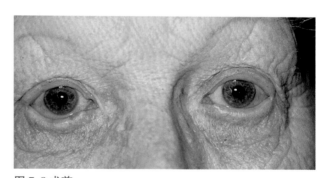

图 7.8 术前
右眼内眦韧带松弛

并发症及处理

　　若固定缝线没有将眼睑固定在理想位置,如泪后嵴后方或内眦韧带的后支后方,眼睑内侧断端可能不贴附眼球,术后可能发生局部水肿。若眼睑愈合后眼睑位置仍不理想,可在术后 6 个月时进行二次修复将眼睑重新缝合至泪后嵴。

(袁博伟,李冬梅)

瘢痕性睑外翻

手术方式的选择

选择 Z 成形术(7.9 和 2.23)矫正因线状瘢痕引起的眼睑缩短。行全厚皮片移植术(7.10,第二章第三节)矫正下睑大面积皮肤萎缩。

7.9 Z 成形术

7.9a

标记线状瘢痕边缘。

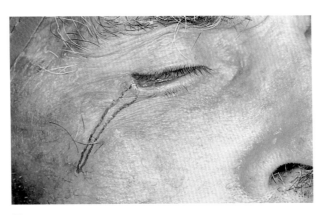

图 7.9a
线状瘢痕引起的睑外翻。标记切口

7.9b

如果瘢痕引起睑缘凹痕,切除五边形眼睑组织,其中包括瘢痕的上部至睑板下缘。常规闭合睑缘。切除剩余的瘢痕组织。

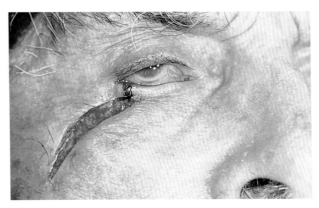

图 7.9b
切除瘢痕组织,眼睑缩短

7.9c

从线状缺损两端以 60°角做等长标记线形成 Z 形。如图所示,较长的瘢痕可做两个或多个 Z 形标记。

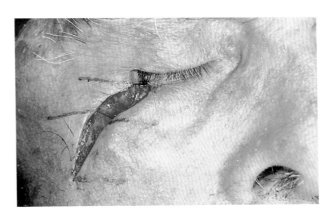

图 7.9c
双 Z 成形术标记

7.9d

　　翻转皮瓣并分离皮下远远超过皮瓣的范围。切除深层瘢痕组织。皮瓣转位（2.23），用 6/0 缝线缝合。在睑缘留置牵引缝线,向上牵拉眼睑 48 小时。

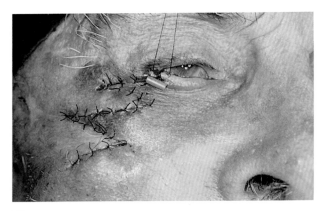

图 7.9d
皮瓣转位及缝合

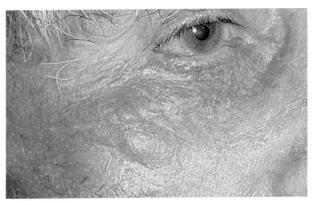

图 7.9 术后
双 Z 成形术后 3 个月

并发症及处理

　　参见 2.23。切除瘢痕组织不充分可引起持续性睑外翻。可行小面积皮片移植术矫正。

7.10 游离植皮术

全厚皮片移植(第二章第三节)较刃厚皮片移植更适于矫正下睑弥漫性瘢痕引起的睑外翻。

7.10a、7.10b

在睑缘下方 2～3mm 处标记切口,水平延长至萎缩区两侧数毫米处。一或两根睑缘缝线穿过灰线以牵引拉紧皮肤。除非眼轮匝肌收缩,否则仅去除皮肤和浅表的轮匝肌组织,直至睑外翻完全矫正。

若眼睑水平向松弛明显,常需缩短眼睑(7.1、7.2、7.3 和 14.1)。剪取纸样模板用于切取皮片。

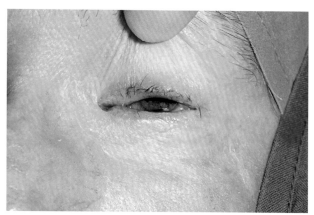

图 7.10a
弥散瘢痕引起睑外翻

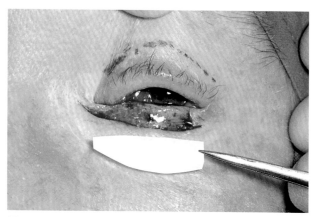

图 7.10b
睫毛下方切口。皮下分离和复位至睑外翻矫正。眼睑外侧缩短。下方为缺损区模板

7.10c、7.10d

在上睑标记全厚皮片(如本例),或在耳朵标记取材,如第二章第三节所述。另一个可选的供区位于眉外下方(图 2.8a 和图 2.8b)。如果面部皮肤广泛收缩,例如鱼鳞病,那么通常从锁骨上窝获取皮肤植片。

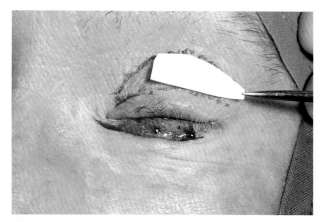

图 7.10c
按模板在上睑皱襞上方做标记

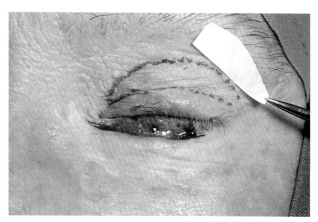

图 7.10d
可选择的供区位于眉外下方

7.10e、7.10f

取植片并将其缝合至缺损处。在标准压力敷料下，下睑即可相对固定，不需包堆。如果需要包堆，则

备用缝线留长（参见第二章第三节）。连续绗式缝合能充分固定植片（图 16.4h 和图 16.4i）。将牵引线固定于额部，使眼睑固定 48 小时。

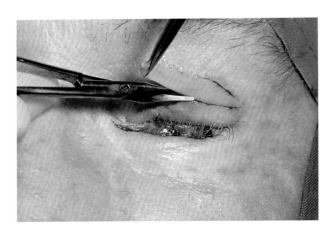

图 7.10e
取全厚皮片

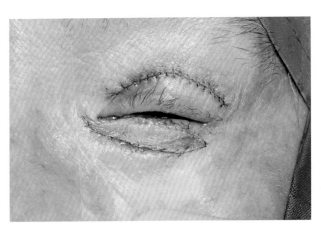

图 7.10f
上睑切口直接缝合。无包堆的原位移植

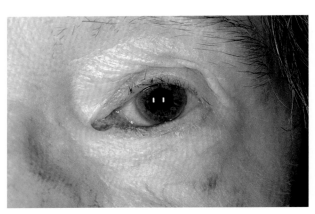

图 7.10 术前 A
瘢痕性下睑外翻

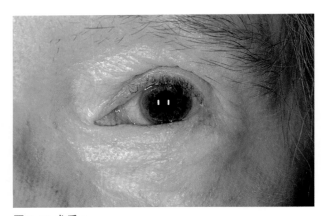

图 7.10 术后 A
下睑全厚皮片移植术后 6 个月

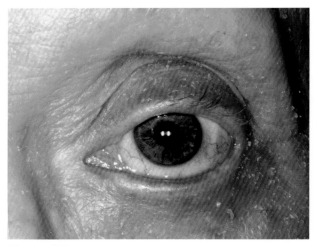

图 7.10 术前 B1
鱼鳞病患者瘢痕性下睑外翻

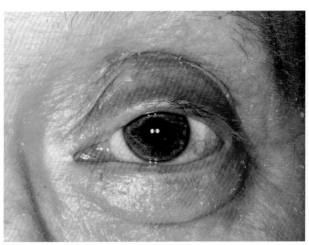

图 7.10 术后 B1
从锁骨上窝取全层皮片行移植术后 1 年

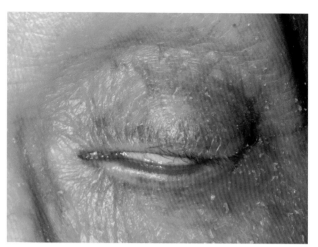

图 7.10 术前 B2
睑裂不全闭合

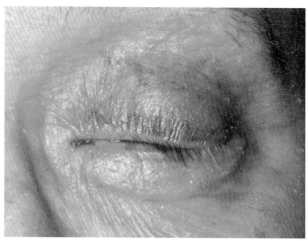

图 7.10 术后 B2
闭合不全改善

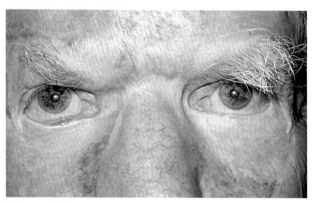

图 7.10 术前 C
右下睑大面积瘢痕性睑外翻

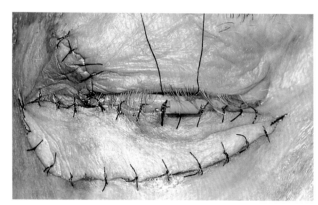

图 7.10 术后 C1
松解收缩皮肤,大面积耳后全厚皮片移植并行下睑紧缩,外侧睑板条悬吊术

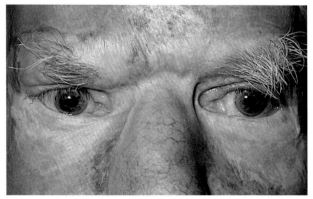

图 7.10 术后 C2
下睑及外眦部全厚皮片移植术后 6 个月

并发症及处理

参见第二章第三节,由于持续水平向眼睑松弛或植片过小造成睑外翻欠矫。6 个月后可二次整复。

7.11 上睑皮瓣经内侧转位术

7.11a

沿全眼睑做标记睫毛下切口。

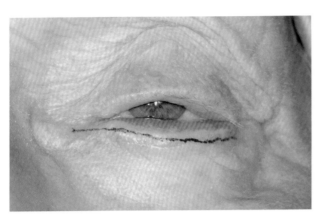

图 7.11a
标记睫毛下切口

7.11b

牵引线穿过灰线。牵引线牵拉眼睑,下睑做切口,并沿轮匝肌浅面分离松解皮肤瘢痕矫正睑外翻。

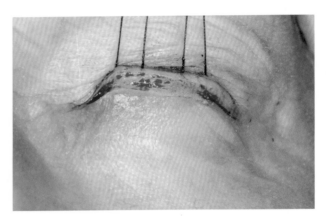

图 7.11b
留置牵引线。皮肤部分分离

7.11c

确认是否伴有常与瘢痕性外翻并存的水平向眼睑松弛。

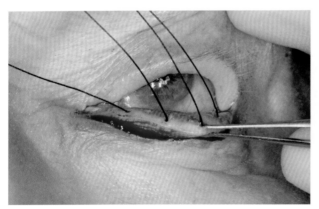

图 7.11c
眼睑水平向松弛度试验

7.11d

拉紧眼睑矫正水平向眼睑松弛。本病例采用外侧睑板条悬吊术矫正。

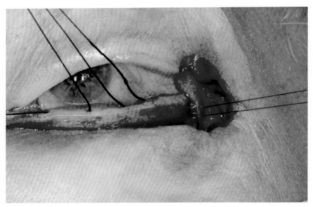

图 7.11d
外侧睑板条悬吊矫正水平向眼睑松弛

7.11e

　　标记上睑皮瓣。因本病例睑外翻主要位于眼睑内侧,故从内侧转皮瓣。标记皮肤皱襞,作为皮瓣的下缘。测量下睑缺损所需的皮肤宽度,并在皮瓣下缘上方做标记。睫毛和眉之间保留至少22mm 宽的皮肤组织。若上睑没有足够的皮肤量,则需从其他部位取皮片。标记线相互平行,向内侧延伸到内眦部。

7.11f

　　提起皮瓣,有助于切取皮瓣时包含轮匝肌组织,从而增加皮瓣厚度,皮瓣转位到下睑则可增加其支撑。注意不要切断或烧灼皮瓣底部的血液供应组织。

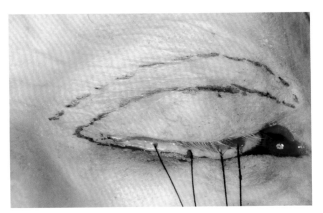

图 7.11e
经内侧标记上睑皮瓣

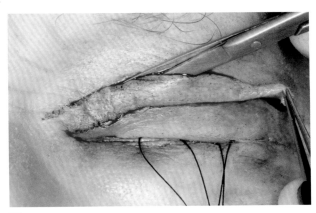

图 7.11f
皮瓣分离

7.11g

　　皮瓣转位至下睑缺损处。将上睑内侧端缝合于皮瓣与供区之间的夹角位置。用 7/0 可吸收缝线缝合上睑供区切口。

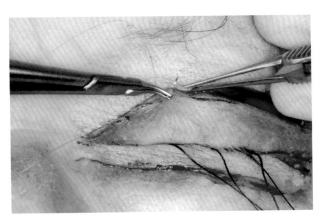

图 7.11g
上睑供区切口缝合

7.11h

缝合皮瓣于下睑缺损处。连续绗式缝合（图16.4h 和图 16.4i）可使皮瓣固定。

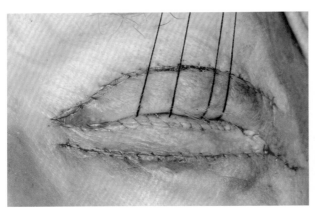

图 7.11h
皮瓣转位至下睑

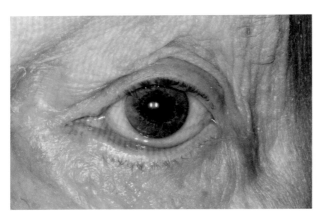

图 7.11 术前
内侧瘢痕性睑外翻

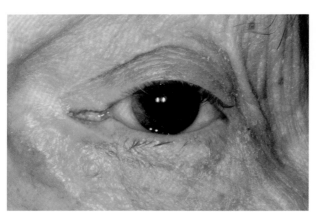

图 7.11 术后
上睑皮瓣经内侧转位术后 4 个月

7.12 上睑皮瓣经外侧转位术

7.12a

本病例睑外翻主要位于外侧，所以皮瓣经外侧转位。同时行内眦小良性肿物切除术。

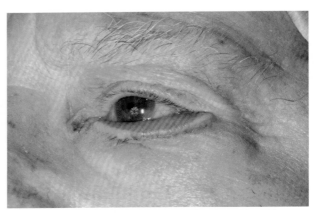

图 7.12a
外侧瘢痕性睑外翻

7.12b

标记睫毛下切口。

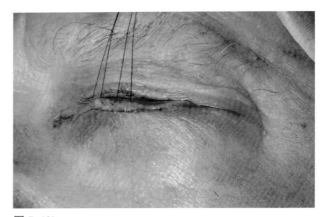

图 7.12b
留置牵引线。睫毛下切口标记

7.12c

从轮匝肌表面分离皮肤组织，以松解收缩皮肤组织矫正睑外翻。

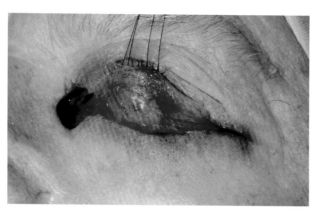

图 7.12c
皮肤分离。内眦肿物切除

7.12d～7.12g

如 7.11e 中所述，标记上睑皮瓣，经外侧转位。本病例采用外侧睑板条悬吊术矫正水平向眼睑松弛。

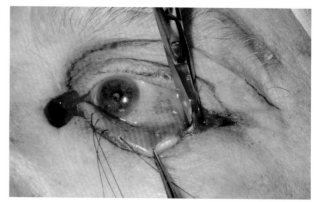

图 7.12d
确认是否存在水平向眼睑松弛。切断外眦韧带外侧睑板条悬吊矫正眼睑松弛。标记上睑皮瓣，基部位于外侧

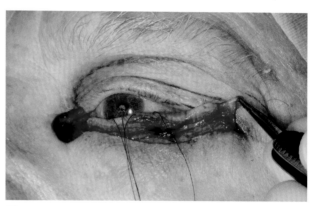

图 7.12e
外侧睑板条

7.12h

　　提起皮瓣,缝合上睑切口,如 7.11g～7.11h 所述将皮瓣转位至下睑。

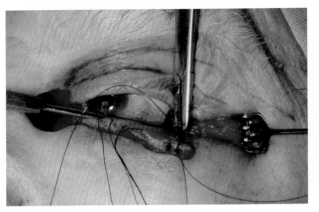

图 7.12f
外侧睑板条固定于外侧眶缘

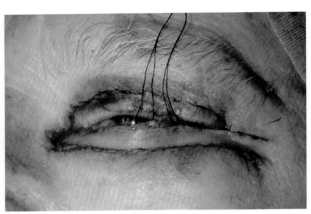

图 7.12h
上睑皮瓣转位至下睑

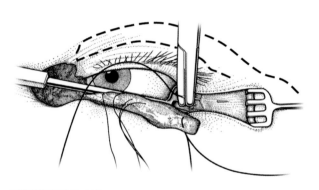

重要示意图 7.12f

7.12i

　　连续绗式缝合固定皮瓣(2.14)。

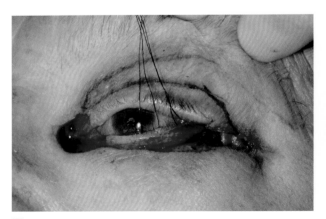

图 7.12g
外侧睑板条固定完成

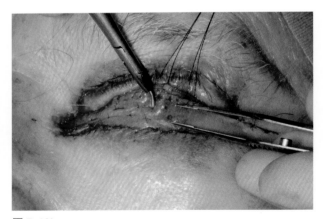

图 7.12i
连续绗式缝合固定皮瓣

7. 12j

皮瓣在位,连续绗式缝合固定。

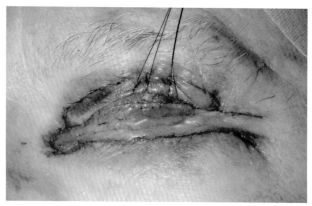

图 7.12j
皮瓣固位,连续绗式缝合

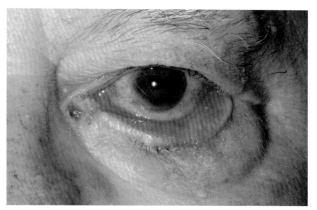

图 7.12 术前
外侧瘢痕性睑外翻

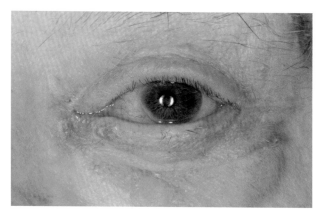

图 7.12 术后
上睑皮瓣经外侧转位术后 2 个月

麻痹性睑外翻

手术方式的选择

在麻痹性睑外翻中,若内眦韧带松弛,首选内侧楔形切除术式(7.7),如果内眦韧带完好或只是轻微松弛,则首选内眦成形术(7.13)。残存的睑外翻,可通过外侧睑板条悬吊或 Bike 方法缩紧下睑来矫正(7.3)。

7.13 内眦成形术

7.13a

在泪小管中插入泪道探针。自泪小点至内眦部沿睑缘标记切口。

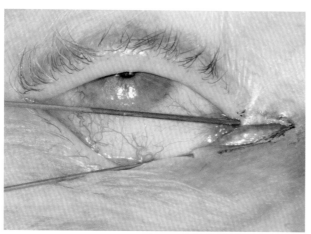

图 7.13a
泪道探针插入泪小管。内眦部切口标记

7.13b

做切口,使泪小管位于眼睑后层。分离皮肤,使眼轮匝肌暴露超过上下泪小管。

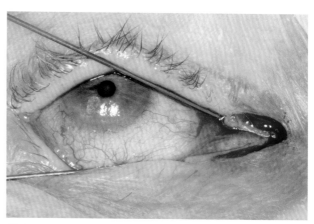

图 7.13b
泪小管位于眼睑后层

7.13c、7.13d

用一或两根 6/0 可吸收线缝合下泪小管下方、上泪小管上方的肌肉。

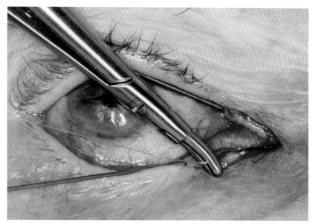

图 7.13c
第一针位于下泪小管下方

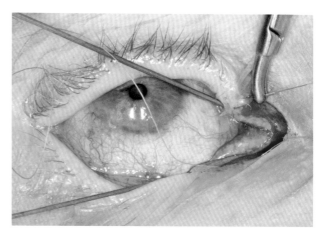

图 7.13d
第二针位于上泪小管上方

7.13e

缝线打结闭合泪小点内侧的内眦部,并翻转泪小点。

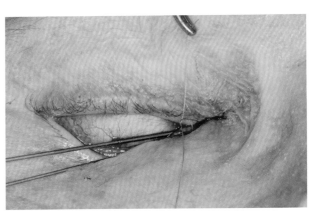

图 7.13e
缝线打结

7.13f

6/0 缝线间断缝合皮肤。7 天后拆线。

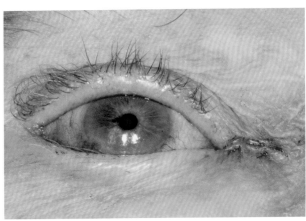

图 7.13f
皮肤缝合

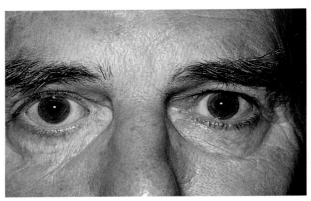

图 7.13 术后
右内眦成形术后 3 个月

并发症及处理
无明显并发症。

7.14 自体阔筋膜悬吊术

用常规方法(2.21)取细条状阔筋膜组织,并将其修剪至2~3mm宽。

7.14a

由内眦内侧约8mm处的直切口暴露内眦韧带(箭头所指)。

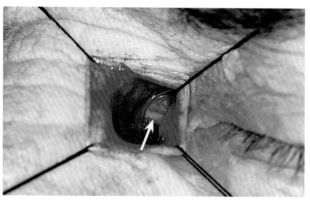

图 7.14a
暴露的内眦韧带

7.14b

将泪道探针由下泪小管插入泪囊。向深处钝性分离至内眦韧带,避免损伤下方的泪总管。在韧带下穿过一个弯曲的细动脉钳。

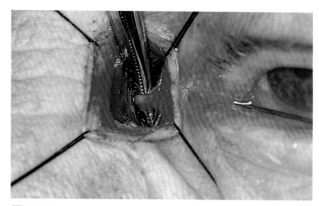

图 7.14b
泪道探针。动脉钳置于内眦韧带深处

7.14c

将一个双针4/0缝线放入动脉钳中,置于内眦韧带下。

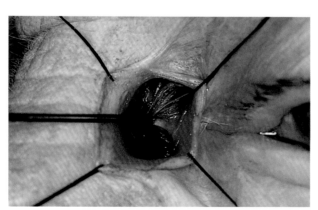

图 7.14c
环绕内眦韧带的4/0缝线

7.14d

从眶外缘至外眦外侧做一个水平切口。加深切口暴露眶缘的骨膜。在骨膜上做一垂直切口并向内侧反折,暴露外侧眶缘骨内侧。

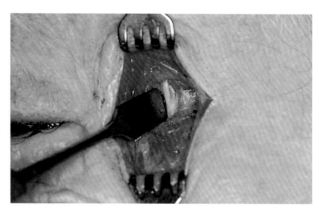

图 7.14d
外侧眶缘骨膜反折

7.14e

　　将眶骨膜向外侧反折。在眶缘深处放置小金属护板,并在外眦上方2~3mm处的眶缘处打孔。

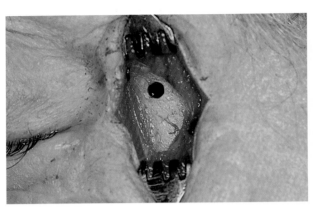

图 7.14e
外侧眶缘的孔

7.14g

　　回到内眦。将阔筋膜一端插入4/0线缝合环中。

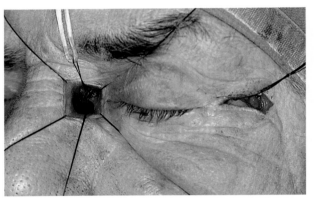

图 7.14g
阔筋膜穿过内眦韧带的缝合环

7.14f

　　双针4/0缝线穿过该孔。

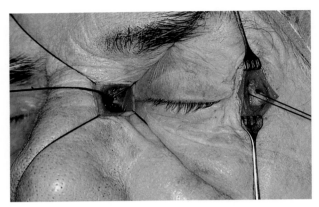

图 7.14f
穿过外侧眶缘小孔的 **4/0** 缝线

7.14h

　　牵拉内眦韧带下方的阔筋膜形成环。

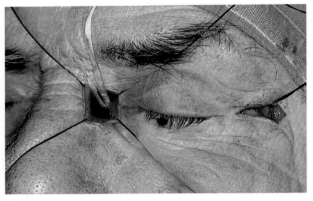

图 7.14h
阔筋膜牵拉至内眦韧带下方

7.14i

缝合阔筋膜,环绕内眦韧带固定。在眼睑中央的睫毛下方做一个小切口。Wright 筋膜针从此切口穿入靠近眼睑边缘和睑板表面向内侧穿行,自内眦韧带下方的轮匝肌深处穿出。将阔筋膜放入针内,并将针收回,阔筋膜自眼睑中央切口穿出。

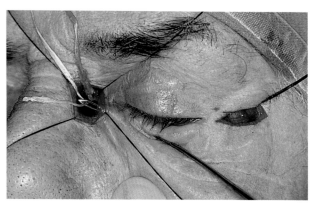

图 7.14i
阔筋膜穿过内眦韧带附近的针环。**Wright** 筋膜针自眼睑中央切口向内眦处穿行。阔筋膜被牵拉至眼睑中央切口处

7.14k

将阔筋膜末端置于眶外缘的 4/0 缝合线环内。

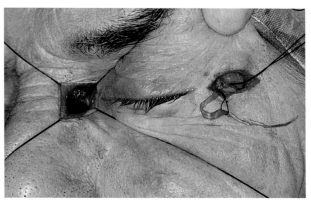

图 7.14k
阔筋膜穿过位于眶外缘骨孔的 **4/0** 缝线内

7.14j

Wright 筋膜针从眶外缘向内穿过,深达轮匝肌层,靠近眼睑边缘,从眼睑中央切口穿出。将阔筋膜的末端插入针孔内,抽出针将阔筋膜拉至眶外缘。

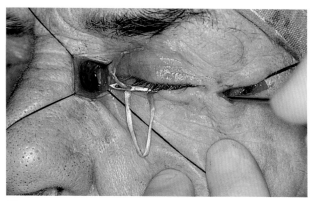

图 7.14j
Wright 筋膜针自眶外缘至眼睑中央切口穿行。阔筋膜被牵拉至眶外缘

7.14l

牵拉阔筋膜穿过眶外缘骨孔。

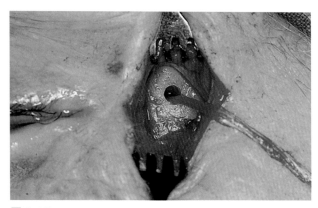

图 7.14l
阔筋膜穿过眶外缘骨孔

7.14m

拉紧阔筋膜并将其缝合固定于眶外缘骨孔的外侧骨膜(箭头所指)。此外,它可以在眶外缘形成一个环,类似于内眦部。阔筋膜张力应足够大,使下睑不能轻易地被拉离眼球超过1mm。

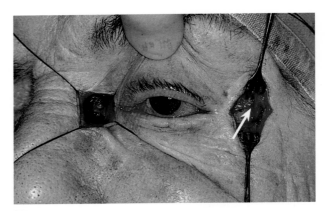

图 7.14m
拉紧阔筋膜并缝合固定于眶外缘骨膜

7.14n

伤口缝合两层以确保筋膜被完全覆盖。

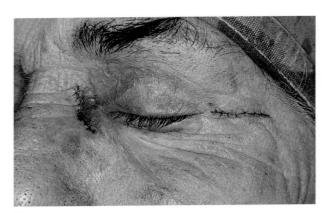

图 7.14n
伤口缝合两层

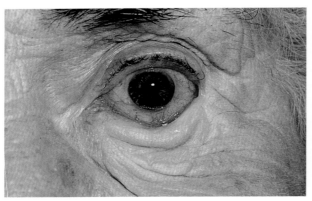

图 7.14 术前 A
肿物切除术后数次重建术后下睑退缩

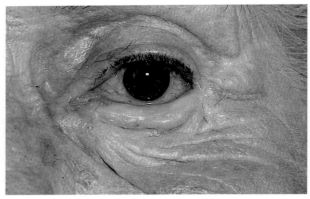

图 7.14 术后 A
自体阔筋膜悬吊术后 6 周

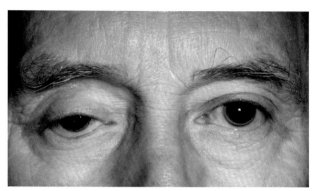

图 7.14 术前 B
右眼下睑无法支撑义眼

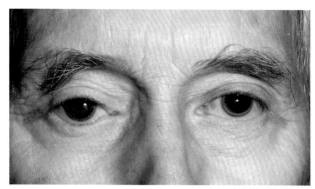

图 7.14 术后 B
下睑自体阔筋膜悬吊术后 3 个月

可选择的方式

7.15 内眦韧带折叠术

通过下泪小点内侧靠近睑缘的切口辨认内眦韧带上支。用 5/0 不可吸收缝线将睑板缝合至内眦韧带残端(示意图 7.1)。

这种术式通常会导致眼睑的内侧被拉离眼球。将缝线拉紧至刚好稳定内眦韧带的程度,可使此效应最小化。将眼睑重新附着到泪后嵴通常更可取(7.7 和 7.8)。

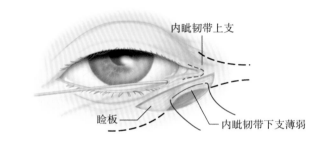

示意图 7.1
内眦韧带折叠术

相关疾病

面神经麻痹治疗

A. 急性期及前 3 个月——可能治愈
病因诊断
简单可逆的角膜保护:
- 润滑剂
- 暂时性睑缘缝合术(11.11)

B. 3 个月时评估
未恢复:
- 内眦成形术(7.13)
- 外侧睑板条悬吊术(7.2)
- 自体阔筋膜悬吊术(?)(7.14)
- 计划性神经移植术或吻合术(?)

部分恢复:
- 观察

C. 6 个月后未完全恢复评估
未完全恢复:
- 内眦楔形切除术(7.8)
- 眉下垂(第十章第三节)
- 金片植入(11.7)
- Jones 管
- 中面部提升术(?)(11.9)

眼睑烧伤整复

A. 非全层
眼睑重建,角膜暴露通常是轻微的:
- 观察,局部润滑剂
- 必要时中厚皮片移植

B. 全层
通常眼睑退缩和角膜暴露严重。仅局部使用润滑剂通常无法去除坏死组织;延伸超过内眦及外眦部的大面积刃厚皮片移植(第二章第三节)。使用牙模材料,或潮湿的棉片作为支具,用缝线固定。如果眼睑皮肤进一步收缩,可能需要再次移植。

(董杰,李冬梅)

拓展阅读

Barrett RV, Meyer DR 2012 The modified Bick quick strip procedure for surgical treatment of eyelid malposition. Ophthalm Plast Reconstr Surg 26:294-299

Benger RS, Frueh BR 1987 Involutional ectropion: A review of the management. Ophthalmic Surg 18:136

Chi JJ 2016 Management of the eye in facial paralysis. Facial Plast Surg Clin North Am 24:21-28

Crawford GJ, Collin JRO, Moriarty PAJ 1984 The correction of paralytic medial ectropion. Br J Ophthalmol 68:639

Georgescu D 2014 Surgical preferences for lateral canthoplasty and canthopexy. Curr Opin Ophthalmol 25:449-454

Liu D 1997 Lower eyelid tightening: A comparative study. Ophthalm Plast Reconstr Surg 13(3):199-203

第八章

睫毛异常

简介

尽管向内生长的睫毛只产生轻微的刺激症状,但可能会导致角膜永久性瘢痕并损害视力,尤其是在角膜不敏感或干眼时。

分类
- 倒睫
- 双行睫

倒睫是一种常见的睫毛起源正常但生长方向错乱的获得性疾病。双行睫是一种罕见的先天性疾病,发生在正常睫毛后方,相当于睑板后层的睑板腺开口处另长出一排睫毛。这两种情况的睑缘位置均正常。如同时伴有睑内翻,则需先处理睑内翻(参见第六章),然后再处理睫毛异常。

倒睫

手术方式的选择

处理少量孤立的倒睫首选电解法。冷冻疗法对严重倒睫者更有效。如倒睫局限于睑缘的某一节段,可采用手术切除治疗(图 14.1 和图 14.2)。

8.1 冷冻疗法

一氧化氮探针冷冻比液氮冷冻更适用于倒睫的治疗,因其可更好地控制温度和治疗区域。热电偶可能有助于确定目标组织中的温度,尽管可能难以精确放置探头。可凭经验准确预测使用特制的冷冻探头达到所需温度所花费的时间,此时热电偶可能就不太重要了。采用-20℃的双冻融技术。

8.1a

含1:200 000肾上腺素的2%利多卡因麻醉。

8.1b

放入角膜保护器,冷冻倒睫区域适当时间(通常为20～30秒,具体取决于所使用的探针),解冻,再冷冻相同时间。从冷冻区域拔出睫毛。

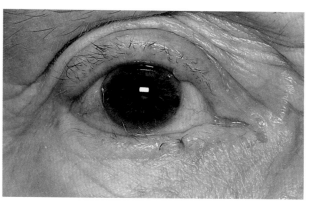

图 8.1a
下睑倒睫

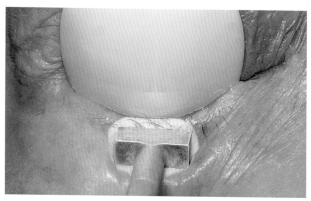

图 8.1b
使用 Collin 探针进行冷冻疗法。以塑料角膜保护器保护角膜

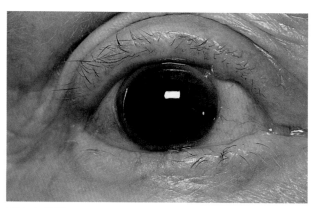

图 8.1 术后
倒睫已清除

并发症及处理

黑色素细胞在-10℃时会被破坏,因此,如果在色素区域皮肤使用此方法,则会出现色素脱失斑。结膜偶尔会向睑缘治疗区迁移,导致睑缘出现难以消退的红线。过度治疗可能导致睑缘小凹形成和皮肤脱落。复发的倒睫可以再次治疗。

双行睫

8.2 后层眼睑分离联合冷冻治疗

此技术可保护眼睑前层正常睫毛,免受到冷冻眼睑后层时的影响,这样前层大多数睫毛都可以存活。在下睑,正常睫毛的保留不太重要,冷冻时可不用层间分离。但在皮肤偏黑的人中,可采用层间分离,避免色素脱失。

8.2a

翻转上睑,以尖刀沿灰线切开全长,避免损伤睫毛。

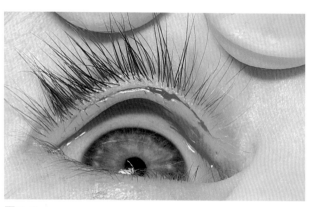

图 8.2a
双行睫。切开灰线

8.2b

加深切开深度,小心沿睑板和轮匝肌之间分离,以暴露整个睑板前表面,从而将眼睑分为前层和后层(1.4)。

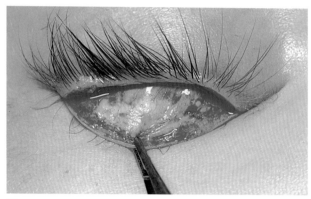

图 8.2b
分离睑板。起源于眼睑后层的双行睫

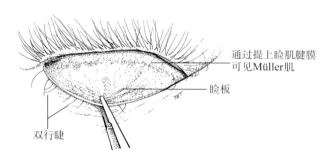

重要示意图 8.2b

8.2c

　　睑板上缘分离 Müller 肌,沿 Müller 肌和结膜之间向上分离 5～10mm,前徙睑板约 3～4mm。

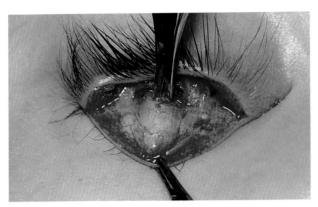

图 8.2c
于睑板上缘分离 **Müller** 肌

8.2d

　　保护角膜。以−20℃的双冻融冷冻睑板下方几毫米。

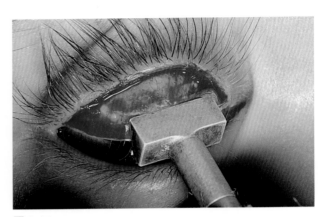

图 8.2d
将冷冻探头置于眼睑后层

8.2e

　　于略高于睑板上缘的结膜处穿入三根双针 4/0 肠线,穿透全厚眼睑至皮肤皱襞处穿出,使眼睑前层较后层后徙约 2～4mm。

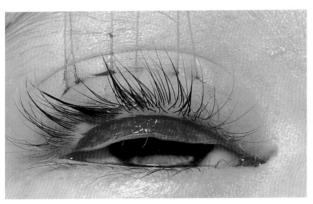

图 8.2e
以双针缝线穿眼睑全层将眼睑前层缝合固定于眼睑后层

8.2f

　　将眼睑前层边缘缝合至睑板。

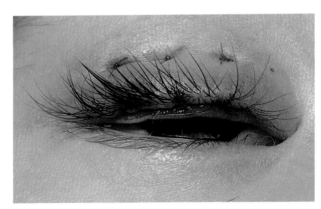

图 8.2f
细线缝合眼睑前层边缘至睑板

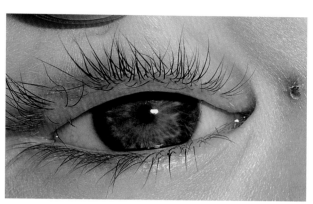

图 8.2 术后
上睑层间分离伴冷冻治疗后 2 个月。少量双行睫在冷冻治疗后仍然存在。一部分正常睫毛缺失

并发症及处理

睫毛缺失:尽管小心分离,睫毛缺失仍很常见。术前应与患者交代。

上睑内翻:若术后睑板有明显肉芽和瘢痕增生,眼睑前层后徙不充分,会导致上睑内翻。

可选择的方式

8.3 灰线切开睫毛毛囊直接切除

可作为双行睫的主要治疗方法,或作为继 8.2 治疗后残存双行睫的辅助治疗方法(示意图 8.1)。

于睑缘处放置一个大号睑板腺囊肿夹,将环向后置,翻转眼睑。于手术显微镜或手术放大镜下,沿需切除的睫毛前切开灰线。加深切口深度至 3~4mm,露出睫毛根部。用尖刀小心在毛囊周围逐个切割,连同睫毛一并摘除。根据需要移动睑板腺囊肿夹,清除所有异常睫毛。不必缝合眼睑,但如睑板不能自然愈合,可用 8/0 可吸收缝线行连续缝合。

另一种方法是在每个双行睫处直接切开睑结膜和其下的睑板,沿着睫毛根部直接电灼。无须缝合。

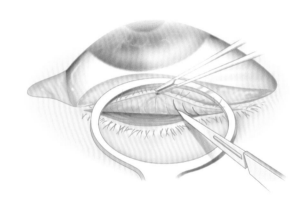

示意图 8.1
灰线处分离,直接切除双行睫根部

(孙华,李冬梅)

拓展阅读

Anderson RL, Harvey JT 1981 Lid splitting and posterior lamella cryosurgery for congenital and acquired distichiasis. Arch Ophthalmol 99:631

Dortzbach RK, Butera RT 1978 Excision of distichiasis eyelashes through a tarsoconjunctival trapdoor. Arch Ophthalmol 96:111

Elder MJ 1997 Anatomy and physiology of eyelash follicles: Relevance to lash ablation procedures. Ophthalm Plast Reconstr Surg 13(1):21-25

Ferreira IS, Bernardes TF, Bonfioli AA 2010 Trichiasis. Semin Ophthalmol 25:66-71

Gossman MD, Brightwell JR et al 1992 Experimental comparison of laser and cryosurgical cilia destruction. Ophthalmic Surg 23:179

Johnson RLC, Collin JRO 1985 Treatment of trichiasis with a lid cryoprobe. Br J Ophthalmol 69:267

Neubauer H 1989 Mustarde lecture: Trichiasis. Orbit 8:3

Vaughn GL, Dortzbach RK, Sires BS, Lemke BN 1997 Eyelid splitting with excision or microhyfrecation for distichiasis. Arch Ophthalmol 115(2):282-284

第九章

上睑下垂

简介

相较于其他眼部整形手术,上睑下垂矫正手术更加依赖于对眼睑解剖的全面认识。

因为不是所有的上睑下垂都需要手术矫正,所以术前应对患者情况作准确的评估。

分类
肌源性上睑下垂:

- 先天性上睑下垂(先天性提上睑肌发育不全)
- 小睑裂综合征
- 进行性眼外肌麻痹
- 重症肌无力

神经源性上睑下垂:

- 第Ⅲ对脑神经麻痹
- Horner 综合征
- Marcus Gunn 下颌瞬目综合征
- 第三神经异常再生

腱膜性上睑下垂:

- 提上睑肌腱膜缺陷

机械性上睑下垂:

- 皮肤松弛
- 肿瘤
- 瘢痕
- 无眼球

准确的病史采集对诊断上睑下垂的病因起到至关重要的作用,其中包括病情持续时间及进展情况,已知的诱因,以及有无家族史。

上睑下垂及其程度的评估(参见第三章)包括测量上睑缘与角膜映光点的距离、提上睑肌功能、上睑皱襞宽度、眼球运动情况和 Bell 现象及是否存在下颌瞬目现象。

如果患眼有上转不全并伴有下斜视,需要先矫正眼位后再施行上睑下垂矫正手术。在多数情况下,斜视矫正后上睑下垂可得到改善,少数病例则无须行上睑下垂手术。通过遮盖健眼观察患侧上睑高度的改变来明确这种情况(图 9a 和图 9b)。

遵循 Hering 法则,对于单侧上睑下垂的病例,特别是老年患者,要注意另一只眼有无隐匿的上睑下垂。术前检查时抬高患侧眼睑来评估对侧眼睑情况(图 9c 和图 9d)。虽然这一检查不是完全可靠,但应告知患者,在矫正患侧上睑下垂后,对侧眼有可能呈现出上睑下垂。

对怀疑重症肌无力的患者可行疲劳试验(3.7)。

行 Müller 肌切除术之前,去氧肾上腺素试验是有帮助的(9.5)。术前相关的检查还包括视力、瞳孔对光反射及泪液分泌是否充足。最后,检查眼底。

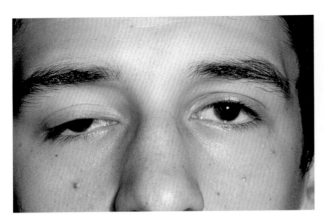

图 9a
右眼上睑下垂伴下斜视

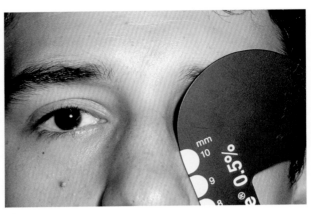

图 9b
右眼正位注视时上睑下垂消失

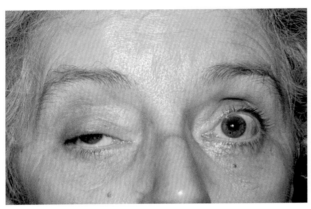

图 9c
右眼上睑下垂伴左眼上睑退缩

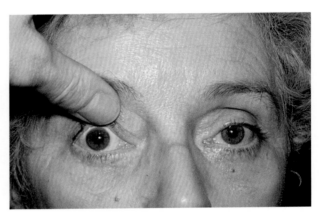

图 9d
抬高右眼上睑后呈现出隐匿的轻度上睑下垂

手术方式的选择

- 提上睑肌腱膜修复术
- 提上睑肌切除术
- Müller 肌缩短术
- 额肌悬吊术

　　大多数上睑下垂可以根据其下垂的程度、提上睑肌功能和眼球运动情况作为诊断病因的关键，并据此选择恰当的手术方式。

　　提上睑肌腱膜断裂的特点表现为中等程度上睑下垂，良好的提上睑肌功能。上睑皱襞通常比健侧宽，上睑沟加深，眼睑组织显得较薄。大多数患者为中老年或更高龄患者。一些患者有内眼手术史，一些较年轻患者有隐形眼镜配戴史。有关修复提上睑肌腱膜的内容详见第一节。

　　提上睑肌切除术详见第二节。此方法适用于提上睑肌功能>4mm 的各类上睑下垂。

　　Müller 肌缩短术详见第三节。这类手术中最具代表性的是 Fasanella-Servat 手术。Müller 肌的切除范围还包括睑板上缘，但是近来，Müller 肌缩短术不再切除睑板。这种手术方式仅适用于提上睑肌功能至少为 10mm，且下垂最多为 2mm 者。去氧肾上腺素实验有助于评估这些患者，详见第三节。

　　额肌悬吊术详见第四节。当提上睑肌功能≤4mm 时，额肌悬吊术可能是唯一可以获得持久手术效果的方法。

　　如果患者存在眼睑闭合不全，眼球运动异常或泪液分泌减少，则必须引以重视。在这些患者中，暴露角膜炎的风险可能会增加。

提上睑肌手术入路选择

　　外路(经皮肤入路)的手术方式较常见，它可同时切除多余的皮肤，结膜完好无损。尽管内路(经结膜入路)的手术方式较少，但内路方式可以更好地控制术后的眼睑高度。

术中眼睑高度

　　在提上睑肌腱膜前徙或提上睑肌切除手术之后最初的 6 周内，眼睑高度可能发生改变。依照经验，如果提上睑肌功能>7mm，则眼睑高度可能上升 1～2mm，如果提上睑肌功能<7mm，则眼睑高度可能下降 1～2mm。如果提上睑肌功能约为 7mm，则可期望眼睑高度保持稳定。此外，眼睑高度可能会在术后打开包扎时与术中设定的高度存在小的变化。局部麻醉剂的注射和组织肿胀可能会干扰术中观察眼睑高度，而术中眼轮匝肌呈现的不同程度麻痹可能导致术后眼睑高度小幅下降。

　　这些因素导致术中难以确定将眼睑高度设定在哪个高度较为精确，以及术中要切除多少量的提上睑肌。Beard 推荐的关于先天性上睑下垂的一些数据对此提供了指导。其主要适用于先天性上睑下垂，但对于矫正其他类型的上睑下垂也具有参考意义(表 9.1)。其目的是依据不同的提上睑肌功能，使术后上睑高度稳定在角膜缘下 1～3mm。当然，少数患者还与其他一些因素有关。

表 9.1　提上睑肌切除术——先天性上睑下垂(Beard)

上睑下垂程度	提上睑肌功能	提上睑肌切除量
轻微(≤2mm)	>10mm	小(10～13mm)
中度(3mm)	≥8mm	中(14～17mm)
	<8mm	大(18～22mm)
重度(≥4mm)	<5mm	最大(≥23mm)

提上睑肌腱膜修复

9.1 前路提上睑肌腱膜修复 (前徙术)

▶（视频 10）

上睑皱襞的增宽通常源于提上睑肌腱膜退行性变化。在手术时将新的上睑皱襞设计在距睫毛根部 6～8mm 的位置上。

另见视频 10.2，前路提上睑肌腱膜修复联合眼睑皮肤松弛矫正术。

9.1a

设计上睑皱襞画标记线，参考对侧眼高度或双侧手术所期望的高度。沿标记线做皮肤切口，暴露其下轮匝肌。用平镊夹住切口任一侧皮肤边缘，将轮匝肌深层切开，直到暴露出整个切口长度的睑板。注意向下避免损伤睫毛根部，向上避免损伤睑板上缘。

9.1b

识别切口上缘轮匝肌层，该层下方是白色的提上睑肌腱膜。如果皮肤切口切开过深，可能会损伤到提上睑肌腱膜的下端。穿过睑板板层缝牵引缝线（9.1c），以在切开眼轮匝肌时稳定眼睑。

紧贴眼轮匝肌下向上方分离 10～15 mm，暴露眶隔。注意分离应在正确的层次，而不是更容易进入的提上睑肌腱膜和 Müller 肌之间层次（示意图 1.16）。如分离层次正确，则既可以清晰地看到眼轮匝肌后表面的肌纤维，没有覆盖任何邻近组织，也可以透过眶隔看到淡黄色的腱膜前脂肪垫。按压下睑可使脂肪垫脱垂，眶隔前突。如果没有看到上述结构，那么需要向深部分离。

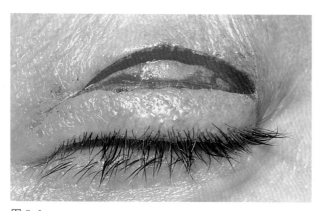

图 9.1a
上睑皱襞切口暴露睑板

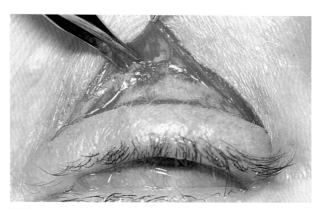

图 9.1b
深部分离至眼轮匝肌

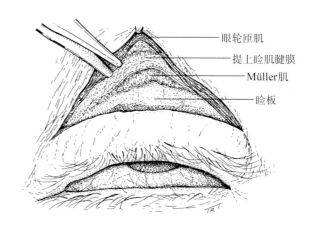

眼轮匝肌
提上睑肌腱膜
Müller 肌
睑板

重要示意图 9.1b

9.1c

　　向上分离轮匝肌层后,可见下面的提上睑肌腱膜和眶隔。在睑板上缘几厘米的位置眶隔附着提上腱膜的前表面。在附着位置的下方可以清楚地看到健康的白色提上睑肌腱膜(上方)与退行变薄的提上睑肌腱膜(下方)之间的界线。有时可见提上睑肌腱膜明显的退行性改变。通过退行变薄的提上睑肌腱膜可见下方的 Müller 肌及其上面走行的血管。

9.1d

　　在眶隔中央位置切开一个小口,穿过提上睑肌腱膜前脂肪垫,进入腱膜前间隙。向内外侧扩大眶隔切口,暴露腱膜前脂肪垫(箭头)和深层的提上睑肌前表面(9.1e)。

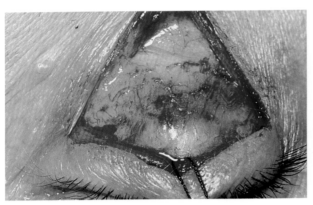

图 9.1c
睑板,提上睑肌腱膜(下方变薄,上方较厚)和眶隔及其后的腱膜前脂肪

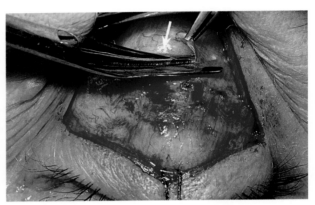

图 9.1d
打开眶隔暴露腱膜前脂肪垫

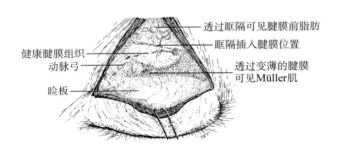

重要示意图 9.1c

9.1e

轻轻地拉开腱膜前脂肪以暴露提上睑肌和横贯提上睑肌的 Whitnall 韧带,此韧带位于提上睑肌腱膜起点的上方,距离睑板上缘 10～15mm。于睑板上缘切断退行变薄的腱膜组织,并与下面的 Müller 肌分离,达较厚的白色腱膜组织。与提上睑肌腱膜前表面比较,其深部即后表面更易于识别。夹住该处腱膜组织置于睑板上面,轻轻上提眼睑以观察眼睑弧度,在不同的位置重复此操作,直到弧度满意为止。用单根 6/0 可吸收缝线于健康的白色腱膜缘内 2～3mm 处穿过腱膜固定于该位置的睑板上,距离睑板上缘 2～3mm。让患者向前注视并评估眼睑高度。通常情况下眼睑高度是合适的。如果眼睑高度过低或过高,则通过改变提上睑肌腱膜缝线的位置来调节。

9.1f

缝置内侧和外侧两针缝线,并检查眼睑的弧度是否满意。如果不满意,则调整缝线的位置。

注意:如果眶隔附着点下方的健康提上睑肌腱膜清晰可见,则不必打开眶隔。但是,如果不熟悉解剖,打开眶隔则有助于看清楚正确的组织结构。而且打开眶隔可释放提上睑肌腱膜前脂肪,防止术后形成双重的上睑皱襞。

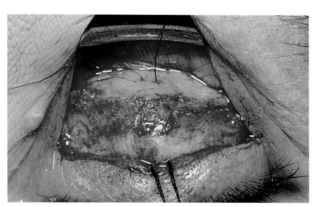

图 9.1e
牵拉开腱膜前脂肪暴露提上睑肌腱膜和 Whitnall 韧带

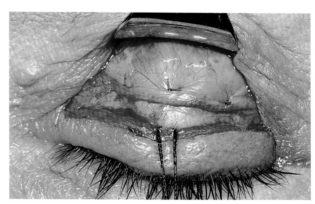

图 9.1f
健康的腱膜组织与睑板缝合

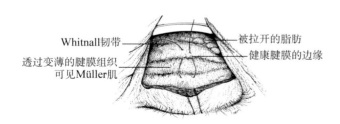

重要示意图 9.1e

9.1g

如切口上方存在多余皮肤,则标记要去除的皮肤量并用剪刀剪除,可以自下方标记线中央垂直向上切开达到所需切除的皮肤上缘,也可以在手术开始时预先标记好计划切除的皮肤量(10.2)。

9.1h

用 6/0 或 7/0 缝线缝合皮肤,并带上少量腱膜组织(箭头)。儿童应选择可吸收缝线,成人亦可使用。

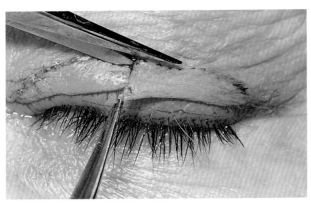

图 9.1g
切除多余皮肤

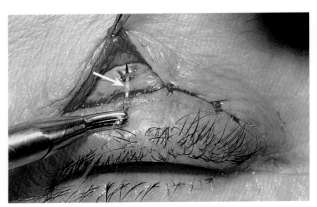

图 9.1h
缝合皮肤时固定深层的腱膜

9.1i

在下睑做一个 Frost(牵引)缝线(2.22a),固定在眉弓上方以闭合眼睑,避免角膜被包扎的敷料损伤。但不是必需的。

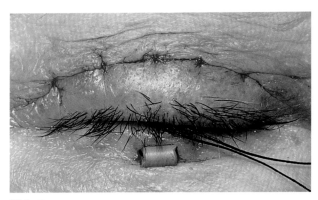

图 9.1i
缝合切口后,置下睑 Frost 缝线

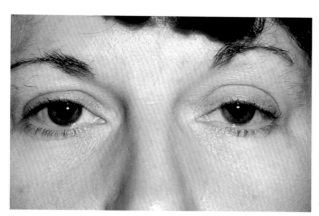

图 9.1 术前 A
年轻患者左腱膜性上睑下垂

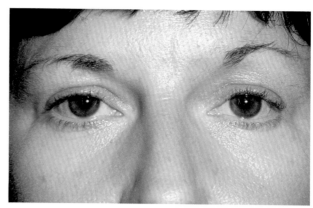

图 9.1 术后 A
前路提上睑肌腱膜修复术后 1 个月

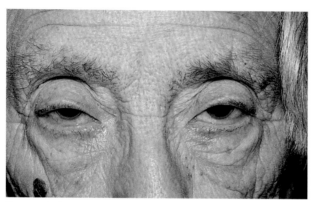

图 9.1 术前 B
老年患者双眼腱膜性上睑下垂

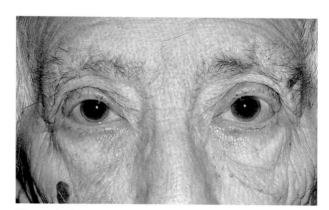

图 9.1 术后 B
双侧前路提上睑肌腱膜修复术后 1 个月

9.2 后路提上睑肌腱膜修复
（前徙术）

▶（视频 11）

9.2a

　　如图 9.1 所描述做上睑皱襞标记线后翻转眼睑，在靠近睑缘位置缝牵引线穿过睑板。插入 Desmarres 拉钩，翻转眼睑以稳定睑板。于睑板的中央靠近睑板上缘处做水平的短切口，与上睑皱襞的水平大致对齐。切口下面即提上睑肌腱膜后间隙，解剖上易于辨认（示意图 1.17）。

9.2b

　　沿睑板向两边水平延长切口，平行于睑缘，向内侧和外侧延伸至结膜。暴露出腱膜后间隙，其顶端是提上睑肌腱膜，底部是 Müller 肌。

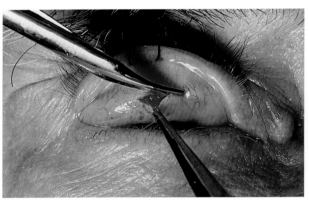

图 9.2a
翻转上睑，睑板上缘位置做切口

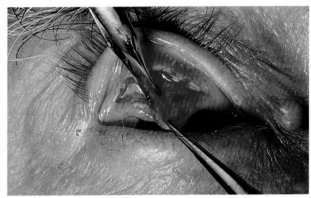

图 9.2b
在 **Müller** 肌与提上睑肌腱膜间分离

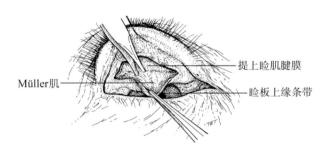

重要示意图 9.2b

9.2c

　　分离约 10mm 的疏松连接组织以扩大腱膜后间隙。向下牵拉切口下缘，可见 Müller 肌与提上睑肌连接处收缩。提上睑肌腱膜在此形成折叠，看上去如同一条白线。

9.2d

　　切穿折叠的白色腱膜前叶，将健康腱膜与其上面的眼轮匝肌(箭头)分离约 5mm。

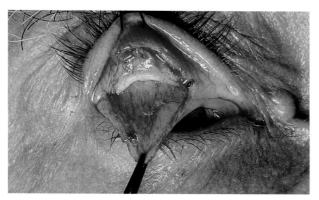

图 9.2c
牵引 Müller 肌可见提上睑肌腱膜折叠形成的条形白线

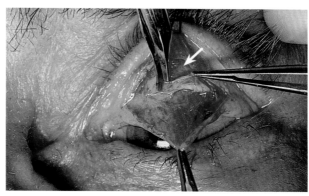

图 9.2d
切穿腱膜折叠处前叶

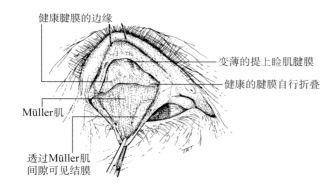

重要示意图 9.2c

9.2e

取下 Desmarres 拉钩,也可以重新放置在翻转的眼睑下面。将切开的提上睑肌腱膜切缘向下牵拉。可见眶隔及其附着腱膜的部分。眶隔和提上睑肌的解剖层次与前路方式中描述是一样的(9.1)。横向切开眶隔(图 9.1c、图 9.1d、图 9.4a~图 9.4c 和图 9.8d 注释),以暴露腱膜前脂肪和下面的提上睑肌及 Whitnall 韧带(图 9.8e)。

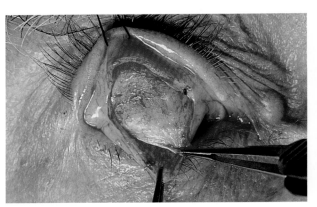

图 9.2e
向下牵拉提上睑肌腱膜切缘暴露眶隔

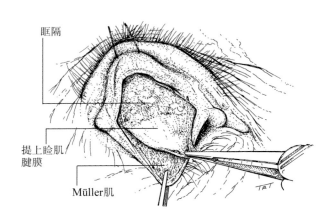

重要示意图 9.2e

注意:如前入路腱膜修复术一样,打开眶隔并非必需的步骤。然而,如未在预期位置寻找到腱膜,可打开眶隔以确认解剖结构或识别健康的腱膜。

9.2f

对应睑板中央的位置,用不可吸收的双针缝线平齐在靠近腱膜切缘的位置向后穿过健康的腱膜、结膜的切缘和 Müller 肌。

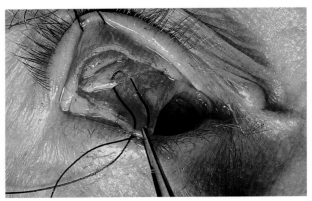

图 9.2f
缝线穿过提上睑肌腱膜和结膜

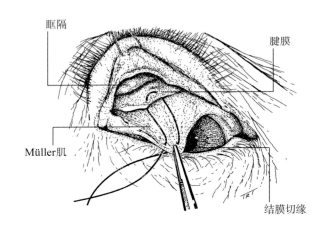

重要示意图 9.2f

9.2g

　　双针在靠近睑板切缘的位置穿过睑板,通过眼轮匝肌后到达皮肤表面,于上睑皱襞标记线的中央位置出针。

9.2h

　　打个活结,然后让患者向前看。通过调整缝线在腱膜上的位置达到满意的眼睑高度。用相同的方法于内侧及外侧缝两对相同的缝线,如前述做适当调整以达到满意的眼睑弧度。

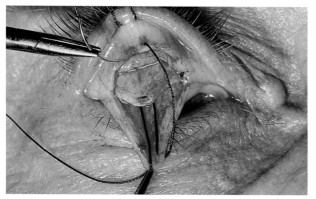

图 9.2g
双针缝线穿过睑板至皮肤

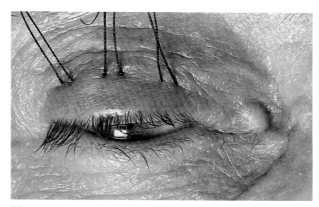

图 9.2h
缝线于上睑皱襞位置穿出皮肤

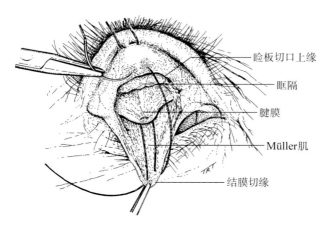

　　　　　　　　　　　　　　　　　　　睑板切口上缘

　　　　　　　　　　　　　　　　　　　眶隔

　　　　　　　　　　　　　　　　　　　腱膜

　　　　　　　　　　　　　　　　　　　Müller肌

　　　　　　　　　　　　　　　　　　　结膜切缘

重要示意图 9.2g

9.2i

将三对缝线垫以棉枕结扎。棉枕可能影响到已调整好的眼睑弧度,这个情况在拆除缝线后会得以改善。下睑置 Frost(牵引)缝线以闭合眼睑。

2 周后可拆除缝线。如果术后眼睑位置过高,则应在术后 2 天或 3 天后将缝线拆除并行眼睑按摩或牵拉睫毛,每天 3 次、每次 1 分钟,以帮助眼睑高度下降。持续做到与对侧的眼睑高度对称为止。

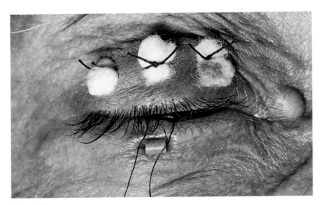

图 9.2i
缝线垫以棉枕结扎

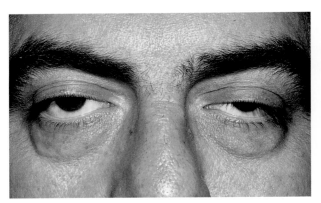

图 9.2 术前 A
双眼腱膜性上睑下垂

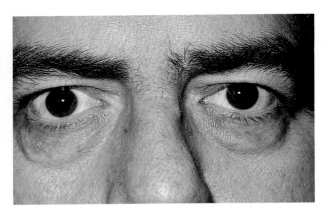

图 9.2 术后 A
双侧后路提上睑肌腱膜修复术后 2 个月

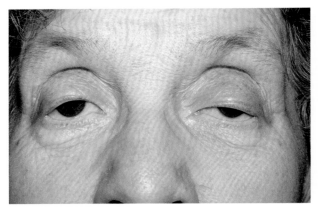

图 9.2 术前 B
双眼老年腱膜性上睑下垂

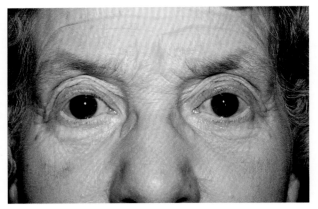

图 9.2 术后 B
双侧后路提上睑肌腱膜修复术后 6 周

提上睑肌切除术

9.3 前路提上睑肌切除术

▶（视频 12）

9.3a、9.3b

　　沿上睑皱襞切开皮肤暴露睑板，并在睑板表面向下分离近睫毛根部。

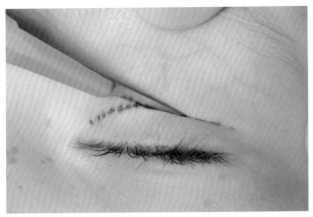

图 9.3a
上睑皱襞切口

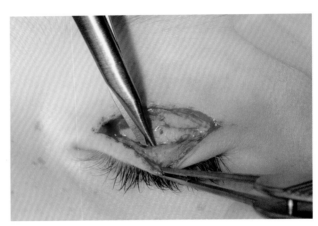

图 9.3b
在睑板前组织下分离暴露睑板

9.3c、9.3d

　　自眉弓处保持向上的张力以展平组织，如9.1a、9.1b 所示，在眼轮匝肌深层与眶隔之间向上分离，使眶隔暴露出 10～15mm。压迫下睑使腱膜前脂肪垫脱垂向眶隔方向。

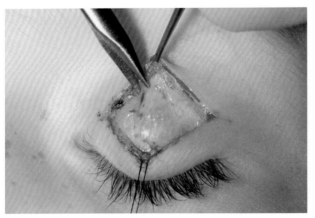

图 9.3c
切开皮肤和眼轮匝肌暴露眶隔

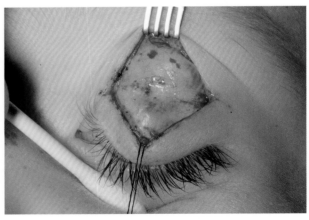

图 9.3d
压迫下睑使眶隔后方的腱膜前脂肪脱垂

9.3e、9.3f

　　将眶隔切开一个小口进入腱膜前间隙(9.1d)。向内侧和外侧扩大切口,以暴露出脂肪垫和深层的提上睑肌前表面。

　　轻轻地将腱膜前脂肪推开,以暴露提上睑肌和横贯提上睑肌的 Whitnall 韧带,韧带位于腱膜起源上端距离睑板上缘约 1cm 处。如果提上睑肌功能明显减弱,术中将会发现肌纤维中混杂有相当量的脂肪样组织,使肌肉失去清晰的结构。

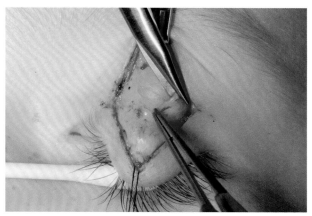

图 9.3e
打开眶隔

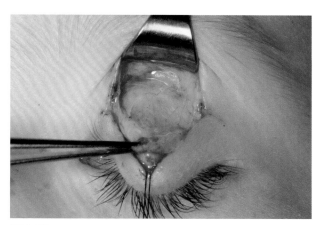

图 9.3f
推开腱膜前脂肪以暴露提上睑肌

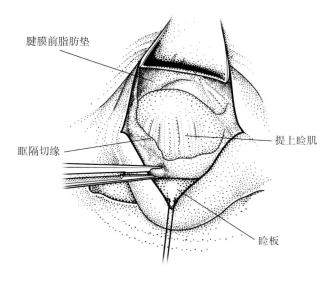

重要示意图 9.3f

9.3g、9.3h

 将提上睑肌腱膜的止端自睑板上缘切断。暴露 Müller 肌与睑板上缘的止端。

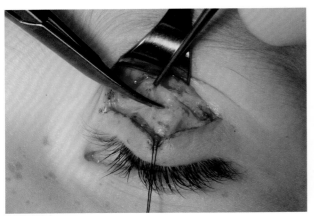

图 9.3g
自睑板上缘切断提上睑肌腱膜

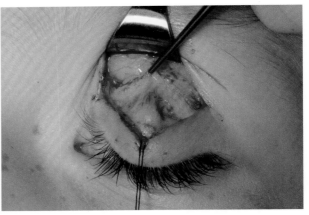

图 9.3h
提起腱膜暴露 Müller 肌

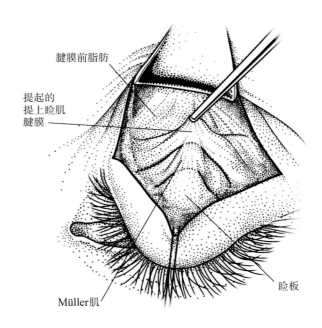

重要示意图 9.3h

9.3i、9.3j

自睑板上缘分离 Müller 肌。在烧灼 Müller 肌表面血管前放入角膜保护器。将 Müller 肌连同上面的腱膜自结膜表面向上分离直达结膜穹窿位置。在穹窿结膜顶端可见增厚的白色悬韧带。

提上睑肌腱膜下缘，可见内角和外角。如果 Müller 肌和提上睑肌切除量小于 13mm，则内、外角是可以保留的。如超出此切除量，则应该切断内、外角。如果不切断内、外角，参考 9.3n。

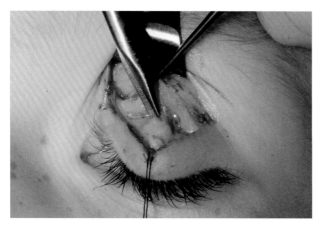

图 9.3i
自睑板上缘分离 Müller 肌

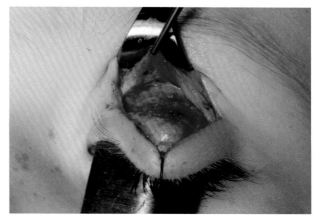

图 9.3j
提起 Müller 肌和腱膜以暴露结膜和内、外角

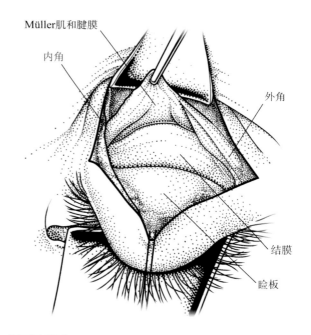

重要示意图 9.3j

9.3k～9.3m 切断提上睑肌腱膜的内、外角
(不同的病例)

切断提上睑肌内角时,为避免损伤滑车可以将剪刀垂直并稍微向外上倾斜。切断外角时,将剪刀稍微向内上倾斜,以避免损伤泪腺。小心不要损伤到 Whitnall 韧带。

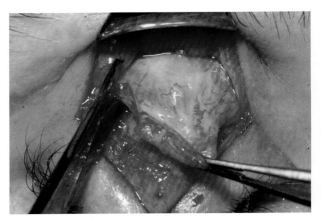

图 9.3k
切断内角

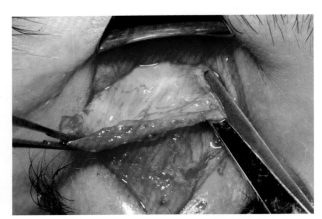

图 9.3l
切断外角

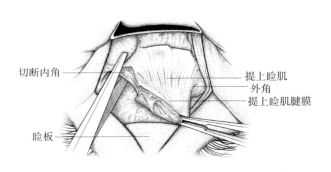

重要示意图 9.3k

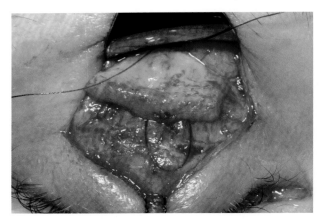

图 9.3m
切断内、外角后,缝置中央位置的固定缝线

9.3n~9.3t 预置缝线

提上睑肌腱膜(包括或不包括 Müller 肌)的切除量可在术前进行预估(表 9.1)。确切的切除量要在手术中最后确定,使眼睑高度调整至角膜缘下 1~3mm(见前文)。将提上睑肌腱膜固定于睑板,在预行切除的位置用 6/0 可吸收线穿过腱膜(或提上睑肌,取决于切除量的多少)中央,距离睑板上缘 2~3mm 的位置固定于睑板,打一个活结,观察眼睑高度。如必要,调整缝线位置,直到眼睑高度满意为止。如果保留 Müller 肌,只切除提上睑肌腱膜,需要将眼睑的高度调整得略高一些。

如果需要切除提上睑肌的量大,可以通过将提上睑肌重置于 Whitnall 韧带之上的方法以减少所需切除的肌肉量(9.3y 和 9.3z)。

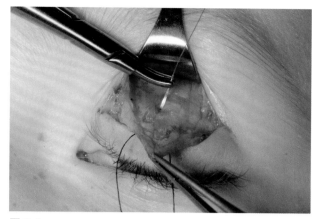

图 9.3n
在选择好的高度将中央位置缝线穿过提上睑肌

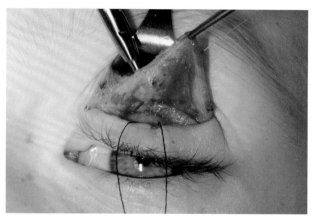

图 9.3o
中央缝线在同一高度上穿出提上睑肌

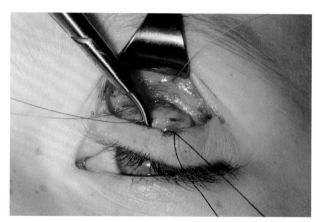

图 9.3p
缝线穿过睑板板层

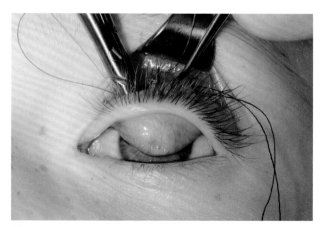

图 9.3q
检查缝线不要穿透睑板

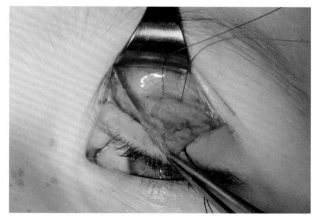

图 9.3r
缝线再度穿回提上睑肌

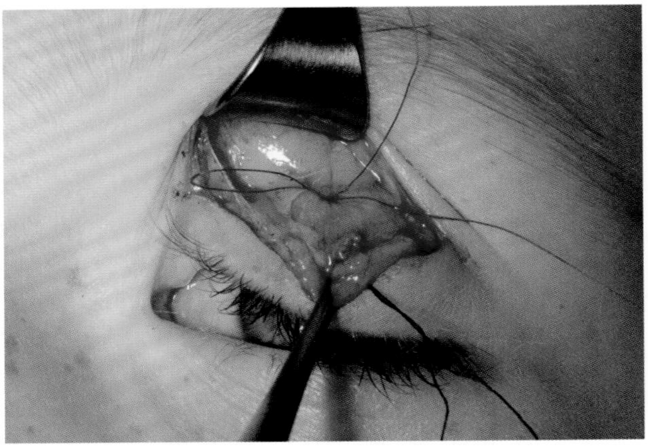

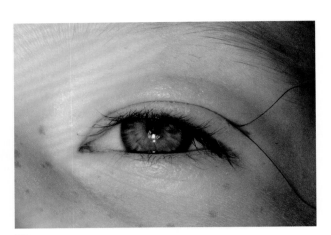

图 9.3s
打活结

图 9.3t
检查眼睑高度

9.3u

  缝置内侧和外侧两针缝线以达到满意的眼睑弧度。切除多余的组织。

9.3v ~ 9.3x

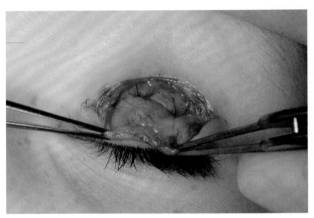

图 9.3u
缝置内侧及外侧缝线

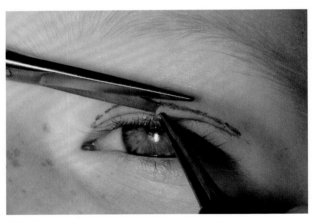

图 9.3v
切除少量多余的皮肤

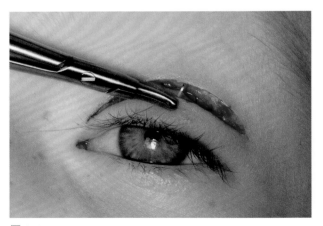

图 9.3w
关闭切口时固定深层组织

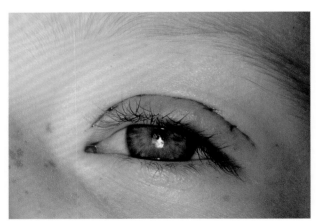

图 9.3x
切口缝合完毕

9.3y

提上睑肌切除量大势必造成有功能的肌肉组织损失过多。将提上睑肌重置于 Whitnall 韧带之上能增强提上睑肌的动力,减少了肌肉组织切除量并达到同样良好效果。

于 Whitnall 韧带上方和下方将提上睑肌肌鞘水平切开,在 Whitnall 韧带后表面仔细分离提上睑肌。

9.3z

肌肉穿过 Whitnall 韧带上面。然后以同样方法将其固定于睑板。

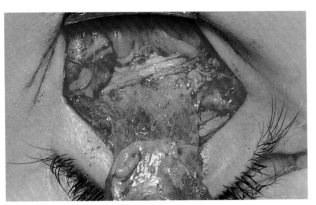

图 **9.3y**
切开提上睑肌肌鞘,**Whitnall** 韧带完整并与提上睑肌分离开

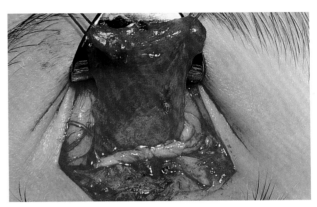

图 **9.3z**
三针缝线固定提上睑肌于睑板上

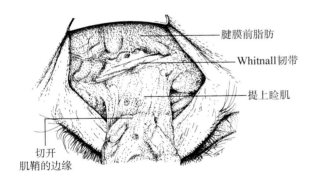

腱膜前脂肪

Whitnall 韧带

提上睑肌

切开
肌鞘的边缘

重要示意图 **9.3y**

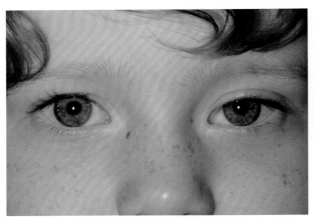

图 9.3 术前
左眼单发先天性上睑下垂

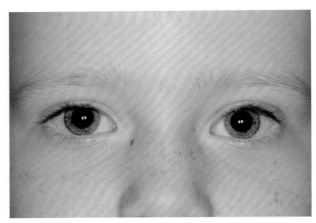

图 9.3 术后 A
上睑下垂矫正,眼睑至正常位置

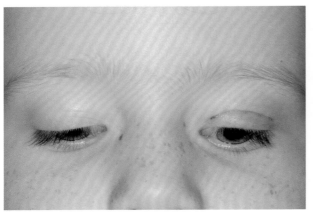

图 9.3 术后 B
轻度的上睑迟落

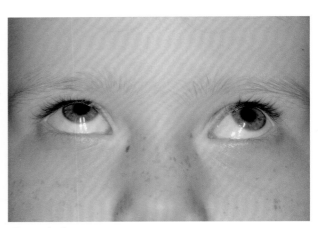

图 9.3 术后 C
向上注视时对称

可选择的方式

保留 Müller 肌的提上睑肌腱膜切除术

　　同时切除 Müller 肌和提上睑肌腱膜,也可以选择只切除提上睑肌腱膜而保留 Müller 肌。在腱膜和

Müller 肌间进行分离至 Müller 肌的起源位置,睑板上缘约 1cm 位于提上睑肌后表面。后面结膜做一个横行切口,将 Müller 肌与提上睑肌切断,注意不要损伤提上睑肌。暴露下面靠近穹窿的结膜。与 Müller 肌分离后,提上睑肌腱膜可以向前方游离。这种方式适用于提上睑肌功能良好的轻度上睑下垂。

9.4 后路提上睑肌切除术

9.4a

如9.2a～9.2e,暴露提上睑肌腱膜前表面和眶隔。

9.4b

打开眶隔暴露腱膜前脂肪垫和提上睑肌前面的肌纤维(箭头)。

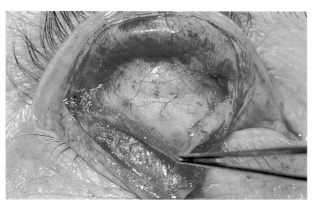

图 9.4a
后路。牵引切断的提上睑肌腱膜暴露眶隔

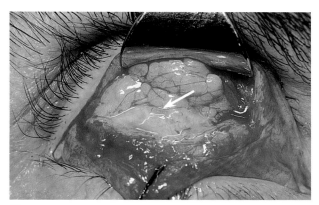

图 9.4b
打开眶隔暴露腱膜前脂肪垫和提上睑肌

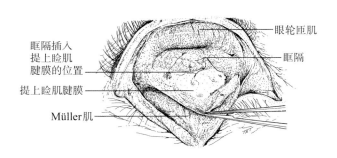

眶隔插入
提上睑肌
腱膜的位置
提上睑肌腱膜
Müller肌
眼轮匝肌
眶隔

重要示意图 9.4a

9.4c、9.4d

向下轻柔地牵拉结膜切口,将提上睑肌与 Müller 肌自结膜表面向上分离至穹窿。横向牵拉腱膜的边缘确认内、外角(图 9.3j)并在需要的情况下将其切断(9.3j)。

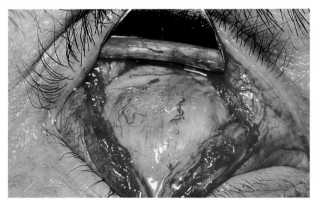

图 9.4c
推开腱膜前脂肪暴露提上睑肌和 **Whitnall** 韧带

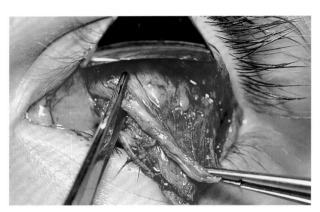

图 9.4d
切断腱膜内角

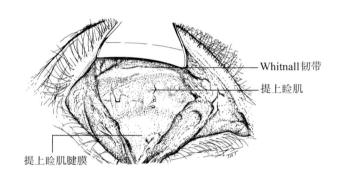

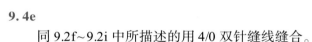

重要示意图 9.4c

9.4e

同 9.2f～9.2i 中所描述的用 4/0 双针缝线缝合。

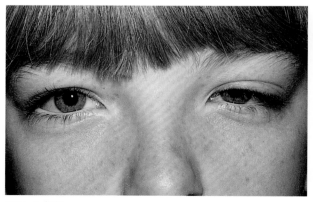

图 9.4 术前
左眼先天性上睑下垂

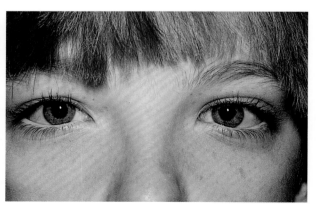

图 9.4 术后
左眼后路提上睑肌切除术后 2 个月

可选择的方式

可调整缝线在上睑下垂和上睑退缩中的应用

在上睑下垂和上睑退缩的一些病例中，调整合适的眼睑高度十分困难。而在上睑缩肌群及睑板之间预置可调整缝线对解决这一问题很有帮助。

如9.1a～9.1e中所述分离上睑缩肌群。需要的情况下切断内、外角（9.3j）。如示意图9.1中演示的缝置三对4/0的单股双针尼龙线。将双针缝线在适当的位置自前向后穿过上睑缩肌群。在上睑下垂手术中，缝线的位置取决于要切除的肌肉量（9.3r）。在上睑退缩手术中，缝线位于缩肌群的切缘上方1～2mm。将双针在距离睑板上缘2～3mm的位置穿过睑板。其中一针自皮肤切口上缘穿出，另一针自皮肤切口下缘穿出。在可调节缝线之间用6/0或7/0缝线如前述方法缝合并结扎（9.1h）。将可调整缝线打成活结。

术后第1天打开包扎，让患者取坐位平视前方，必要情况下可根据所需高度调整缝线的松紧度，或轻柔地松开可调整缝线（轻柔地牵拉睫毛）或将之系紧。当确认上睑达到满意的高度后将缝线结扎。7～10天后拆线。

亚裔人群上睑下垂矫正

50%的亚裔人群上睑皱襞较窄是由于提上睑肌腱膜发出的纤维在接近睫毛的位置穿过眼轮匝肌（1.18和示意图1.25）终止于皮肤。而且，通常情况下，亚裔人群的眶隔及腱膜前脂肪垫延伸位置也比较靠下，因此不易形成明显的上睑皱襞。术前需要设计期望的上睑皱襞高度，画标记线。如果希望形成明显的上睑皱襞或者"欧式"一些，则将标记线设计在需要的高度，切除位于睑板前眶隔和腱膜前脂肪垫。在切除提上睑肌之后以同样方式关闭切口，并固定深部的腱膜组织。如果仍期望较窄的上睑皱襞，标记线则在原有的皱襞位置接近睫毛水平。暴露提上睑肌腱膜需要向深部分离，切开全部的眶隔及腱膜前脂肪垫并保留。在切除提上睑肌后直接缝合皮肤切口。

如果选择内路方式，则缝线固定腱膜后如前述方法穿过睑板，向下在低位置的设计线处穿出皮肤。如果需要形成欧式的上睑皱襞，则选择外路手术方式更合适一些。

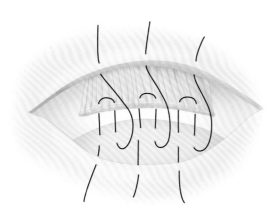

示意图9.1
上睑下垂和上睑退缩矫正术中可调整缝线

并发症及处理 (9.1~9.4)

矫正过度,如果程度较轻,可在上睑下垂矫正术后 4~6 周得以改善。如果过矫明显,并且有暴露性角膜炎的风险,应立即手术调整眼睑高度。如果是中等程度的过矫,并且角膜受到很好的保护,可以通过牵拉睫毛的方式来改善。让患者向下看,用示指和拇指牵住上睑的睫毛,再用力向上注视与牵拉睫毛的力量对抗,每 2~3 秒重复 1 次,试图拉长腱膜与睑板的连接,以降低上睑高度。这种对抗性的机械牵拉每天重复做 3 次,每次约 30 秒,直到上睑高度恢复到满意为止。如果在 6 周后效果仍然不明显,则术后约 6 个月再次手术调整上睑高度。

内路方式术后过矫可以通过拆除缝线方法改善。如果拆除缝线无效,必要时可用 Desmarres 拉钩翻转上睑,分开位于睑板上缘的切口边缘,向下牵引睫毛,与此同时,用力向上注视,每天 3 次,每次配合 30 秒的眼睑按摩,直到恢复到合适的高度。如果过矫持续存在,尤其在发生暴露性角膜炎时,应通过手术降低上睑高度。如果过矫的程度较轻,则可推迟到 6 个月后处理(参见第十一章)。

矫正不足的情况可能会随着眼睑水肿消退而有所改善。如果欠矫的情况是轻微且持续的,术后 6 个月可二次手术调整,如果术后出现明显欠矫则应尽早手术,一般不超过 1~2 周。

上睑皱襞高度依赖于皮下组织与深层组织形成粘连的位置。改善上睑皱襞过低,可以重新设计高度并在新的位置上做切口,缝合切口时要固定深层的提上睑肌腱膜组织。如果上睑皱襞过高,要形成新的、较窄的上睑皱襞,则必须先将深层组织粘连完全分开。在低的位置上做标记线,并沿标记线做切口,穿过眼轮匝肌在其深部向上分离,松解开与深层组织粘连,打开眶隔,释放腱膜前脂肪,以避免松解开的粘连再次形成。缝合皮肤,固定深层的提上睑肌腱膜或睑板,从而形成新的、窄的上睑皱襞。

眼睑局部成角畸形可以通过在成角的最高点(角尖端)断腱或在成角周围做小范围的切开(使眼睑曲线恢复平滑)来改善。

如果上睑皱襞下方的睑板前组织过于松弛,会导致睫毛下垂。睫毛过度外翻或上睑外翻可能是皱襞下方的睑板前组织过于紧张所致。纠正上述睑板前组织和睫毛的位置异常,需要重新打开切口,将切口下方的睑板前组织与睑板全长彻底分离,一直达睫毛根部。复位睑板前组织到正确的位置,重新缝合切口并固定深层组织。

结膜脱垂不是很常见,有些病例可不经治疗而自行改善。如果持续存在没有缓解,可以切除脱垂部分的结膜。

(陈涛,李冬梅)

Müller 肌缩短术

Müller 肌缩短术对去氧肾上腺素试验阳性者恢复眼睑正常位置更为有效。具体手术方式不尽相同,均可通过前徙提上睑肌腱膜使眼睑抬高,间接的方法例如 Putterman 术式和 Fasanella-Servat 术式,直接的方法例如"开窗"术和节制韧带前徙术。

去氧肾上腺素试验

去氧肾上腺素是一种 α_1 受体肾上腺素激动剂,可刺激 Müller 肌收缩。已证实 Müller 肌缩短术对去氧肾上腺素阳性患者的矫正效果要优于阴性者。然而,最近发现,即使对去氧肾上腺素反应欠佳的患者,只要切除足够长度的 Müller 肌,仍可以有效地矫正由于提上睑肌腱膜断裂引起的上睑下垂。

当一侧上睑下垂已被矫正时,该试验还有助于预测对侧眼术后上睑高度可能回落的幅度。

将 10% 去氧肾上腺素滴入患眼上穹窿。对疑似患有心脏病或者高血压控制不佳的患者,可以用 2.5% 去氧肾上腺素替代。5 分钟后,通过比较去氧肾上腺素滴眼前后的上睑缘-角膜映光点距离(margin-reflex distance to the upper lid,MRD1)睑缘至角膜映光点的距离)来评估上睑高度。如果双眼上睑高度对称,则表明对去氧肾上腺素有良好的反应(图 9e 和图 9f)。如果上睑抬高程度不足,则重复滴用去氧肾上腺素。若上睑持续抬高不充分,表明对药物反应较弱或不佳(图 9g 和图 9h)。眼睑高度对去氧肾上腺素的应答结果可指导 Müller 肌和结膜的切除量。如果用药后眼睑高度恢复正常,则应切除 8mm。如果眼睑高度高于正常水平,则应将切除范围缩小至 6.5~8mm。如果眼睑高度低于正常水平,则切除 8~9.5mm。如果对去氧肾上腺素反应不佳,则应根据提上睑肌的功能,考虑采用其他手术方式,例如提上睑肌腱膜前徙或切除术。

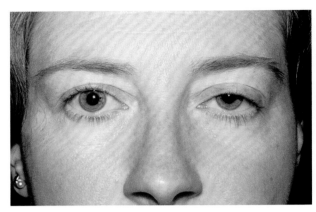

图 9e
配戴角膜接触镜导致的上睑下垂

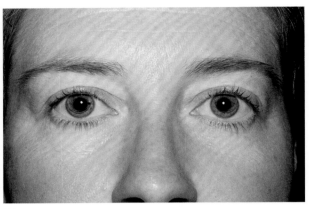

图 9f
滴用 2.5% 去氧肾上腺素后双眼上睑位置恢复正常

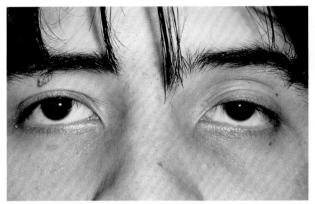

图 9g
左眼上睑下垂，提上睑肌腱膜断裂造成

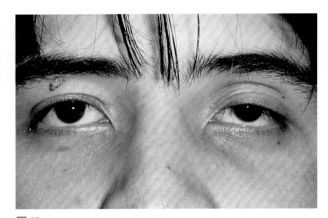

图 9h
去氧肾上腺素反应不佳

9.5 Müller 肌-结膜切除术
(Putterman 术式)

▶（视频 13）

9.5a

　　上睑麻醉采用局麻滴眼液联合睑板上方结膜下注射麻醉（4.2）或额神经阻滞麻醉（4.4）。将牵引缝线穿过睑板。

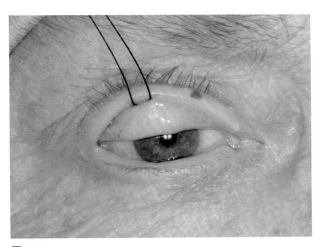

图 9.5a
牵引线穿过睑板

9.5b

　　拉钩翻转眼睑。从睑板上缘测量需要切除的 Müller 肌和结膜长度的 1/2。在该处结膜上做 2～3 个标记点。

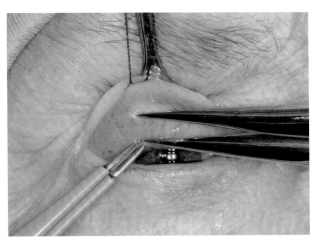

图 9.5b
从睑板上缘测量

9.5c

　　夹住结膜和其下的 Müller 肌，用力牵拉上述组织使其与下方的提上睑肌腱膜分离。

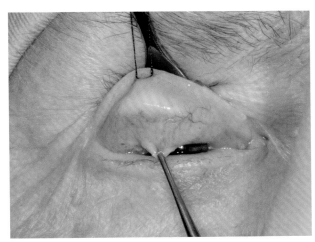

图 9.5c
使结膜和 **Müller** 肌与提上睑肌腱膜分离

9.5d

移除拉钩。在之前做标记的结膜处穿过牵引缝线。

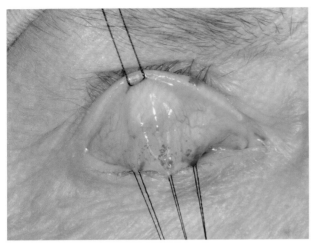

图 9.5d
移除拉钩。牵引缝线穿过标记点

9.5e

放置 Putterman 钳，使其边缘距离睑板上缘约 0.5mm。拆除牵引缝线。

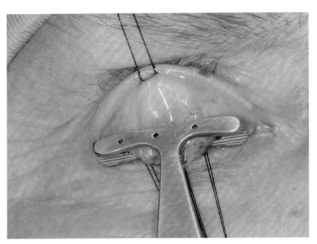

图 9.5e
将钳子固定于紧贴睑板上缘处，夹紧要切除的组织

9.5f、9.5g

使用双针缝线有多种缝合技巧，可以在结膜面进行缝合，将线结埋于结膜切口内，通常使用 6/0 或 7/0 可吸收缝线。也可从眼睑皮肤面进针，穿过结膜切口，然后再次从皮肤穿出。该方法线结位于皮肤侧，避免损伤角膜，通常使用 6/0 聚丙烯缝线。以下就第二种缝合方法作详细讲解。

将 6/0 聚丙烯缝线从皮肤皱襞外侧进针，从睑板上缘与钳子之间的结膜处出针。

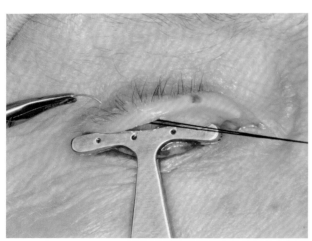

图 9.5f
针从皮肤皱襞处穿过眼睑

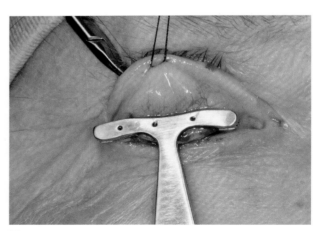

图 9.5g
从紧贴钳子处出针

9.5h、9.5i

将针反复多次穿过位于睑板和钳子中间被钳夹的全层组织进行连续缝合直至内侧末端。

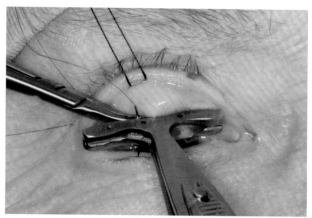

图 9.5h
从贴近钳子处缝合全层组织

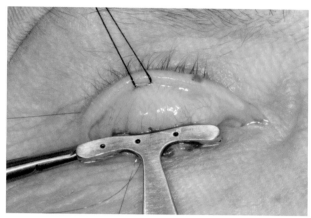

图 9.5i
针反复多次穿过眼睑直至夹子的内侧末端

9.5j、9.5k

将位于结膜面的针穿过眼睑,从内侧皮肤出针,然后立即将其从皮肤面穿过眼睑回至结膜面,在皮肤面留下一个线环。

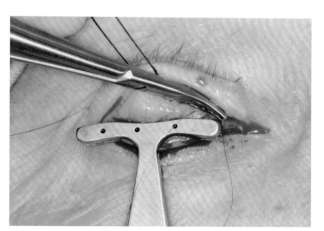

图 9.5j
穿过眼睑从内侧皮肤皱襞处出针

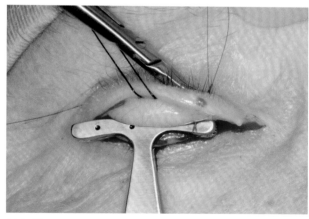

图 9.5k
再次穿过眼睑在缝合点中间留下一个线环

9.5l、9.5m

按照上述缝合方法,将针穿回睑板与钳子之间被钳夹的组织进行连续缝合直至外侧端,然后穿过眼睑再次从位于皮肤皱襞外侧末端的皮肤面出针。

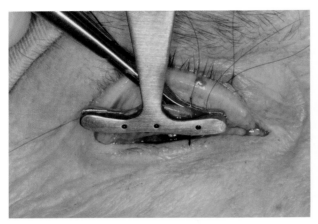

图 9.5l
来回穿过眼睑直至钳子的外侧端

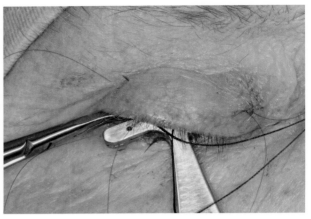

图 9.5m
穿过眼睑从接近入针针眼处出针

9.5n、9.5o

在拉紧内侧线环之前,先将一小段缝线穿过其中,以便 1 周后将线环从皮肤上拉起拆除。将外侧线头打结。

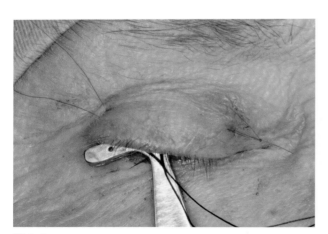

图 9.5n
穿过内侧的线环打一个结

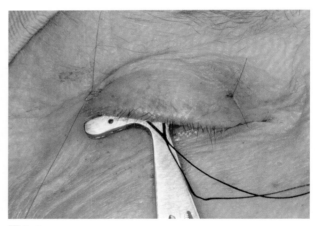

图 9.5o
将外侧线头轻轻拉紧打结

9.5p、9.5q

只有当睑板和钳子之间的线环在结膜上展平后,才可以用 15 号刀将钳子钳夹的组织安全切除。这个操作需要格外小心。应将刀倾斜使其与钳子成一定的角度并远离缝线。最后检查眼睑的位置和形态。1 周后拆除缝线。

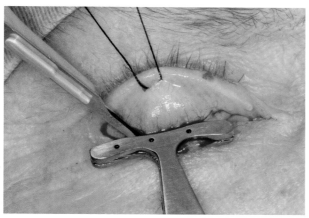

图 9.5p
将刀与钳子成一定的角度以切除组织

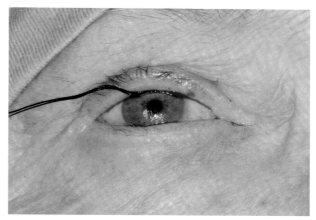

图 9.5q
术毕检查眼睑高度

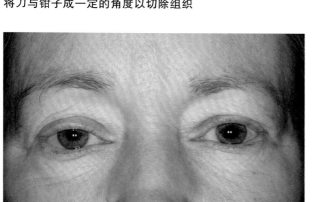

图 9.5 术前 A
右眼轻度的上睑下垂

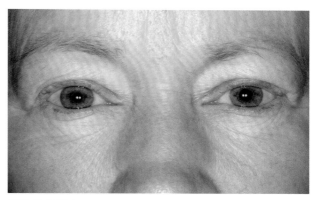

图 9.5 术后 A
Müller 肌切除术后 1 周

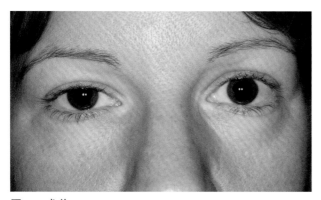

图 9.5 术前 B
右眼轻度的上睑下垂

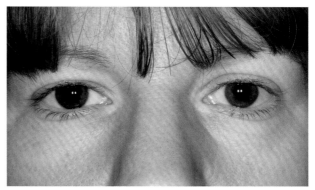

图 9.5 术后 B
Müller 肌切除术后 3 周

并发症及处理

突起的缝线可能造成角膜损伤。这种情况必须使用角膜绷带镜，但仍需将突起的缝线剪除。

术后发生过度矫正和矫正不足的概率约为5%。可按照9.1～9.4的方法进行处理。

9.6 睑板-Müller 肌切除术（Fasanella-Servat 术式）

▶ (视频 14)

有人不赞成该手术方式，因为切除了上 1/3 睑板，他们认为该术式有可能导致干眼。然而此结论至今并未被任何研究证实。但缩短睑板确实使修复手术难度增大。

9.6a

保护好角膜的同时，将针从眼睑皱襞外侧端穿入皮肤（9.6d）。翻转上睑，将两个弯的细血管钳夹住靠近睑板上缘的位置（箭头所示）。血管钳弯曲的尖端应平行于睑板上缘，而不是睑缘。Müller 肌的下端附着在睑板上缘，即结膜与睑板之间被钳子夹住的部分。一般从内侧开始，将双针 6/0 可吸收缝线在贴近钳子的位置连续褥式缝合翻转的眼睑全层组织。

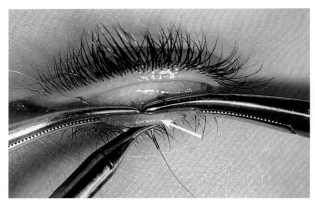

图 9.6a
翻转上睑；细血管钳的尖端平行于睑板上缘。将双针缝线的一根针穿过组织

9.6b

移开血管钳，沿着钳夹的压痕剪除末端组织。注意不要剪断缝线。

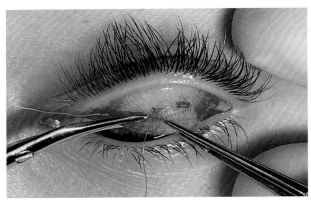

图 9.6b
移除血管钳，剪除上方睑板和 Müller 肌

9.6c

沿着切口边缘，用双针缝线的另一根进行连续缝合。

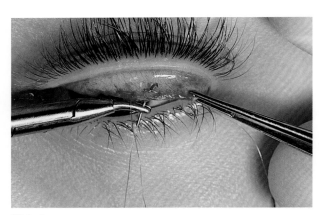

图 9.6c
用双针缝线的另一根进行缝合

9.6d

将双针的两头从结膜面切口外侧部分入针,从皮肤面出针。轻轻打结,然后将线结埋在切口内。无须缝合皮肤。

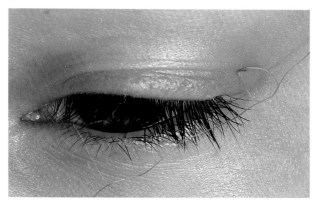

图 9.6d
双针的两根缝线从眼睑切口处穿出并打结

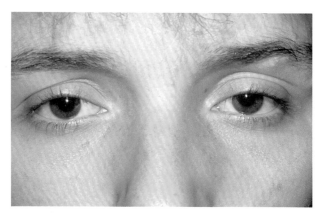

图 9.6 术前
左眼轻度上睑下垂

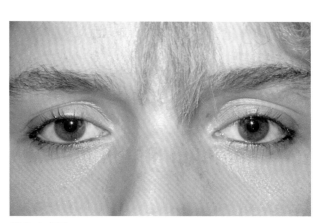

图 9.6 术后
左眼接受 Fasanella-Servat 手术后 2 周

并发症及处理

术后上睑颞侧轻微的下垂是常见的并发症,一般会在 1～2 周内自行恢复。

上睑成角畸形是睑板中央部分切除过多所致。如果成角畸形明显,应拆除缝线,将上睑缩肌从睑板上缘分离、松解,直至眼睑弧度恢复正常。

如果存在角膜损伤应拆除缝线。

矫正不足最好在术后 6 个月以后通过提上睑肌切除术来进行修复。

手术 1 周以后仍存在过度矫正的患者,如果情况严重,可参见上述上睑成角畸形的处理办法进行矫正。轻度过矫患者,可通过使眼球向上注视时向下牵拉睫毛来矫正,每天数次,直至眼睑位置恢复正常(见前文)。

可选择的方式

以下几种手术方式的原理十分相似,都是通过将节制韧带前徙至睑板来提升眼睑高度。

"全切开式" Müller 肌-结膜切除术

在结膜面睑板上缘处做切口。进一步向深处切开使 Müller 肌从睑板上缘处分离。充分分离腱膜后间隙直至暴露节制韧带(示意图 1.17)。切除结膜和 Müller 肌,保留 2~3mm 的 Müller 肌附着于节制韧带处即可。将两或三根 6/0 双针缝线穿过 Müller 肌边缘,之后穿过睑板上缘,最后从眼睑皱襞处出针。1~2 周之后拆除缝线。

节制韧带前徙术

如上面所述的方法暴露节制韧带。保留结膜和 Müller 肌,将双针缝线穿过节制韧带,之后穿过睑板上缘,从眼睑皱襞处出针。1~2 周之后拆除缝线。

并发症及处理

如果出现过度矫正,可通过提前拆除缝线来修复。可通过拆除特定的缝线来修正睑缘的形态。矫正不足可能需要通过提上睑肌腱膜切除术来修复。

额肌悬吊术

手术方式的选择

额肌悬吊手术适用于矫正提上睑肌功能差（<5mm）的上睑下垂。对于年幼的儿童（4 岁以下）建议选择 Fox 术式（9.9），如果上睑下垂复发，初次手术的瘢痕不会对后期手术造成影响。可以采用硅胶或其他可替代的合成材料作为悬吊材料。上述手术方式同样也适用于提上睑肌功能较差的大多数成年人。而对于年龄大一点儿的儿童（3～4 岁以上）和青年人，建议首选 Crawford 术式（9.7），此术式自体阔筋膜是最理想的悬吊材料。

如果是单眼上睑下垂，可与患者或其父母探讨是否施行双眼手术。因单侧接受额肌悬吊术后，双眼上睑的运动可能存在明显不对称，并且美容效果欠佳，特别是在下视时尤为明显。如果决定健眼也接受手术，通常建议在植入悬吊材料之前先适当的减弱该侧提上睑肌力量（9.8）。若没有进行如上操作，患儿即使双侧接受了额肌悬吊手术也可能不用患侧额肌。

在联动性上睑下垂中，如 Marcus Gunn 下颌瞬目综合征和第 Ⅲ 对脑神经的异常再生，必须减弱提上睑肌的力量（9.8）才能消除联动性运动。

额肌悬吊材料的选择

多种不同的悬吊材料已应用于额肌悬吊术。当自体阔筋膜适用时，它被认为是最佳的材料选择（2.21）。虽然储存的阔筋膜和大多数合成材料引起并发症的比例较低（例如感染和肉芽肿形成），但复发率相对较高。Mersilene 网和类似材料，例如膨体聚四氟乙烯（Gore-tex），发生暴露和形成肉芽肿的风险更高。并且这些材料很难去除。所以术中必须注意将这类材料深埋在组织内，尤其在前额处。

3 岁半以下的儿童太小，无法获取阔筋膜。如为了防止弱视，需在 3 岁半之前行上睑下垂矫正（约 4 岁可以取自体阔筋膜），那么合成材料（例如硅胶）则为悬吊材料的最佳选择。对于合并有眼肌疾病的成人患者，硅胶材料要优于自体阔筋膜，因为一旦术后发生角膜暴露，可以很容易地将其移除或进行调整。如果上睑下垂复发，硅胶也可以轻易地被拉紧来进行调整。

9.7 阔筋膜悬吊术——Crawford 术式

▶（视频 15）

9.7a

先获取自体阔筋膜（2.21）。然后在双侧的上睑和眉部分别做六处长度约为 3mm 的短切口。眼睑的三处切口位于重睑线的正下方。切口距离睑缘不应超过 3mm，否则会降低其抬高眼睑的效果。在睑缘最高点的上方，将眼睑的正中央或中央偏鼻侧一点儿的位置标记为眼睑中央切口。在距中央标记点两侧大约相等的距离分别标记鼻侧切口和颞侧切口，其中鼻侧切口刚好在泪点外侧。在眉弓上方标记内侧和外侧眉部切口，并使眉部切口之间的间隔比对应的眼睑切口之间的距离宽一些。在眉弓上方 1～2cm 处做最后一处切口标记，使三处眉上切口的标记点构成一个三角形。

9.7b

做皮肤切口，眼睑切口深达睑板面，前额切口深达骨膜。每侧使用两根筋膜条。注意保护眼球。用 Wright 筋膜针将筋膜条向深部带入直达睑板前表面的眼轮匝肌。

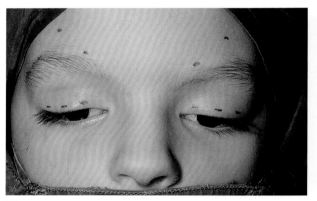

图 9.7a
标记眼睑和前额切口位置

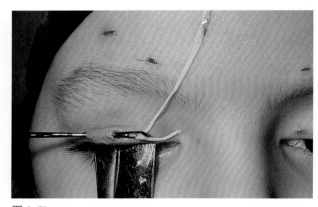

图 9.7b
使用 **Wright** 筋膜针牵引阔筋膜条

9.7c

Wright 筋膜针从外侧眉部切口入针，然后将针转向下方，穿过骨膜表面和眼轮匝肌深部，最后从外侧的眼睑切口出针。

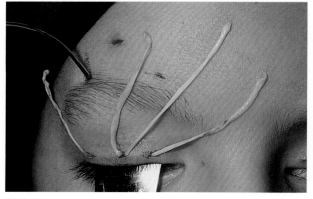

图 9.7c
两根阔筋膜条插入上睑，深达眼轮匝肌。**Wright** 筋膜针插入外侧的眉部切口

9.7d

　　将筋膜条外侧末端拉至前额外侧切口处,并将筋膜条的内侧端也拉至前额外侧切口处。然后用上述方法将内侧筋膜条拉至前额的内侧切口处。

9.7e

　　为了将眼睑抬高至合适的高度,将筋膜条于眉部切口处打结。用 6/0 可吸收缝线加固线结。对于儿童而言,因为术后会发生小幅度的预期回退,所以术中应尽可能将眼睑抬高至最大幅度。如果眼睑高度到达角膜上缘或出现眼睑外翻,则停止操作。

　　如果患有眼肌问题的成年人使用了阔筋膜和 Crawford 术式,在筋膜条打结后应将眼睑闭合。该手术的效果完全取决于额肌的功能。总的来说,成年人还是更适合使用硅胶条和 Fox 术式。

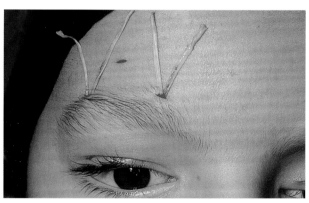

图 9.7d
用 Wright 筋膜针将每一个阔筋膜条的末端带出眉部切口

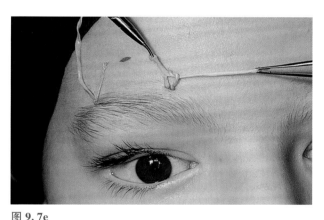

图 9.7e
将筋膜条拉紧并在眉部切口处打结

9.7f

　　将每个眉部切口处的两根阔筋膜条中的一根剪短,然后将另一端拉至前额中央的切口处。将 Wright 筋膜针向下插入骨膜,然后在穿出前额切口之前将筋膜针轻轻撤回,这样筋膜条将被留置在额肌内。将前额处筋膜条的两端打结,并用 6/0 可吸收缝线加固筋膜结。在剪线之前,将其固定于皮下组织。

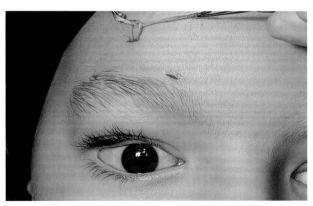

图 9.7f
将筋膜条的末端在前额切口处打结

9.7g

用 6/0 或 7/0 可吸收缝线缝合眉部和前额切口。埋在重睑线中的皮肤切口无须缝合。可以缝制牵引缝线闭合眼睑，可以保护角膜在敷料下免受损伤。也可以先放置表面光滑的敷料，然后按照常规方式覆盖眼垫。

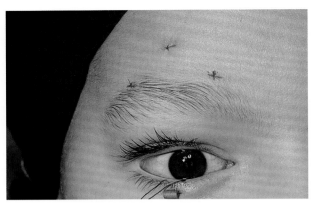

图 9.7g
闭合前额切口。在下睑缝制牵引缝线

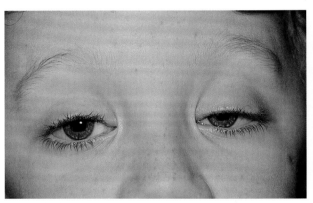

图 9.7 术前 A
双眼先天性上睑下垂

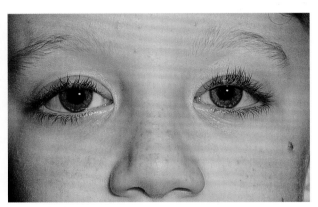

图 9.7 术后 A
双眼自体阔筋膜额肌悬吊术后 3 个月

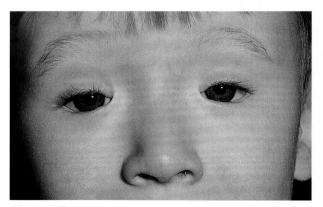

图 9.7 术前 B
小睑裂综合征

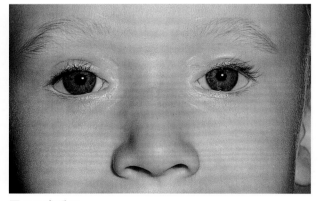

图 9.7 术后 B
Mustardé 双"Z"成形术矫正内眦间距过宽、自体阔筋膜额肌悬吊术后

并发症及处理

在术后的前 2 周如果出现过矫或欠矫,则可通过调整筋膜条修复。如果存在轻度的不对称,则可待肿胀消退后重新进行评估。若待恢复后仍存在明显的不对称,则可于术后 6 个月内再次用自体阔筋膜进行悬吊。另一种矫正的方法是 Whitnall 韧带悬吊手术(9.12)。如果恢复后眼睑高度仍高于正常水平,可于重睑线位置做一切口,并剪断筋膜条。只要筋膜条没有与周围的组织充分分离,上睑不会有明显的下落。然后按常规方式闭合皮肤切口(9.1h)。

如果术后出现眼睑弧度不连贯或者眼睑一端下垂的情况,则修复难度较大。因此,术中应尽可能将眼睑弧度调整至最佳形态。如果术后效果不理想,应尽早调整筋膜条进行矫正。待术后效果稳定后,可通过重睑线位置的切口缩短上睑缩肌和筋膜条进一步矫正。

9.8 提上睑肌减弱术

(视频 16) ▶

请参见第四节内容(手术方式的选择)。此类手术需要切除靠近 Whitnall 韧带的部分提上睑肌。可以选择从后入路(结膜面)或前入路(皮肤面)分离提上睑肌。后入路的方法在此进行讲解,并在 Marcus Gunn 下颌瞬目综合征的上睑下垂矫正手术的视频中进行了演示。如果选择从前入路暴露提上睑肌和 Whitnall 韧带,可依次遵循 9.3a～9.3f 以及 9.8b～9.8n 中所述的步骤,最后按照常规方式闭合皮肤切口(9.1h)。

9.8a

于睑板缝一根临时牵引线,并用眼睑拉钩翻转眼睑,沿睑板上缘切开,进入腱膜后间隙。

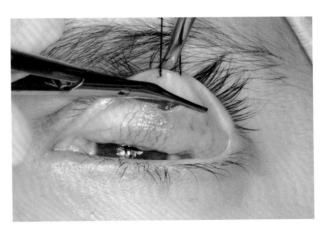

图 9.8a
沿睑板上缘切开

9.8b

　　充分打开腱膜后间隙,并向上分离直至暴露节制韧带。这是提上睑肌腱膜增厚形成的皱褶。

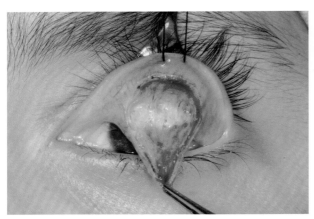

图 9.8b
打开腱膜后间隙。暴露节制韧带

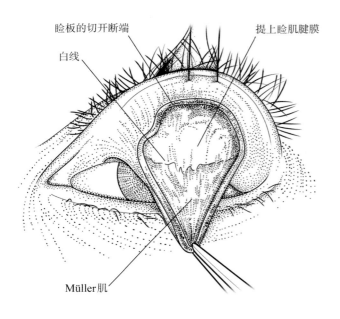

睑板的切开断端　　　　　　提上睑肌腱膜

白线

Müller肌

重要示意图 9.8b

9.8c

　　剪断节制韧带的前部分。

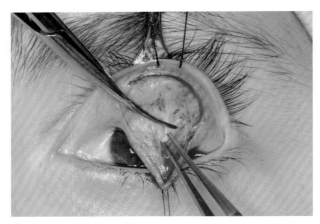

图 9.8c
剪断节制韧带的前部分

9.8d

　　水平扩大切口。这样就打开了腱膜前间隙。用镊子夹住提上睑肌腱膜的游离一端。

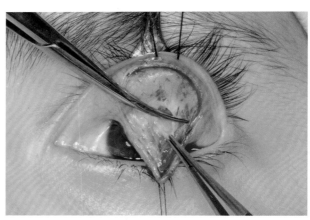

图 9.8d
扩大切口充分暴露腱膜前间隙。在切断节制韧带时可能会打开眶隔的下部分

9.8e

向下牵拉提上睑肌腱膜,可以观察到腱膜前间隙、提上睑肌和 Whitnall 韧带。

9.8f、9.8g

向下牵拉 Whitnall 韧带来暴露提上睑肌的上部分至 Whitnall 韧带的区域。用棉签将提上睑肌两侧的结缔组织分开,使提上睑肌边界清晰可见。通常从外侧边界开始操作更容易。

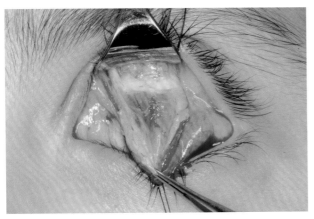

图 9.8e
打开腱膜前间隙。牵拉提上睑肌腱膜,暴露出提上睑肌和 **Whitnall 韧带**

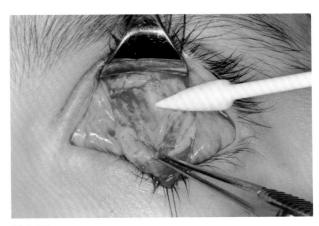

图 9.8f
暴露提上睑肌的外侧缘

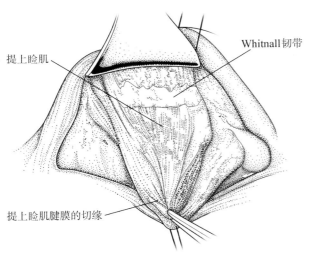

重要示意图 9.8e

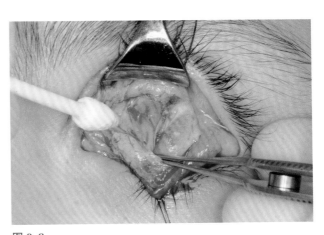

图 9.8g
暴露提上睑肌的内侧缘

9.8h、9.8i

　　将斜视钩插入提上睑肌下方,注意要将肌腹部全部钩起。牵拉肌肉做测试来确认斜视钩是否同时钩到了上直肌。

9.8j

　　第二个斜视钩穿过提上睑肌下方,将两个斜视钩同时展开,松解分离长度为 1.5～2.0cm 的提上睑肌。

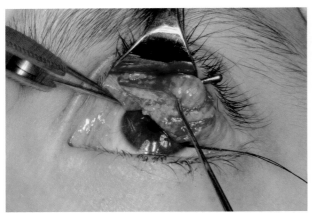

图 9.8h
将斜视钩伸入提上睑肌下方。牵拉试验——上视时

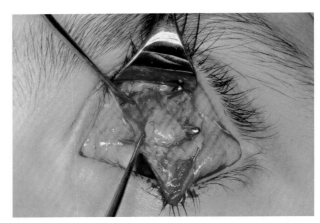

图 9.8j
第二个斜视钩伸入提上睑肌下方

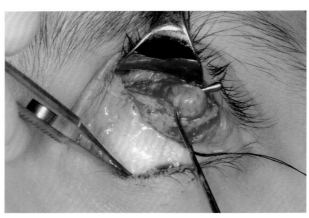

图 9.8i
牵拉试验——下视时

9.8k、9.8l

　　将两个斜视钩换成血管钳，并在这两处夹紧肌肉。

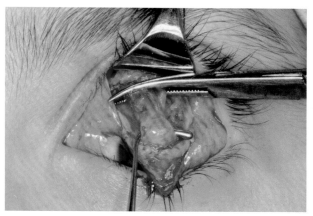

图 9.8k
血管钳夹在提上睑肌的近端

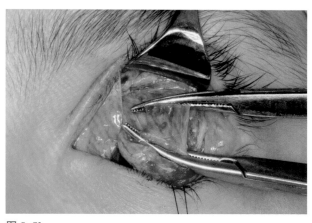

图 9.8l
钳夹在提上睑肌的远端

9.8m~9.8o

　　在贴近血管钳处剪断肌肉。撤掉血管钳之前先烧灼肌肉断端。

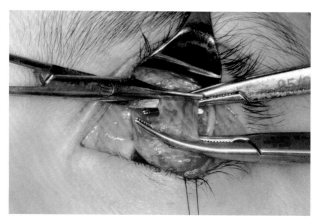

图 9.8m
剪断提上睑肌

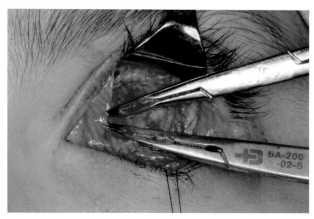

图 9.8n
剪断长度为 1.5~2.0cm 的提上睑肌

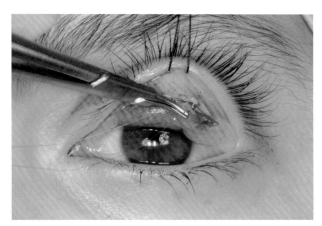

图 9.8o
用 8/0 可吸收缝线缝合，将两端的线结埋于切口内

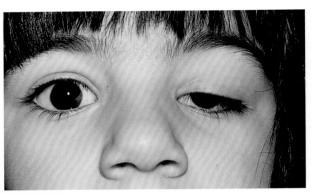

图 9.8 术前 A

左眼先天性上睑下垂,提上睑肌功能差。右眼提上睑肌功能正常

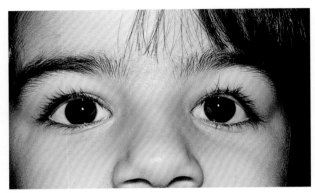

图 9.8 术后 A

右眼提上睑肌减弱联合双眼自体阔筋膜额肌悬吊术后 6 个月

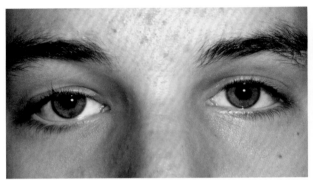

图 9.8 术前 B

患者左眼上睑下垂是由于提上睑肌功能不佳引起,2 年前曾行右眼提上睑肌减弱术和双眼额肌悬吊术

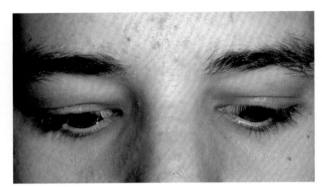

图 9.8 术后 B

下视时双眼眼睑对称

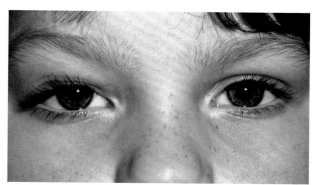

图 9.8 术前 C
Marcus Gunn 下颌瞬目综合征患者右眼上睑下垂,行右眼提上睑肌减弱和额肌悬吊术后 3 个月

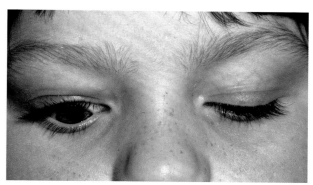

图 9.8 术后 C
下视时双眼眼睑不对称

并发症及处理

该术式因将提上睑肌减弱,导致在术后早期即发生肌肉不同程度的肿胀。这可能会影响眼睑抬高的幅度。可在剪除提上睑肌之前,将 1:100 000 或 1:200 000 浓度的肾上腺素加入局部麻醉药中注射至上穹窿,这样可以减轻肌肉肿胀。可在肾上腺素起效的时间去切取阔筋膜,这样也能最大限度地减少提上睑肌减弱术和移植筋膜的时间差。其他并发症处理同 9.7。

可选择的方式

提上睑肌转位术

替代切除提上睑肌的方式,使提上睑肌的作用点转移到一个固定点,而不用作用在眼睑上。按照 9.3a~9.3d 所述暴露眶隔前表面,并继续在眶隔前表面进行分离直至眶上缘。打开眶隔暴露提上睑肌,从睑板上缘 15mm 处分离提上睑肌。然后沿着提上睑肌后表面分离至上穹窿。将三根双针 6/0 不可吸收缝线穿过提上睑肌断端,然后再将其穿过靠近眶上缘的三个小穿刺口。使针头穿过弓状缘并打结以固定提上睑肌。缝合眶隔切口来遮盖肌肉断端。最后按照常规方式缝合皮肤切口(9.1h)。

9.9 闭合式硅胶条额肌悬吊术

(▶)（视频 17）

虽然这种额肌悬吊手术可适用于任何年龄段患者，但我们推荐将此术式用于以下两组患者：一是年龄太小而无法切取阔筋膜的儿童，但由于诸如弱视等原因而急需矫正上睑下垂；二是合并有肌肉病变问题而提上睑肌功能差的成人。我们将硅胶用作悬吊材料，因为其可以轻松调节并且必要时可将其拆除。

9.9a

在上睑做切口。用游标卡尺在距离睑缘 2～3mm 的位置标记出眼睑的 1/3 和 2/3 位点。

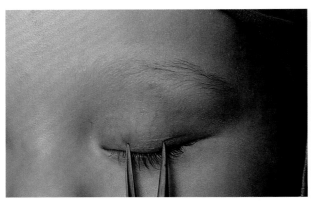

图 9.9a
将卡尺放置在选定的眼睑切口位置上

9.9b

用游标卡尺提起上睑，检查眼睑弧度是否满意。在卡尺的位点做标记即为眼睑切口的位置。如有必要可调整卡尺的位置，直到眼睑形态满意为止。

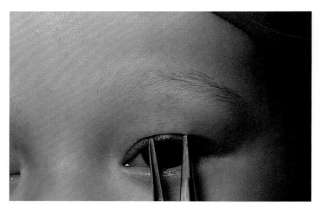

图 9.9b
提起上睑调试满意的眼睑弧度

9.9c

首先放入角膜保护器。按照 Crawford 术式的方法做三个眉上切口的标记，并使用锋利刀片（如 Bard Parker 11 号刀）于所有标记点做穿刺口。使用 Wright 筋膜针将一小段悬吊材料（在本例中为硅胶条）从眼睑切口插入深达眼轮匝肌。

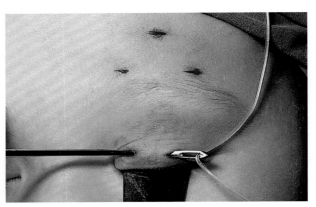

图 9.9c
用 Wright 筋膜针将悬吊材料（在本例中为硅胶条）插入眼睑

9.9d

将筋膜针依次插入每个眉上切口，然后将悬吊材料拉至眉上。

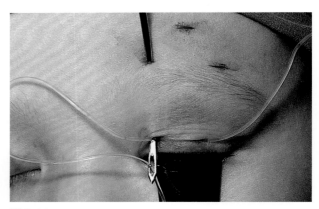

图 9.9d
将悬吊材料的两端提拉至眉上切口

9.9e

有时术中可能需要调整,如有必要在悬吊材料下方的环内插入一根临时缝线。

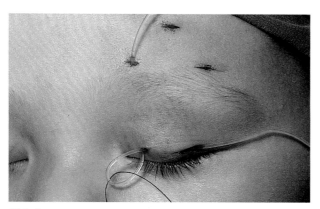

图 9.9e
使缝线穿过悬吊材料下方的环

9.9g

将筋膜针刺入额部中央切口深至额肌,并将悬吊材料两端拉入该切口中。

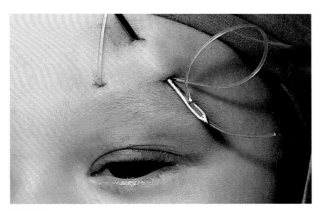

图 9.9g
悬吊材料被提拉至额部中央切口处

9.9f

将悬吊材料拉起,检查眼睑的弧度和高度是否满意。如果需要调整,可移除悬吊材料的一端或两端,然后重新插入。可通过下拉临时缝线来调节悬吊材料环至合适的位置。一旦眼睑的高度和弧度满意,即拆除缝线。

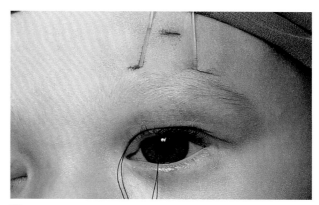

图 9.9f
提拉悬吊材料,检查眼睑的高度和弧度

9.9h

当悬吊材料的两端都已在既定位置,再次检查眼睑的高度和形态是否满意。此时,眼睑通常会有些肿胀,可能无法抬高至之前的高度。

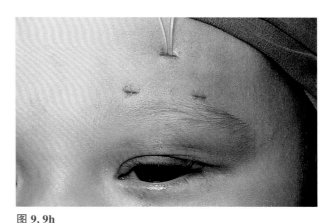

图 9.9h
悬吊材料的两端均通过额部中央切口

9.9i

　　使悬吊材料的两端沿相反方向穿过一个小扣带（可以使用 Watzke 套）。

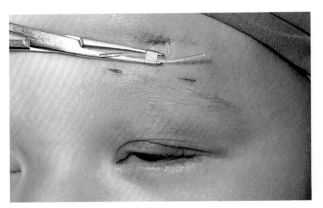

图 9.9i
将悬吊材料穿过一小扣带

9.9k

　　一旦眼睑高度调整满意，就将扣带深埋入切口内。然后修剪悬吊材料末端，也将其深埋入切口中。可于下睑缝制一根牵引线（2.20a）以保护敷料下的角膜。

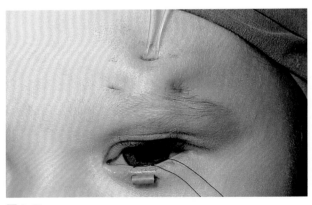

图 9.9k
在修剪悬吊材料之前，将扣带埋在前额中央的切口中。下睑缝一根牵引线

9.9j

　　将悬吊材料系紧，尽可能使上睑抬高，但不要超过角膜上缘。

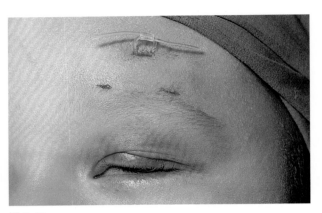

图 9.9j
在系紧扣带之前，将悬吊材料固定在合适的位置

9.9l

　　以 7/0 可吸收缝线缝合前额切口。眼睑切口无须缝合。

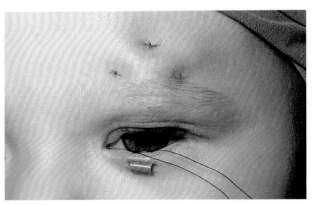

图 9.9l
缝合前额切口

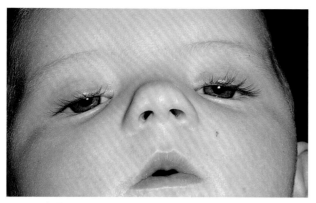

图 9.9 术前 A
双眼先天上睑下垂

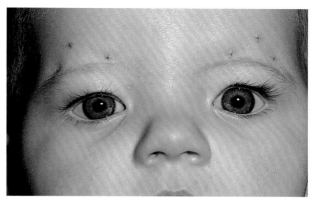

图 9.9 术后 A
硅胶条额肌悬吊术后 1 周

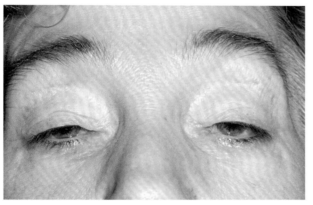

图 9.9 术前 B
肌肉病变引起的上睑下垂

并发症及处理

术后几个月眼睑通常会出现下垂,大约 4 岁时可采用自体阔筋膜来矫正明确的上睑下垂。Mersilene 网和类似的编织材料可能导致肉芽肿形成,尤其是其未充分埋藏在前额组织中时更易发生此类并发症。如果发生这种情况,应尽可能将植入材料予以清除。

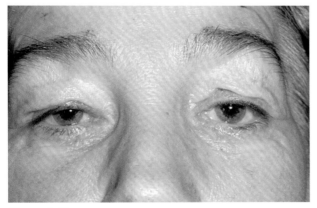

图 9.9 术后 B1
硅胶条额肌悬吊术后

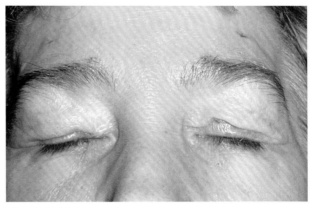

图 9.9 术后 B2
闭眼状态

9.10 开放式硅胶条额肌悬吊术

在闭合式硅胶条额肌悬吊术中,必须将硅胶放置在非常靠近睫毛的位置,才能达到满意的提升效果。这导致重睑线位置过低。对于儿童,这种效果是可以接受的,但部分成年人需要更高的重睑线才更美观和对称。开放式的手术方法可将硅胶条固定在睑板的更高位置上,这样就可以形成更高的重睑线。这种方法其实可以用于各类额肌悬吊手术中。

9.10a

如 9.9a、9.9b 中所述,使用游标卡尺在皮肤上做标记,将悬吊材料固定在下面的睑板上。

9.10b

重睑线的位置将比这些标记点高出约 2mm。在此高度上进行标记并画切口线。

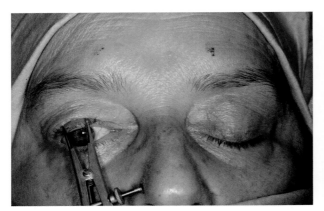

图 9.10a
用卡尺在皮肤上测试悬吊固定点的位置

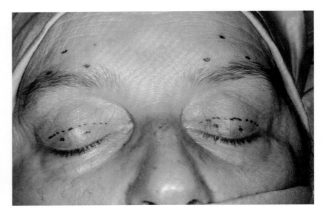

图 9.10b
标记好所有切口

9.10c

切开皮肤并向深处分离至眼轮匝肌,暴露睑板。用 6/0 不可吸收缝线,将硅胶条固定于眼睑两处标记点正下方的睑板上。

9.10d

拉起硅胶条,检查睑缘的弧度。

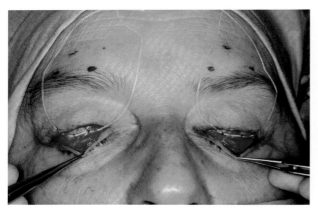

图 9.10c
做重睑切口;在皮肤的标记点处将硅胶条固定于睑板上

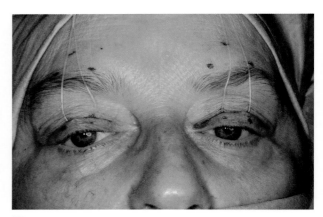

图 9.10d
评估眼睑的高度和弧度

9.10e

用 Wright 筋膜针将硅胶条的末端拉到眉上。

9.10f

将硅胶条的末端拉至前额,并按照 9.9i 和 9.9j 中所述用扣带固定。注意成年人的眼睑不要抬得过高,特别是合并有肌肉病变的患者。

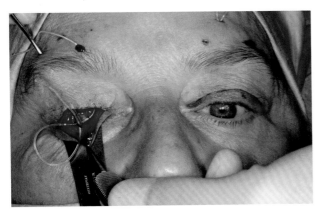

图 9.10e
用筋膜针将硅胶条拉到眉上

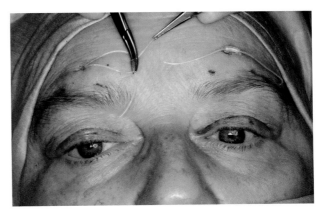

图 9.10f
硅胶条插入扣带后固定于前额

9.10g

缝合前额切口。

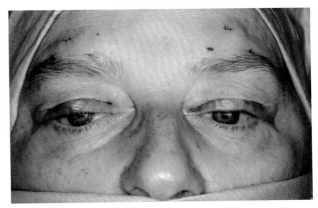

图 9.10g
闭合前额切口

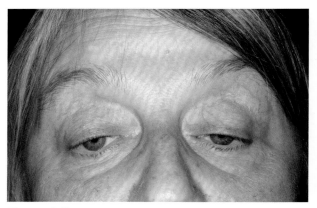

图 9.10 术前
因肌肉病变导致的双眼上睑下垂

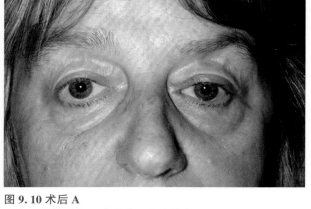

图 9.10 术后 A
配合一定的眉部运动眼睑可充分的睁开

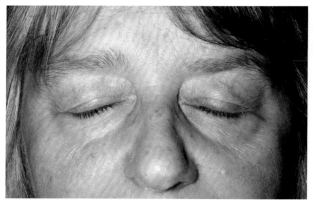

图 9.10 术后 B
闭合良好

并发症及处理

如果发生角膜暴露,可以重新打开前额切口松解硅胶条。如果眼睑位置过低,可以拉紧硅胶条。

可选择的方式

9.11 支撑型角膜接触镜

9.11a~9.11c

在部分轮匝肌功能减弱患者中,上睑下垂矫正手术几乎肯定会导致角膜暴露,包括合并有肌肉病变的患者。上睑下垂防护眼镜尽管安全,但并不令人满意。另一种选择是含有凹槽的接触镜片,它们可以起到支撑上睑的作用。接触镜可以吸取泪液来润滑角膜。这种接触镜通常是平光的,不过也可以制成可矫正屈光不正的镜片。其适用于重度上睑下垂且眼轮匝肌几乎没有功能的患者。如果轮匝肌仍有部分功能,则配戴角膜接触镜会很困难且不舒适。

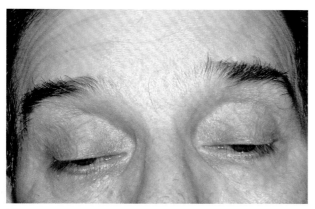

图 9.11a
因肌肉病变导致的重度上睑下垂

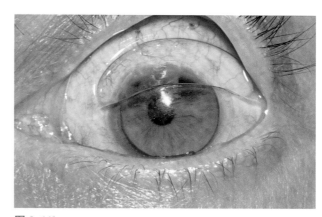

图 9.11b
配戴"支撑式"角膜接触镜

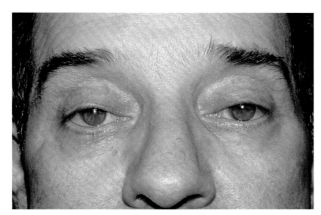

图 9.11c
双眼配戴"支撑式"角膜接触镜来矫正上睑下垂

9.12 节制韧带悬吊术

　　可替代单侧额肌悬吊术的另一种方法是将 Whitnall 韧带缝合到睑板的前表面。如果眼睑下垂很重，它也可以作为额肌悬吊术后修复手术的一种方法。因为眼睑高度可能会慢慢回落。

9.12a

　　暴露提上睑肌和 Whitnall 韧带，行前路提上睑肌切除术（9.3a～9.3d）。

9.12b

　　用三根 6/0 不可吸收缝线将 Whitnall 韧带缝合于睑板的前表面。将缝线系紧来抬高眼睑，可根据需要调整其在睑板上的位置。

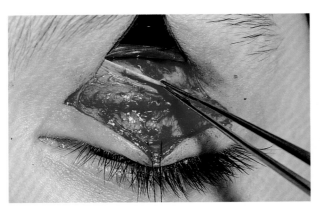

图 9.12a
暴露 **Whitnall** 韧带并将其与提上睑肌分离

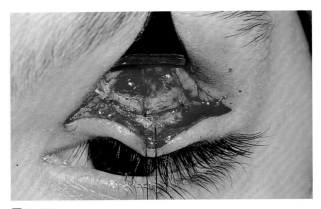

图 9.12b
将 **Whitnall** 韧带缝合至睑板上

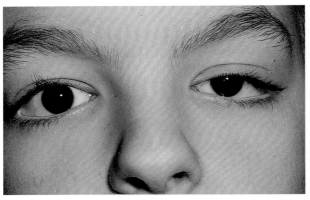

图 9.12 术前
左眼额肌悬吊术后复发性上睑下垂

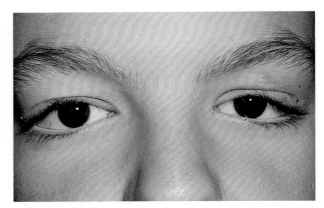

图 9.12 术后
左眼节制韧带悬吊术后 6 周

相关疾病

小睑裂综合征的整复

约3岁半,矫正内眦赘皮和内眦间距过宽(18.1)。

眦部手术后约6个月,行自体阔筋膜悬吊术矫正上睑下垂(9.7)。

在青少年期,如必要可用全厚皮片矫正外侧下睑外翻(参见第二章第三节)。

如果存在弱视的风险,可尽早行上睑下垂矫正手术(9.9)。

联动性上睑下垂的矫正

1. Marcus Gunn 下颌瞬目综合征

如果提上睑肌功能为5mm或更好,则可通过提上睑肌切除术矫正轻度的下颌瞬目性上睑下垂。但下颌瞬目的症状可能会变得更严重,而所有下颌瞬目性上睑下垂均可以通过减弱功能异常的提上睑肌自体阔筋膜悬吊术达到更好的矫正效果(9.7和9.8)。双侧额肌悬吊手术的适用原则参见第四节讲解。

在下颌瞬目性上睑下垂患者中,下直肌无力的发病率较高。如果存在下斜视,必须在上睑下垂手术之前进行矫正。Knapp术式通常是有效的。

2. 第Ⅲ对脑神经的异常再生

上睑的位置和联带运动可以通过提上睑肌缩短术和额肌悬吊术来进行矫正(9.8~9.10和9.12)。一旦上睑抬高就会发生明显的复视,所以在对眼睑进行手术之前,应首先尽可能矫正眼位。

(张寒峭,李冬梅)

拓展阅读

Allen RC, Saylor MA, Nerad JA 2011 The current state of ptosis repair: A comparison of internal and external approaches. Curr Opin Ophthalmol 22:394−399

Anderson RL, Jordan DR, Dutton JJ 1990 Whitnall's sling for poor function ptosis. Arch Ophthalmol 108:1628

Ben Simon GJ, Lee S, Schwarcz RM, McCann JD, Goldberg RA 2005 External levator advancement vs Müller's muscle conjunctival resection for correction of upper eyelid involutional ptosis. Am J Ophthalmol 140:426−432

Carter SR, Meecham WJ, Seiff SR 1996 Silicone frontalis slings for the correction of blepharoptosis: Indications and efficacy. Ophthalmology 103(4):623−630

Cates CA, Tyers AG 2001 Outcomes of anterior levator resection in congenital ptosis. Eye 15:770−773

Collin JR, O'Donnell BA 1994 Adjustable sutures in eyelid surgery for ptosis and lid retraction. Br Ophthalmol 78(3):167−174

Hintschich CR, Zurcher M, Collin JR 1995 Mersilene mesh brow suspension: Efficiency and complications. Br J Ophthalmol 79:358−361

Kersten RC, Bernadini FP, Khouri L, et al. 2005 Unilateral frontalis sling for the surgical correction of unilateral poor-function ptosis. Ophthal Plast Reconstr Surg 21:412−426

Malhotra R, Salam A 2012 Outcomes of adult aponeurotic ptosis repair under general anaesthetic by a posterior approach white-line levator advancement. Orbit 31:7−12

Peter NM, Khooshabeh R 2013 Open-sky isolated subtotal Müller's muscle resection for ptosis surgery: A review of over 300 cases and assessment of long-term outcome. Eye (Lond) 27:519−524

Tucker SM, Verhulst SJ. 1999 Stabilization of eyelid height after aponeurotic ptosis repair. Ophthalmology 106(3):517−522

Zauberman NA, Koval T, Kinori M, et al. 2013 Müller's muscle resection for upper eyelid ptosis: Correlation between amount of resected tissue and outcome. Br J Ophthalmol 97:408−411

第十章

眼睑成形术

简介

随着年龄增长,面部会发生一系列可预知的变化。早期,这些变化几乎看不出来,很少有人去寻求整形外科医生的帮助。后期,老化会越来越明显,就需要各种美容性和功能性的外科手术去修复,而眼睑整形是众多求美者咨询的焦点。然而,整个颜面部的老化,除眼睑以外,还必须联合一些其他更加精细的调整才可以达到最佳的效果。年轻人的面部解剖和一系列退行老化的特征已经在第一章中进行过描述。

眼睑成形术包括从眼睑去除和调整不同比例的皮肤、肌肉和脂肪。多种不同的手术操作方式均已描述,手术方式的选择取决于对患者个人的术前评估和眼整形手术医生的选择。本章描述一种眼睑成形手术的方法,以及眼睑以外的其他面部改变,旨在为其他手术技术提供足够的支持信息。本章不讨论替代干预措施,如皮肤表面重建、肉毒毒素和填充物。

在去除上下睑明显多余的皮肤或者脂肪之前,必须对患者进行认真仔细的术前评估。除了在不同程度上影响每个人的眼部老化,其他退行性改变也会导致眼睑位置异常,例如睑内翻、睑外翻和上睑下垂。这些也需要术前评估和手术中同期进行矫正,对于这些眼睑异常的处理在第六章、第七章和第九章中已有描述。

术前评估

病史

患者寻求帮助的问题应该尽早被患者和手术医生双方完全、清晰地理解,镜子和照片有助于双方进行分析讨论。另外,干眼、睑缘炎和其他影响眼部的疾病也是有关系的,并可能会影响到手术方式的选择。

检查

检查者要从一定距离对患者的全面部进行总体评估，以获得整体印象。

观察上睑和眉：眼睑是否有多余的皮肤，脱垂的脂肪或者上睑下垂；是否存在眉下垂，如果存在眉下垂，是外侧下垂、内侧下垂还是整体下垂。

观察下睑和面颊：是否存在松弛多余的皮肤或脂肪脱垂；是否存在下睑松弛或者退缩，导致巩膜显露；是否存在下睑外眦的松弛下垂；是否合并有面颊的下垂；是否存在鼻颧沟（泪沟畸形）；是否在眶下缘凹陷即颧颊沟（眶下沟）；是否有较深的鼻唇沟皱褶；是否存在面部整体组织容积的普遍减少。

检查下面部：下颌和颈部的软组织松弛，可能需要整个面部的提升，这时患者可能会更喜欢对中面部或上面部同时进行一些其他手术来一起解决这些问题。

从侧面检查面部：评估颧骨的隆起与角膜前表面的相对位置。如果颧骨隆起在角膜前缘之后——"一个负矢量"，那么对下睑的支持就更弱。

对于眼睑的详细检查在第三章中有详细的描述和记录，并注意记录与上述有关的其他发现。

检查眼部：记录视力，眼睑手术导致的角膜曲率变化可能会改变未矫正的裸眼视力。检查是否存在眼睑、角膜或结膜的疾病。评估泪液分泌情况（3.18a～3.18c）。

医患沟通

与患者详细讨论并了解其期望，以便充分让患者理解手术的目的和可能产生的效果，良好的沟通和彼此信任至关重要。向患者交代什么可以实现，什么不能实现。讨论相关的替代方案或其他治疗方法，如皮肤表层重建、肉毒毒素或填充物。解释任何手术都可能产生的副作用，如肿胀、淤血和瘢痕，以及各种并发症风险。拍摄照片并同时记录医患双方的讨论内容，以备将来参考。会诊后，向患者发送讨论摘要和商定的手术方案，以及手术的局限性或潜在的并发症。

手术方式的选择

大多数患者咨询眼整形医生时已经发现他们自己的眼睑问题，然而，他们可能并不知道眼周围区域和面部其他部位产生的影响因素。首先要确定患者是否只单独进行眼睑成形术，还是需要对其他面部变化同期进行矫正。

眉下垂（第三节）

如果患者有明显的眉下垂，在去除上睑组织之前必须矫正。

中面部下垂（第四节）

面颊下垂严重就会伴有鼻颧沟（泪沟畸形），明显的下眶区域的凹陷（颧颊沟、眶下沟）和鼻唇沟。这些改变会使下睑往下拉长，睑裂垂直径拉长，并出现巩膜暴露，另外也与外眦向下和向内侧移位有关。因此，在进行下睑成形术时，可同时进行面颊部位提升（10.12和11.9），并联合外眦矫正手术。

重睑成形术（第一节）

上睑整形术的目的是减少多余的皮肤和脱垂的脂肪。另外，突出的眉部脂肪，上睑下垂（10.2）和泪腺脱垂（10.3）也可以同时解决。

下睑成形术（第二节）

下睑通常不需要去除皮肤，尤其是年轻患者。通过结膜入路可以单纯只减少脂肪（10.4）。皮肤入路可以同时去除多余的皮肤和脂肪（10.5）。脂肪脱垂通过脂肪切除或重置（"转位"）来解决（10.5.2）。如果需要在下睑整形术后避免巩膜外露或下睑外翻，那么必须同时对下睑松弛进行矫正（10.5.5）。

重睑成形术

手术方式的选择

上睑皮肤松弛的程度和手术安全性是选择上睑成形术式的重要因素,决定了眼睑的手术方法(10.1)。无论皮肤皱襞及松弛程度如何,去除多余的皮肤、肌肉和脂肪所采用的手术方法都是相同的(10.1)。

同时,眶脂肪脱垂(10.1)、上睑下垂(10.2)、泪腺脱垂(10.3)或突出的眉部脂肪垫也可以一起解决。外眦韧带松弛可以通过上睑切口或下睑切口的外侧端进行矫正(10.5)。

眼睑成形术后包扎

眼垫加压包扎大约1小时,可以将其去除,将冰袋轻轻地敷在闭合的眼睑上,以减少组织肿胀。如果出现疼痛,必须除去眼垫,以排除是否出现压迫性眶内出血。

10.1 切开法重睑成形术

▶(视频18)

注意上睑成形术通常是因为上睑皮肤皱襞较低而要求进行的(图1.1)。除上睑皮肤过多和松弛外,皮肤皱襞的水平还受到两个因素的影响:皮肤皱襞的水平和眉的水平。这两个因素必须在上睑成形术之前进行评估。眉下垂应该在去除上睑皮肤之前进行矫正。上睑皮肤皱襞的自然水平可能较低,因此,即使在安全范围内最大限度地去除了皮肤,上睑皱襞仍然可能很低,这可以通过在眼睑成形术中将皮肤重睑皱襞设计在更高的水平来纠正。

10.1a、10.1 b

如果目前的重睑皱襞还满意的话,先标记现有的皮肤重睑皱襞,如果不满意,标记距离睫毛线7～10mm的新重睑线。标记画线从泪点上方的一点一直延伸到外眦部位。

10.1.1 去皮量的估计

用下面所述方法标记要切除的多余皮肤上限,并在这个高度向两侧延伸。然后在外侧用斜线将上、下标记线连接起来。

10.1c、10.1 d 夹捏技术——评估去皮量

请患者闭上双眼,使用镊子在重睑线以上轻轻地夹起皮肤,估计眼睑不同部位的多余皮肤,并做标记。目的是去除足量的多余皮肤,但又能让眼睑保持闭合功能,或睑缘至多轻微外翻。标记完眼睑皮肤切除的上限后,用斜线将上下标记进行连接。

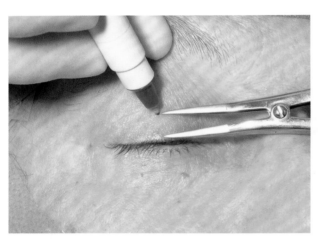

图10.1a
测量标记重睑线

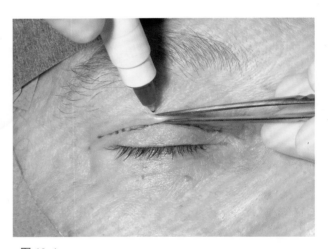

图10.1c
平镊夹捏技术评估皮肤多余量

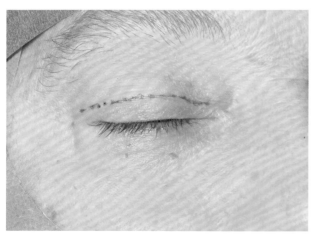

图10.1b
重睑线距离睫毛上方7～10mm

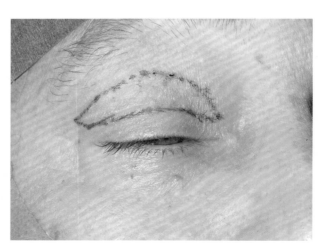

图10.1d
夹捏法标记的皮肤去除量

10.1e~10.1h 测量技术——测量需要保留的皮肤

评估皮肤多余的另一种方法是测量需要保留的皮肤量,而不是测量要去除的皮肤量。成人需要21~22mm 的皮肤量来保证眼睛舒适地闭合。从睫毛向上测量重睑线宽度,从眉向下量出要切除的皮肤量上限。这些测量加在一起应该是 21～

22mm。切记,有些拔过眉毛的患者,眉的真正下限可能低于所能看到的眉下限,因此,要询问患者是否曾经拔过眉毛。通常,眉部位的皮肤质量不同于上睑皮肤,因此可以合理、准确地估计整个眉的宽度范围。

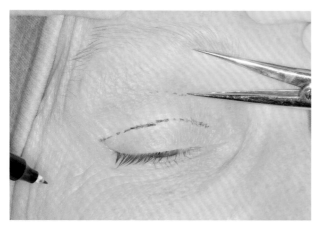

图 10.1e
眉下测量切口内侧的上限

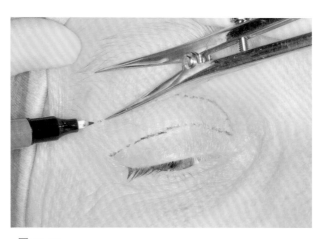

图 10.1f
眉下测量切口外侧的上限

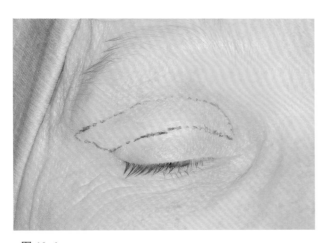

图 10.1g
测量技术标记皮肤去除范围

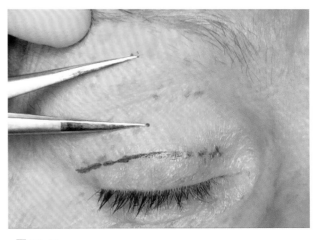

图 10.1h
在拔除部分眉毛的患者测量前需要估测眉的位置

10.1.2 切除多余的皮肤和轮匝肌

皮肤和轮匝肌可以分别切除或两层一起切除。

10.1i~10.1k 皮肤和轮匝肌一起切除

沿着上睑皮肤标记线切开,将多余的皮肤和轮匝肌作为一层组织一起切除,加深切口以包含轮匝肌,去除皮肤-轮匝肌后便暴露出下面的眶隔组织,保持眶隔完整。

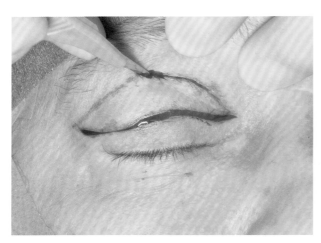

图 10.1i
切开皮肤

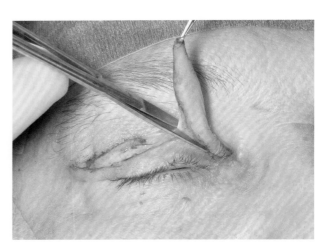

图 10.1j
皮肤–肌肉一起切除

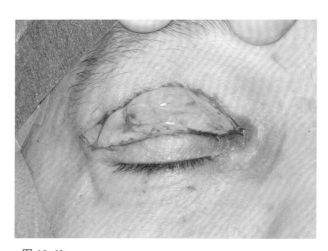

图 10.1k
暴露睑板和眶隔

10.1l~10.1n 皮肤和肌肉分别切除

分两层分别切除多余的皮肤和肌肉,首先按照所画标记切除皮肤,露出下方的眼轮匝肌,然后从切口下方边缘去除一条5~6mm宽的肌肉,暴露眶隔。如果肌肉明显过多,就要再切除一部分肌肉组织。

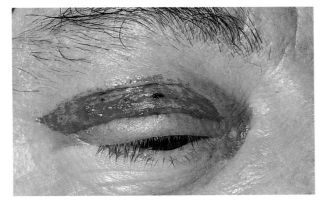

图10.1l
去除皮肤暴露眼轮匝肌

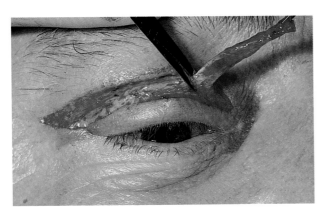

图10.1m
去除轮匝肌

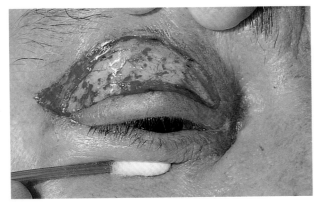

图10.1n
暴露睑板和眶隔

10.1.3 脂肪的切除

切除皮肤和轮匝肌,暴露睑板上缘、提上睑肌腱膜的下部和眶隔。轻轻按压闭合的眼球或下睑,使上睑中央和内侧脂肪区脂肪膨出。如果脂肪膨出明显的话就切除,但是切除应该保守。许多患者是不需要切除脂肪的,若需要切除脂肪,可以通过眶隔上的小切口或完全打开眶隔的大切口进行。

10.1o、10.1p 经眶隔小切口脂肪切除术

通过眶隔小切口切除脂肪,用剪刀在眶隔上剪出一个小口,使脂肪脱出。使用精细血管钳在不过度用力牵拉的情况下夹住脱出的脂肪并切除。烧灼切除脂肪切口的边缘,然后取下血管钳,在残留脂肪缩回眶隔内之前,充分烧灼脂肪残端。

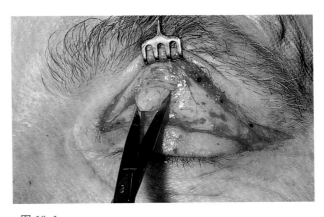

图10.1o
脂肪团(中央)通过眶隔中央的小切口脱垂

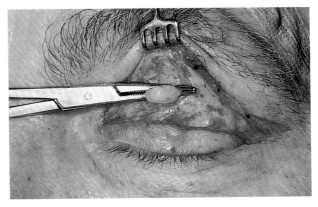

图10.1p
血管钳夹住脱垂的脂肪

10.1q 烧灼并收紧眶隔

如果脂肪脱垂很少,可以小心烧灼眶隔使其收紧来缓解脂肪脱垂。

10.1r~10.1u 打开眶隔切除脂肪

完全打开眶隔,并切除多余脂肪。分别切除中间脂肪团和内侧脂肪团中多余的脂肪,内侧脂肪团位于内侧单独的眶隔中。

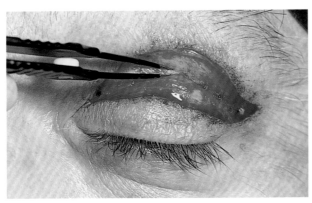

图 10.1q
通过烧灼未打开的眶隔,减轻轻微的脂肪脱垂并收紧眶隔

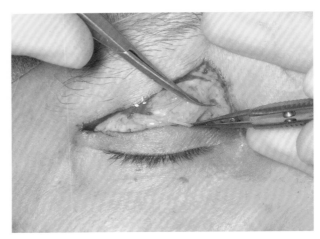

图 10.1r
打开眶隔

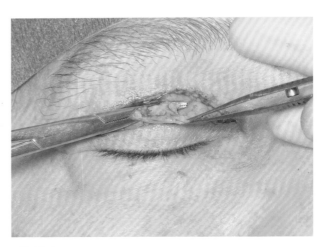

图 10.1s
血管钳夹住多余的脂肪并切除

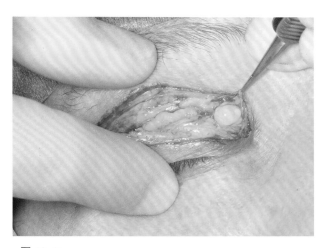

图 10.1t
轻压眼睑暴露内侧脂肪团

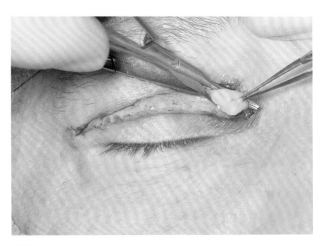

图 10.1u
血管钳夹住内侧脂肪团并切除

10.1.4 上睑下垂或泪腺脱垂的矫正

如果有上睑下垂（10.2）或泪腺脱垂（10.3）就应该同时矫正。

10.1.5 皮肤切口的缝合

将重睑切口处的皮肤固定于相应位置提上睑肌腱膜上，如果发现提上睑肌腱膜薄弱（示意图1.16），无论这种减弱是由于老化还是手术原因造成，必须修复。在缝合皮肤切口前，可以通过皮下深层内固定（9.1h、10.1v、10.1w），也可以将皮下轮匝肌和提上睑肌腱膜缝合固定。如果在上睑成形术结束时，重睑深层内固定完好，就可以像许多年轻患者一样，皮肤切口可以使用 7/0 可吸收或不可吸收缝线，单纯皮对皮缝合（10.1x 和 10.1y）。

10.1v、10.1w

将穿过皮肤切口一侧皮缘的缝线穿过提上睑肌腱膜，然后再次穿过另一侧皮缘。

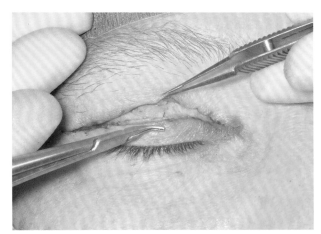

图 10.1v
间断缝合皮肤切口并带提上睑肌腱膜

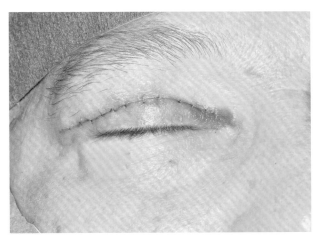

图 10.1w
闭合皮肤切口且深层提上睑肌腱膜内固定

10.1x、10.1y

　　皮肤切口可用单纯的皮对皮直接缝合。

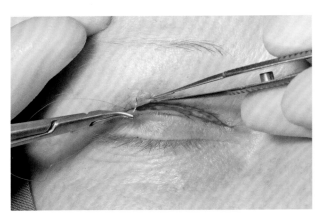

图 10.1x
直接皮对皮的连续缝合，无须固定深层的提上睑肌腱膜

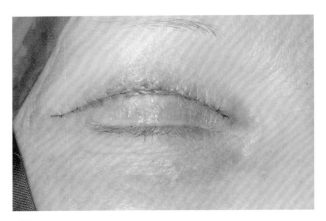

图 10.1y
皮对皮连续缝合皮肤切口

　　眼睑成形术后，可以绷带加压包扎 1 小时，然后冰袋冰敷眼睑 2～3 小时以减少水肿，术后 5 天拆除不可吸收的缝线。在最初术后的 2～3 周内，使用润滑、保湿的眼药水以减轻眼干涩。

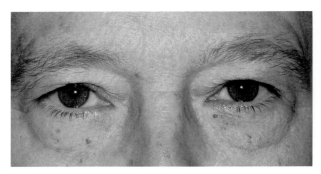

图 10.1 术前 A
上睑皮肤松弛，眉轻度下垂，下睑脂肪脱垂

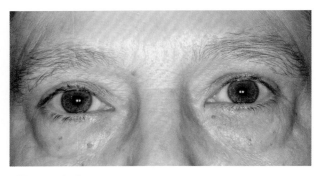

图 10.1 术后 A
上睑成形术后 1 个月

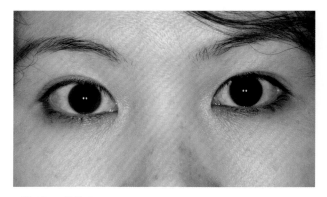

图 10.1 术前 B
亚裔人上睑皱襞较低

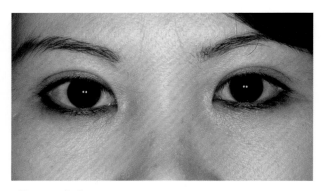

图 10.1 术后 B
上睑成形术后 6 个月

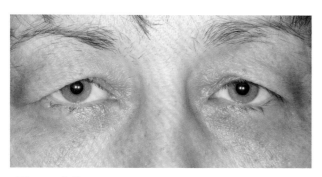

图 10.1 术前 C
明显的上睑外侧皮肤松弛

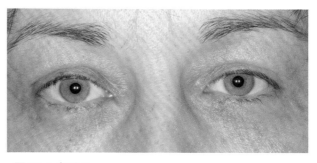

图 10.1 术后 C
上睑成形术后 3 周

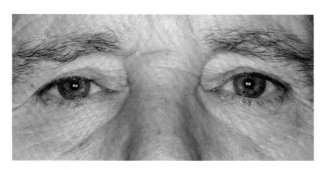

图 10.1 术前 D
眉下垂伴有上睑皮肤松弛,患者不想做眉提升

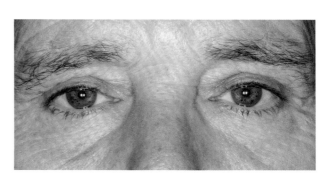

图 10.1 术后 D
上睑成形术后 1 个月

术后眼睑组织水肿很常见,可以在术后数小时内用冰敷来减轻。

眼睑成形术后的数周内,眼因暴露而引起的不适感并不少见,只需使用润滑的眼药水就可以解决。更严重的并发症如角膜溃疡,非常少见。

粟粒状小结节偶尔会沿着重睑切口线处的皮肤出现,如果几个月内未消失,可以手术切除。

如果上、下睑的切口线在外眦侧的间距<4mm,则可能会在上、下睑切口线瘢痕之间出现蹼状结构(2.23),可能需要 Z 成形术来矫正蹼状结构。

瘢痕可能会出现色素改变,随着时间的推移,这种情况通常会改善。

并发症及处理

上睑成形术最严重的早期并发症是眼眶出血。这是比较罕见的,通常发生在眼眶脂肪切除术后。如果出血持续存在,血肿产生的眶内高压可能威胁到视力,甚至造成失明。这种并发症可以通过切除脂肪时尽量避免对眶内脂肪的过度牵拉和充分止血来预防。手术后数小时内出现的严重血肿,应通过重新打开眼睑切口来清除。如果这样也无效的话,就要做下睑全层的切开以减轻眶内压力。

10.2 上睑下垂矫正术

▶（视频 19）

    需要进行眼睑成形手术的上睑下垂多数属于腱膜型上睑下垂。

10.2a～10.2c

    如前所述切除皮肤和肌肉，露出眶隔，横向打开眶隔。

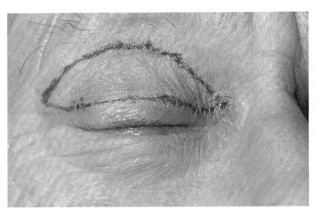

图 10.2a
眼睑成形术前标记出皮肤肌肉切除的部分

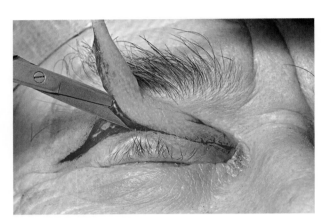

图 10.2b
切除皮肤肌肉

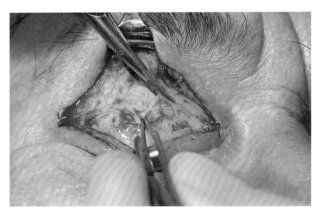

图 10.2c
打开眶隔，暴露提上睑肌腱膜前脂肪垫

10.2d~10.2g

暴露腱膜前脂肪垫,必要时从中央和内侧脂肪垫切除多余的脂肪(10.1o 和 10.1p)。从睑板上缘分离提上睑肌腱膜,沿着 Müller 肌向上分离 7~8mm。通过检查腱膜的前面和后面来识别是否为健康腱膜组织,正常的腱膜组织比附着于睑板上薄弱的腱膜更白、更厚。

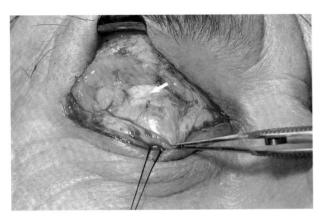

图 10.2d
拉下切开的眶隔边缘,回退脂肪,暴露出下面的提上睑肌腱膜

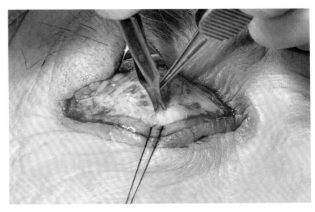

图 10.2e
从睑板上方分离薄弱的提上睑肌腱膜组织

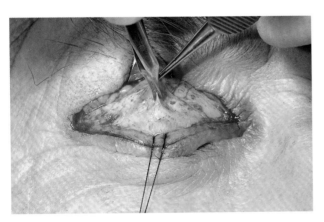

图 10.2f
在提上睑肌腱膜(前)和 Müller 肌(后)之间进行分离

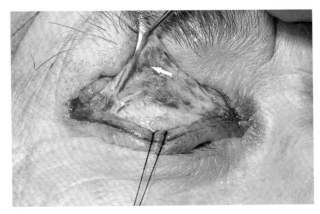

图 10.2g
提上睑肌腱膜从富含脂肪的 Müller 肌分离出来,识别出健康提上睑肌腱膜(箭头)

10.2h~10.2j

　　将健康提上睑肌腱膜用临时缝线固定于睑板上缘,通过让患者向上、向下看,检查上睑的位置。如果眼睑位置比较低,可以用缝线于提上睑肌腱膜更高的位置缝合固定于睑板上缘。

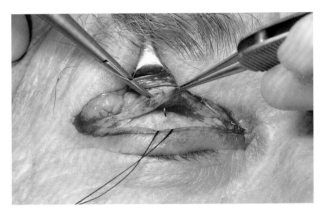

图 10.2h
将健康提上睑肌腱膜用 **6/0** 可吸收缝线进行缝合

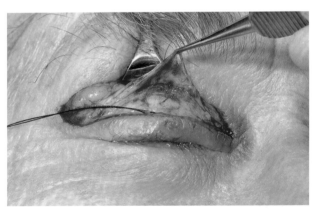

图 10.2i
将提上睑肌腱膜缝合固定于睑板上缘适当的位置

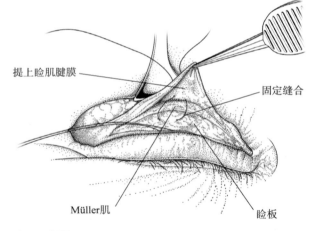

提上睑肌腱膜

固定缝合

Müller肌

睑板

重要示意图 10.2i

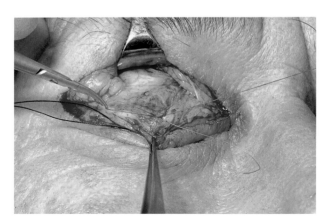

图 10.2j
缝线临时打结,观察眼睑的位置

10. 2k、10. 2l

当上睑缘的位置满意时,将提上睑肌腱膜与睑板再缝合两针,以获得自然的眼睑上缘位置和弧度。按照方法(10.1v 和 10.1w) ,进行深层组织内固定来缝合眼睑切口。

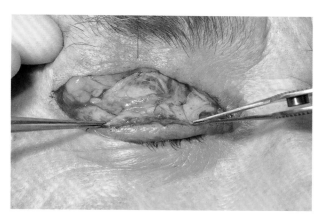

图 10. 2k
三个固定缝线线结

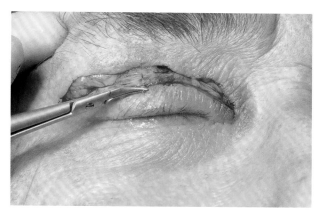

图 10. 2l
深层固定并关闭眼睑皮肤切口

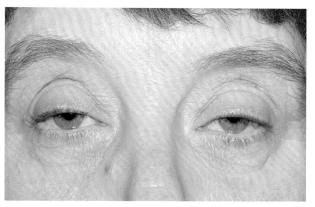

图 10. 2 术前
双上睑皮肤松弛伴有上睑下垂

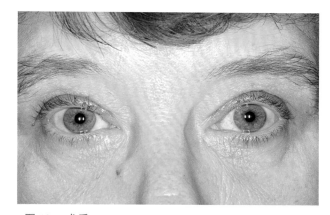

图 10. 2 术后
双眼上睑下垂矫正术后 2 周

并发症及处理

参见第九章第二节中的并发症及处理和图 10.1。

10.3 泪腺脱垂复位术

10.3a

暴露上睑外侧一半范围的眶隔，并在外侧眶隔的深面辨认出泪腺组织。打开脱垂泪腺表面筋膜，暴露出泪腺窝前缘的眶上缘。

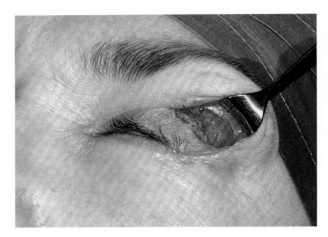

图 10.3a
泪腺向前向下脱出泪腺窝

10.3b、10.3c

将泪腺组织还纳回泪腺窝中，用 6/0 不可吸收缝线将其打包缝合固定于外侧上眶缘后方的泪腺窝骨膜上。

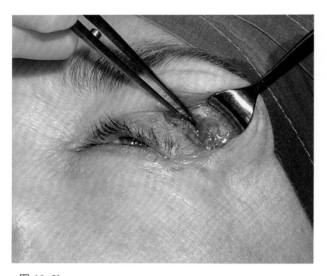

图 10.3b
泪腺还纳回泪腺窝

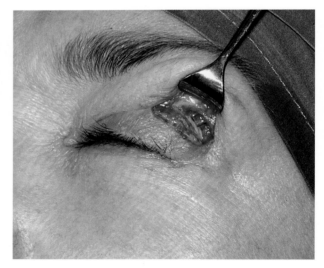

图 10.3c
缝合固定泪腺于泪腺窝内

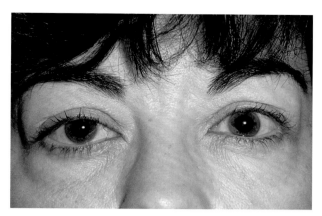

图 10.3 术前
双眼泪腺脱垂

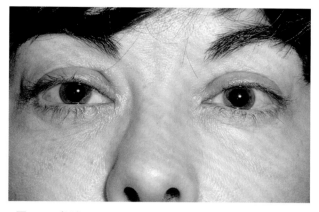

图 10.3 术后
双眼泪腺脱垂矫正术后 6 周

　　按照 10.1v 和 10.1w 中的方法缝合皮肤切口。

并发症及处理

　　可能会出现轻度泪腺炎,但可以通过几周的时间自然恢复。泪腺可能会再次脱垂。

下睑成形术

手术方式的选择

与上睑相比,下睑去除多余皮肤的概率要低很多,年龄<50岁的患者通常不需要去除皮肤。如果确实存在多余的皮肤,可考虑眼睑肌皮瓣成形术(10.5)。如果去皮量非常小,可用单纯的皮肤夹捏技术,使用方法同上睑(图10.1),可单独使用,也可在联合结膜入路脂肪去除术时使用。

下睑脂肪脱垂(下睑假性脂肪疝)可以通过下睑脂肪切除术、脂肪重置术或者两者结合来解决。如果没有多余的皮肤需要去除,结膜入路是比较合适的选择(10.4)。脂肪切除量应该是保守的,如果切除了过多的脂肪,下睑会有凹陷的风险。最好通过打开眶隔,将脂肪固定在眶下缘来"重置"多余的脂肪。重置后的脂肪量会减少,通常不会消除下眶缘的眼睑-面颊交界处凹陷。为了改善这种凹陷状态,可将松弛的眶隔在眶下缘弓状缘处分离,并在下眶缘稍低位置进行"复位"(10.5i～10.5l)。

面颊颧骨区多余的皮肤可以局部切除,无须从眼睑分离出完整的肌皮瓣。

如果需要行面颊提升,采用改良的下睑成形术(本章第四节和11.9)。颧袋,颧骨区域的皮下肿胀较难矫正,但在皮肌瓣下睑成形术中可能会有所改善。

外眦韧带松弛导致水平向的下睑松弛,必须纠正(10.5n～10.5r、7.2)。如果外眦角发生向下方移位,就需要在缩短下睑的同时,联合外眦角的提升。采用分级方法,如果眼睑松弛和外眦角下移位和向内侧轻度移位,可在睑板上进行单纯的缝线(10.5n～10.5r),或者在外眦部做灰线切开。如果这种变化明显存在,则首选外侧睑板条悬吊(7.2)。当有更加明显的变化时,需要将整个外眦韧带重新固定到外侧眶缘的较高水平(10.5s～10.5w)。特殊情况下,外眦可能需要眶骨膜瓣支撑技术(16.5)来减少下睑松弛,并能在一定程度上减少泪槽畸形,还可以提高下睑缘。

有时还需要矫正内眦韧带松弛(7.7、7.8、7.15)。

10.4　经结膜入路下睑成形术

该技术适用于单纯脂肪切除或重置,而不做皮肤的切除。

10.4a

仔细评估需要去除的脂肪,注意避免出现双眼下睑的不对称。拉开下睑,在下穹窿部位结膜下注射 2% 利多卡因和 1:100 000 肾上腺素混合液。距离睑板下缘的下方几毫米处切开穹窿结膜,这一步可以用剪刀或针状单极电刀完成,例如 Colorado Micro 解剖针或 Ellman Surgitron 射频刀,直接在眶下缘内侧切开,向前达眼轮匝肌(示意图 1.15),这便提供了另一条途径到达脂肪。在眼轮匝肌和眶隔之间进行分离,直到下眶缘,并通过切开弓状缘进入脂肪腔。下穹窿结膜入路方法更直接、更简单,避免了眶隔的切口、眶隔的瘢痕和收缩的风险。

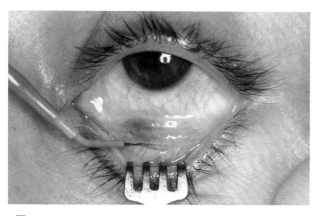

图 10.4a
睑板下缘切开结膜

10.4b

一旦切开结膜和下睑缩肌,眶脂肪就会从切口自动膨出。切口后缘的向上牵引会促使脂肪进一步脱出,同时有助于保护角膜。

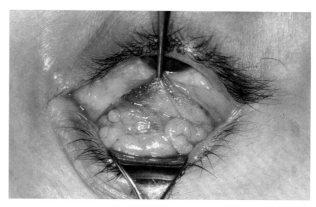

图 10.4b
中央脂肪团膨出

10.4c

大范围打开脂肪袋,可暴露出一处较大的内侧脂肪垫,可以再细分为内侧脂肪垫和中央脂肪垫,另外还有一处较小的外侧脂肪垫。轻轻地分离内侧和中间脂肪垫,直到可以看到下斜肌为止(1.8、示意图 1.14、示意图 1.15)。在切除脂肪之前,必须先确认该肌肉,并且在接下来的手术过程中小心谨慎,以免损伤。

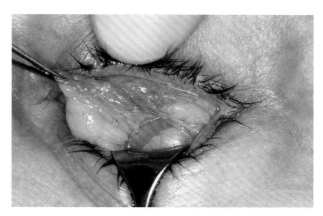

图 10.4c
识别出下斜肌

10.4d

　　轻轻打开脂肪垫,让脂肪进一步膨出。使用精细的弯止血钳夹住脂肪,在没有过度牵拉的情况下切除多余脂肪,并烧灼脂肪的切口边缘,然后取下止血钳,在脂肪退缩回眶内之前充分烧灼脂肪残端止血。为了估测卧位患者所需切除的脂肪量,嘱患者闭上眼睛,通过上睑轻轻按压眼球,残留的脂肪应刚好达到下眶边缘的水平。在下睑复位的情况下重复上述操作,并检查每个脂肪团中是否有明显的残余脂肪膨出。避免行过多脂肪切除,否则术后会出现下睑凹陷。最终目的是实现在双下睑自然的饱满度和对称性。

10.4e

　　内侧和外侧脂肪团可能难以定位,通过闭合的眼睑,对眼球施加轻微的压力,可促使脂肪膨出,从而便于切除。

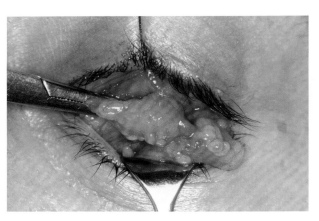

图 10.4d
夹住多余的脂肪并切除

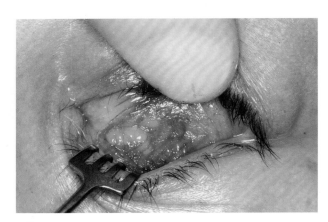

图 10.4e
上睑和眼球受压后内侧脂肪膨出

10.4f

　　一旦切除了足够的脂肪,结膜切口可以开放不用缝合,也可用较细的可吸收缝线关闭结膜切口。

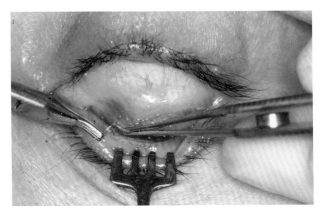

图 10.4f
缝合结膜切口

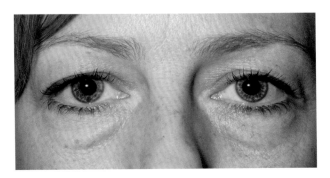

图 10.4 术前 A
中度下睑脂肪脱垂

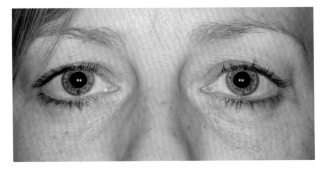

图 10.4 术后 A
结膜入路的下睑成形术后 3 周

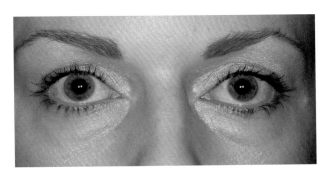

图 10.4 术前 B
中度下睑脂肪脱垂

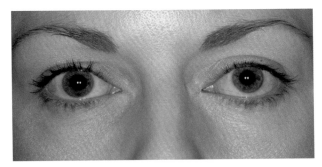

图 10.4 术后 B
经结膜入路的下睑成形术后 1 个月

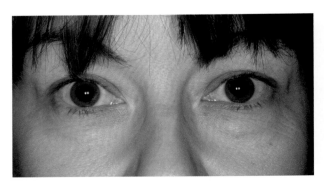

图 10.4 术前 C
轻度的下睑脂肪脱垂

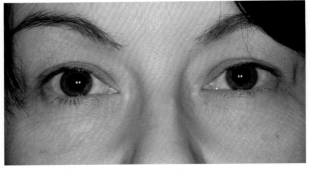

图 10.4 术后 C
经结膜入路的下睑成形术后 6 周

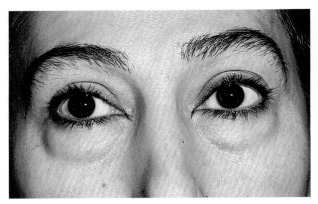

图 10.4 术前 D
明显的下睑脂肪脱垂

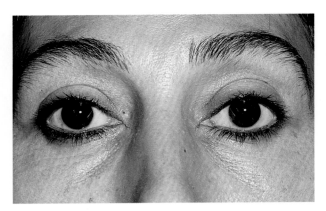

图 10.4 术后 D
经结膜入路下睑成形术后 2 个月

并发症及处理

经结膜入路下睑成形术后最常见的并发症是双侧眼眶脂肪切除不足或者术后不对称的眶脂肪脱垂。但是，这也比过度切除脂肪要好，可以再次手术切除多余的脂肪。

如果脂肪切除过多，导致下睑凹陷，那么缺失的容积就需要填充。可以通过真皮组织填充（13.3a～13.3c）或脂肪颗粒注射来修复（18.6），也可以考虑使用非自体材料填充。

术后下睑退缩不似皮肤入路常见，因为手术过程中没有切除皮肤，也未损伤眶隔。如果确实出现且比较明显，那么就需要植片植入来修复（11.8）。下斜肌损伤并不常见，但是短暂的肌肉功能减弱是可能会出现的。

10.5　经皮肤入路下睑成形术

下睑成形术后最常见的问题是去除了过多的皮肤,以及并未矫正水平方向的下睑松弛。

许多年龄<50岁的患者仅有脂肪脱垂,并不需要切除任何皮肤,最好采用经结膜入路下睑成形术(10.4)。如果皮肤多余,切除应保守。在下睑内侧应该不切除或者很少切除皮肤,而真正多余的皮肤应该从外侧切除。大多数需要去除皮肤的患者也需要同时去除相应量的眼轮匝肌。

一些老年患者可能只是在眼睑与面颊交界处有松弛的皮肤皱褶,这样的患者只需要使用皮肤夹捏技术,评估需要去除的多余皮肤量,进行皮肤切除而并不需要去除眼轮匝肌,然后直接缝合皮肤切口即可(图10.5a)。

脂肪的膨出可以通过脂肪的切除或脂肪重置来矫正(10.5i~10.5l)。

水平向的下睑松弛,可以根据松弛的程度,用几种方法来矫正(10.5n~10.5r和7.2)。

10.5.1　切开皮肤和暴露眶隔

10.5a

在睫毛下1~2mm处做皮肤切口的标记,从泪小点到外眦,向外延伸,在外眦部位邻近外侧眶缘时稍微向下。这条线至少应该距离上睑成形术切口的外侧4mm以上。

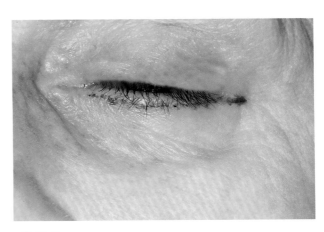

图 10.5a
标记下睑皮肤切口

10.5b~10.5d

自皮瓣下与轮匝肌之间向下方分离约 10～15mm,如果轮匝肌明显多余,则在下睑板前切除一小条轮匝肌。

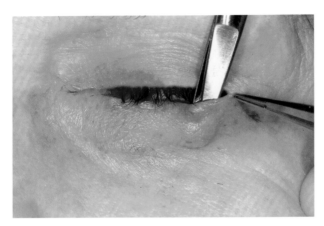

图 10.5b
皮肤分离到睑板下缘

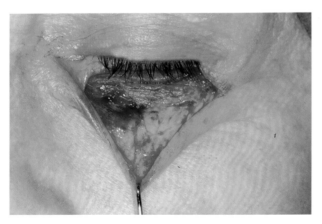

图 10.5c
拉开皮瓣暴露轮匝肌

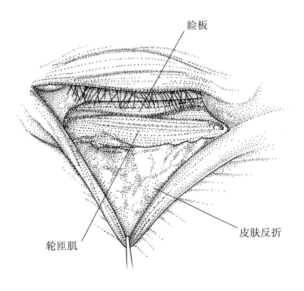

重要示意图 10.5c

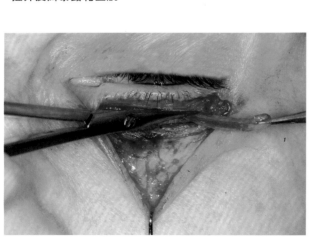

图 10.5d
切除睑板前一窄条轮匝肌

10.5e、10.5f

进入轮匝肌下,在轮匝肌和眶隔之间进行分离,直到眶下缘。

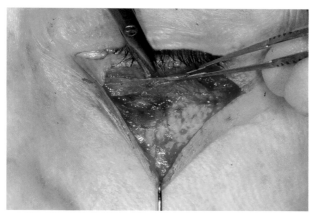

图 10.5e
在轮匝肌下眶隔前进行分离

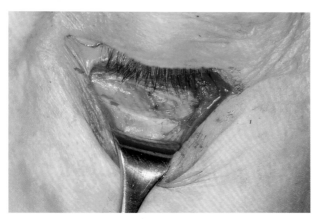

图 10.5f
眶下缘上有眶隔,附着于弓状缘,眶下缘处可见眼轮匝肌下脂肪垫(SOOF)

10.5.2 脂肪的处理

当眶隔完全暴露,就可以评估脱垂的脂肪。明显的脂肪脱垂可以通过三种方式进行处理:切除明显的多余脂肪(10.5g 和 10.5h);轻度或中度脂肪脱垂(或切除后的残余脂肪)可行脂肪重置,以填充眶下缘或鼻颧沟的凹陷;也可将眶隔缝合移行至眶下缘较低的位置(10.5i~10.5l)。如果脂肪膨出少,眶隔和其下的脂肪完全可以通过烧灼法进行收紧(10.1q)。

10.5g、10.5h 脂肪切除

通过水平切口打开眶隔,或在脂肪最膨隆的部位用剪刀做短的水平切口。但必要时,打开弓状缘处眶隔可将缩减的脂肪进行重置或进行眶隔重置(10.5i~10.5l)。如果需要切除脂肪,则从中央、内侧和外侧脂肪垫去除多余的脂肪,应在没有任何牵拉的情况下切除脂肪(10.1o 和 10.1p)。可以按照图 10.5w 和 10.5x 所述缝合下睑切口。另外一种方法是可以在切口缝合之前进行脂肪或眶隔重置(10.5i~10.5l)。

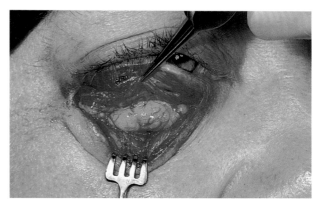

图 10.5g
眶隔打开,脂肪膨出

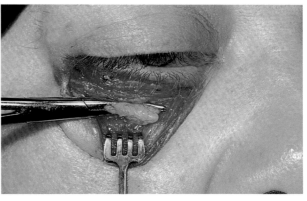

图 10.5h
膨出的脂肪在无任何牵拉状态下被切除

10.5i~10.5l 脂肪或眶隔重置

重置每个脂肪垫内的脂肪,将其置入下眶缘前间隙,直达鼻颧沟("泪槽")。用较细的缝线将它固定,并穿过皮肤,1周后拆线。

另外一种方法,如果眶隔在垂直向明显松弛,可在较低的水平缝合到下眶缘骨膜上。用几根较细的可吸收缝线,应特别小心,不要过于拉紧眶隔,否则可致眼睑退缩。如果伴有眼睑水平向松弛,应给予矫正。

复位并重置眶隔,因其后面有脂肪,可以减少眼睑-面颊连接处的凹陷。确定眶下缘,沿弓状缘打开眶隔,暴露出脂肪。

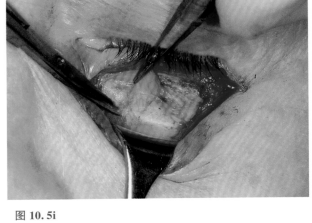

图 10.5i
眶缘处沿弓状缘打开眶隔

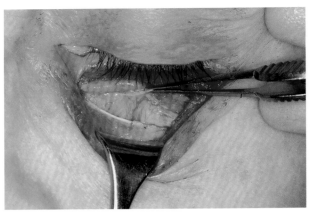

图 10.5j
从弓状缘打开眶隔,暴露中央脂肪垫

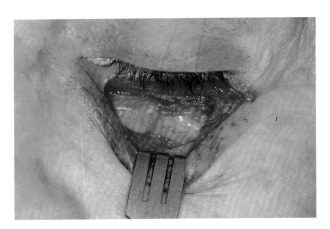

图 10.5k
眶隔重置,缝线将眶隔边缘固定于下眶缘骨膜之上

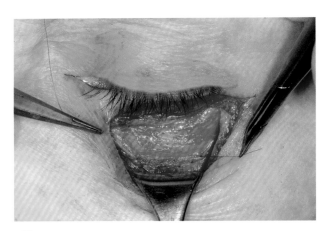

图 10.5l
眶隔重置,用几根可吸收缝线将松弛的眶隔缝合到下眶缘骨膜上,不要牵拉下睑

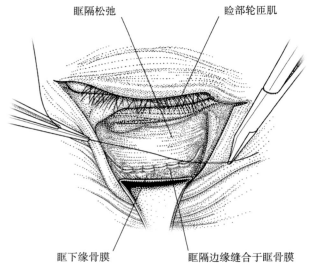

眶隔松弛　　　　睑部轮匝肌

眶下缘骨膜　　　　眶隔边缘缝合于眶骨膜

重要示意图 10.5l

10.5.3 水平向下睑松弛的矫正

如果存在水平向下睑松弛,应在眼睑成形术中及时矫正。根据下睑松弛和外眦角移位的严重程度分等级并进行矫正。对于轻度下睑松弛(10.5r),建议使用经外眦切开,折叠缝合技术,或下睑外眦韧带下支的折叠缝合技术(10.5m~10.5q)。更为明显的下睑松弛采用外侧睑板条悬吊术来矫正(7.2)。伴有明显外眦角移位的下睑松弛可以通过将整个外眦韧带重新定位在外侧眶缘上方进行矫正(10.5s~10.5w)。

需要注意的是,与眼球内陷相比,眼球突出患者下睑所受的下行矢量不同。伴眼球突出的患者下睑应该少收紧一点儿,外眦角要抬高一点儿,否则下睑会随着收紧而被压下。相反,眼球内陷患者的下睑,与较紧的下睑和稍低的外眦角相适应,以达到与下睑相同的眼睑位置。

10.5m~10.5q 经外眦固定下睑紧缩术

外眦切开固定的缝线是双针缝线,通过外眦处的切口缝合引入,并固定到外侧眶缘。

10.5m

沿着外眦韧带的下支向轮匝肌深面分离,露出外侧眶缘骨膜。

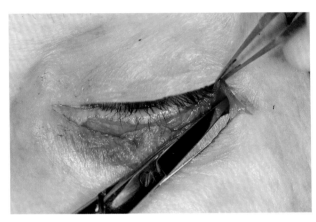

图 10.5m
轻度水平向的下睑松弛。眼轮匝肌下分离,并露出外侧眶缘骨膜,略高于 **Whitnall** 韧带

10.5n

在外眦角的下睑灰线上做一个 2mm 的切口。

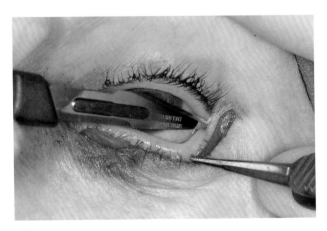

图 10.5n
在外眦角的下睑灰线上做一切口

10.5o~10.5q

将一根双针 4/0 或 6/0 单编织不可吸收缝线穿入切口,并在外眦角外眦韧带或略高于外眦韧带的外侧眶缘骨膜表面出针,结扎缝线,并观察外眦角的位置。

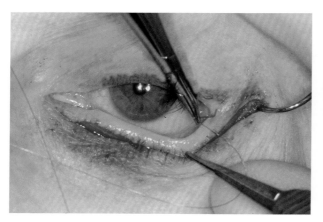

图 10.5o
双针编织不可吸收缝线穿过切口向外侧眶缘穿行

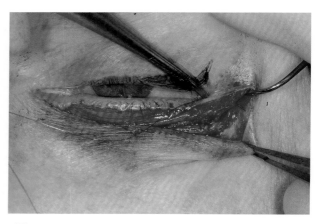

图 10.5p
缝线穿过轮匝肌下间隙,靠近外侧眶缘

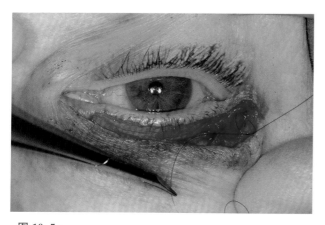

图 10.5q
缝线的第二针穿出,缝合线打结

10.5r 紧缩下睑并折叠外眦韧带

或者从睑板的外侧端或外眦韧带的下支穿入缝线,以同样的方法将其固定到外侧眶缘的骨膜上。

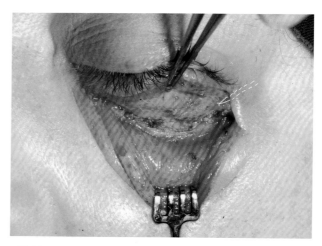

图 10.5r
外眦韧带折叠缝线(白色虚线标记的位置)

10.5s~10.5w 紧缩下睑——外侧睑板条或外眦韧带重置

采用下睑外侧睑板条悬吊矫正下睑松弛,已在 7.2 中讲述。整个外眦韧带的重置则很少使用,我们在此进行讲述。

10.5u~10.5w

将外眦韧带重新附着固定于外侧眶缘几毫米高的位置,如有必要可将其缩短,并用双针 4/0 不可吸收缝线固定,方法同外侧睑板条固定(7.2)。

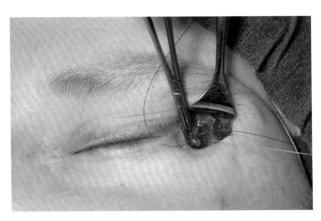

图 10.5u
双针 4/0 缝线重新固定外眦韧带

10.5s、10.5t 外眦韧带的重置

从外眦角外侧切开一个直切口,分离并暴露 Whitnall 结节水平处的外侧眶缘,确定外眦韧带在外侧眶缘内的具体位置(白色箭头)。分离韧带表面组织并从 Whitnall 结节上切断韧带。

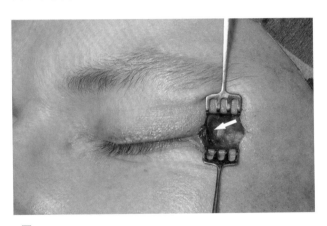

图 10.5s
外侧眶缘和外眦韧带的位置

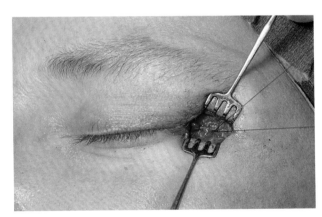

图 10.5v
当第二针穿出骨膜后缝线打结固定

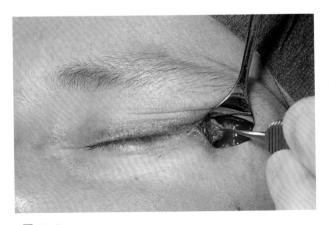

图 10.5t
从 Whitnall 结节表面剪断外眦韧带

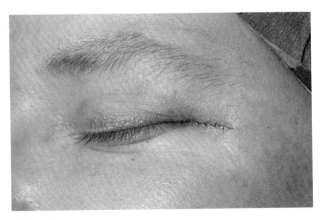

图 10.5w
切口分两层闭合

10.5.4 皮肤切除和切口缝合

用两或三根可吸收缝线或使用烧灼法关闭轮匝肌层的切口。

10.5x、10.5y

将下睑皮肤无张力地平铺在切口边缘,然后让患者张开嘴。在多余的皮肤上做好标记,应该是内侧区域皮肤几乎没有切除,而外侧区域的皮肤保守切除。切除多余的皮肤后,用单层连续或间断缝合,1周后拆除缝线。

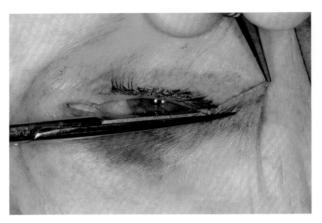

图 10.5x
保守的皮肤切除

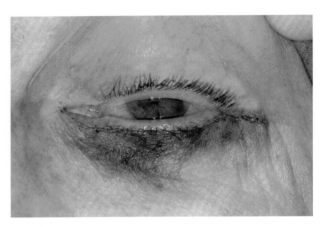

图 10.5y
缝合切口

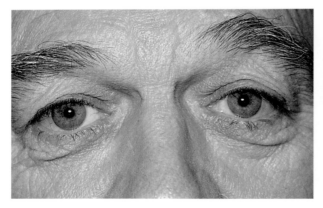

图 10.5 术前 A
下睑皮肤松弛

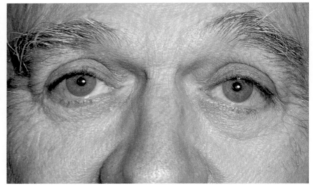

图 10.5 术后 A
下睑皮瓣整复术后 6 周,同时外侧睑板条悬吊进一步收紧下睑,减少巩膜外露

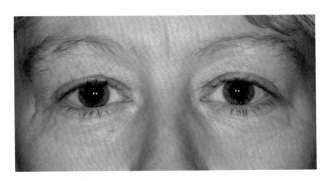

图 10.5 术前 B
轻度皮肤松弛和脂肪脱垂

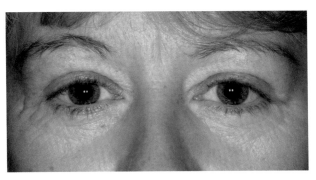

图 10.5 术后 B
下睑成形去除脂肪术后 12 个月

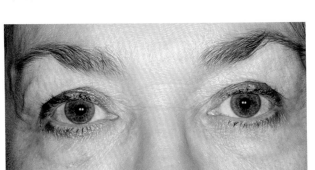

图 10.5 术前 C
轻度的外眦角下移位

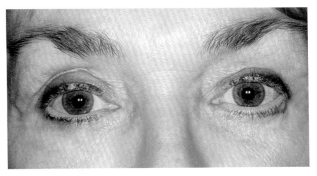

图 10.5 术后 C
折叠缝合外眦角抬高,下睑紧缩,下睑皮肤脂肪成形术

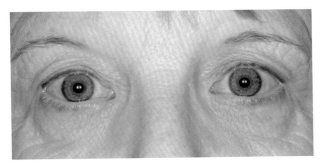

图 10.5 术前 D
轻度皮肤松弛和脂肪脱垂

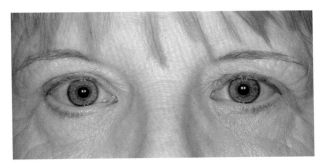

图 10.5 术后 D
下睑成形术后 6 周,局限性脂肪切除和脂肪重置

并发症及处理

如前所述,下睑成形术后的主要并发症是:眼睑退缩、巩膜外露、下睑外翻。如去除过多下睑皮肤或没有矫正水平向眼睑松弛,则会出现这些并发症。在进行下睑成形术时,通过矫正下睑松弛可以预防这些并发症。下睑成形术后再度下睑松弛可以用同样的方法再次进行矫正。然而,如果切除了过多的皮肤,可能就有必要进行全厚皮片的移植。

10.6 眶颧沟多重褶皱和颧袋

　　眶颧沟多重褶皱是上睑面颊部分多余皮肤的褶皱,治疗方式可以是直接切除并缝合。颧袋是在颧区脂肪垫皮下的肿胀,通常很少或并没有多余的皮肤,因此很难治疗,手术切除多余的组织通常无效。部分患者使用填充物来掩盖肿胀可能有帮助。

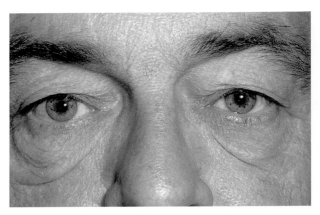

图 10.6 术前 A
颧部-面颊皮肤松弛

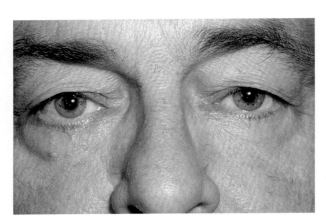

图 10.6 术后 A
直接切除术后 6 个月

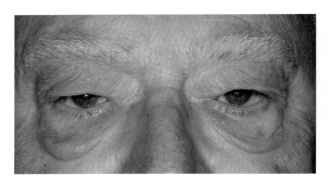

图 10.6 术前 B
颧部面颊和上睑皮肤松弛

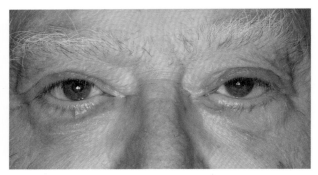

图 10.6 术后 B
颧颊皮肤松弛直接切除,上睑成形术后 1 个月

眉下垂

外侧眉比内侧眉更容易下垂，因为内侧眉深层附着更加牢固。

手术方式的选择

非手术方式包括肉毒毒素 A，可能需要与软组织填充物相结合。通过植入线（线雕技术）提升眉也是可行的，但效果往往是短暂的。可考虑用于年轻患者的轻度眉下垂，以及希望减少眉间和前额皱纹的患者。一旦形成真正的眉下垂，且上睑皮肤冗余者，上述方法则无明显效果。事实上，肉毒毒素 A 可能会加重眉下垂，降低主动抬升眉的能力。

手术方式包括：直接提眉、前额中部提眉、经发际线提眉、经重睑提眉术、外侧提眉术、冠状提眉术和内镜下提眉术。

直接眉提高术（10.7）适用于任何程度和类型眉下垂，通常为男性，也适用于老年女性和男性面部神经麻痹或明显的退行性眉下垂。它对内侧和中央部位的眉下垂最有效，偶尔需要额外的外侧提升。可采用外路法颞侧提升或联合上睑成形术的内路提升。

经额中部眉提升术（10.8）是直接提眉术的演变而成，适用于中老年患者，通常适于男性，有明显的前额皱纹，切口可以于皱纹中。瘢痕是可以逐渐淡化的，仔细地分两层缝合切口，效果还是令人满意的。

经发际线前额及眉提升术（10.9）是冠状提眉术（10.12）的一种演变，切口位于发际线正前方。这种方法会使前额略微缩短，但发际线位置通常不会受到明显影响，可能会略微降低。在一些患者中，瘢痕实际上是看不见的，也很容易被头发隐藏。

经重睑眉提升术（10.10）适用于任何年龄组，主要影响眉外侧 2/3 的相对轻度眉下垂，通常与上睑成形术整形术联合，通过同一个切口进行。大多数患者提眉的程度很小，但可以固定外侧眉。眉下（眼轮匝肌后）脂肪可同时进行削薄。

眉外侧提升术（10.11）适用于伴有明显外侧眉下垂的中老年患者，对眉间或前额中线没有影响，但可减少外眼角外侧的鱼尾纹和上睑外侧皮肤的松弛。该方法可以在颞侧发际线的后面或前面，或者在颞区的皮肤皱襞内。

冠状眉提升术（10.12）适用于眉间和前额皱纹线较深、中度至重度眉内侧和眉外侧均下垂的中老年人。这种方法是在发际线之后，发际线通过手术抬高，而位于发际线正前方的额前提眉术可使前额缩短，不抬高发际线，还可能会稍微降低发际线。

内镜下眉及前额提升术（10.13）适用于较年轻患者，通常适于女性，伴有轻度眉下垂。冠状和内镜下提眉术的细节描述超出了本图谱范围。

前额组织层为提眉术提供了几种不同的手术入路：皮下入路位于皮下脂肪内；帽状腱膜下入路深达帽状腱膜（颅骨前腱膜），但在骨膜表面；骨膜下入路深至骨膜。入路的选择往往取决于外科医生的选择。

在所有的眉和前额提升手术中，尤其是在前额外侧组织的深层分离时，必须小心避免损伤面神经额支。神经穿过颧骨的中点，大约在外眦和耳屏之间的中间进入前额，在眉尾上方约 1.5cm 处（示意图1.21）。它会在前额内走行分布于颞浅筋膜内（颞顶），支配额肌、轮匝肌、皱眉肌和降眉肌。

10.7 直接眉提升术

▶ （视频 20）

由于退行性改变或下运动神经元面神经麻痹,眉可能下垂。如果额肌有适当的功能,去除松弛的皮肤,利用下面的额肌可以有效地提升眉。但是,如果额肌功能不佳,眉就必须固定在骨膜上。

10.7a

当眉处于下垂位置时,标出其上缘的全长。将眉拉至预定位置,将记号笔保持在前额皮肤上方的这个水平标记位置。

10.7b

将记号笔保持在额部皮肤上方,保持眉水平,让眉再次下降至术前位置,然后让记号笔落在皮肤上,以标记切口的上方界限。在沿着眉的几个部位重复这个动作,估计要切除的皮肤、皮下组织和肌肉的范围。

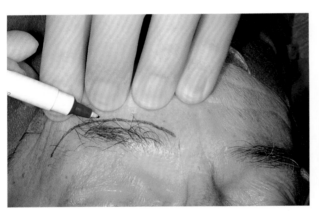

图 10.7a
通过牵引前额皮肤,将眉抬高至预定位置,记号笔悬在皮肤上

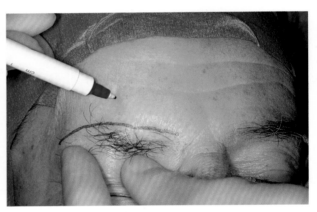

图 10.7b
允许眉下降至术前位置,记号笔降落在皮肤上,以标记皮肤切除的上限

10.7c

将标记线连接起来形成一个椭圆形。注射含有 1:100 000 肾上腺素的利多卡因,可以减少此区域的出血。

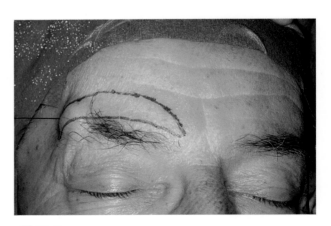

图 10.7c
预计切除的皮肤量

10.7d

注意识别眶上神经(1.17 和示意图 1.22)和从眶上切迹通过的血管。沿着标记线切开皮肤,注意尖刀与皮肤呈直角。经过皮下组织加深切口,直到露出皮下脂肪层,同时可以看到额肌。切除椭圆形皮肤,额肌可以在眶上神经和血管的外侧进行部分切除,但必须保留额肌的内侧和正前面。通过这种方式,神经和血管受损的风险最小。可以轻度过矫,随着时间推移,眉会在一定程度上再次下垂。

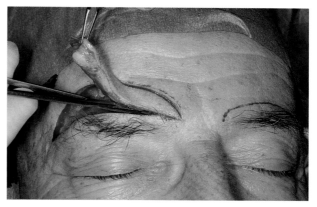

图 10.7d
切除皮肤和皮下组织,注意保护眶上神经和血管

10.7e、10.7f

将伤口分两层缝合。用 4/0 单编织可吸收或不可吸收缝线间断缝合,以闭合伤口的深层部分。为达到最佳的缝合效果,确保针头穿过切口两侧的真皮以及较深的组织。埋藏褥式缝合降低了线结暴露的风险。最重要的是,皮肤切口关闭之前不要留下无效腔(死腔),否则会造成明显的凹陷瘢痕。

如果额肌麻痹,则在切口上缘骨膜固定一针支撑眉。

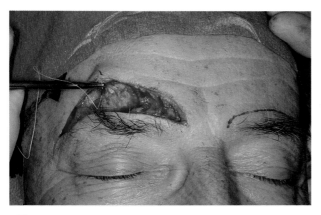

图 10.7e
用慢速可吸收 4/0 缝线关闭真皮和皮下脂肪层

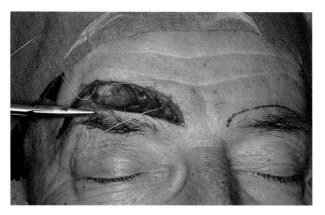

图 10.7f
埋藏线结

10.7g、10.7h

用 4/0 单丝缝线（2.3）连续锁边缝合封闭皮肤
切口，1 周后拆线。

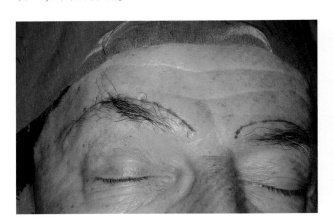

图 10.7g
深层组织埋藏缝合后的伤口外观

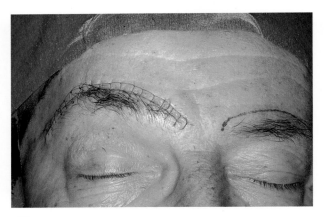

图 10.7h
皮肤切口用单编织尼龙线连续锁边缝合

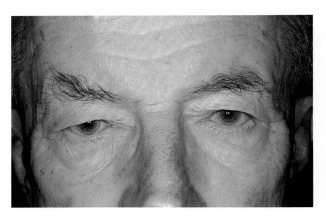

图 10.7 术前 A
双侧眉下垂

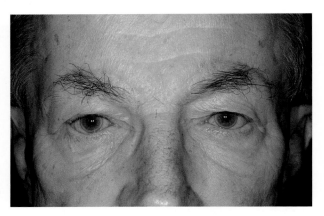

图 10.7 术后 A
双侧直接提眉术后 2 个月

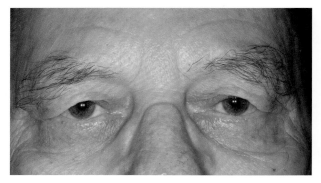

图 10.7 术前 B
双侧眉下垂和皮肤松弛

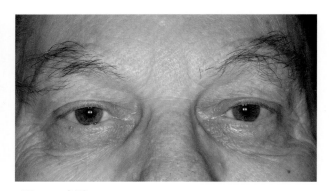

图 10.7 术后 B
直接提眉术和上睑成形术后 3 个月

并发症及处理

由于眉会再次下垂，因此，矫正不足是很常见的并发症之一。如果缝合切口不够仔细，切口处瘢痕可能会相当明显。最严重的并发症是眶上神经损伤，导致前额部皮肤麻木或感觉异常，这种损伤可能是永久性的。如果在皮肤和肌肉切除过程中，以及在烧灼止血的时候可以准确识别神经，就可以避免损伤该神经。

10.8 经额中部眉提升术

深的额纹便于隐藏伤口，这种手术方式几乎仅用于男性。

10.8a

在前额中部划一个曲线切口，最好切口隐藏于额纹的皱褶内。如果两个平行的前额部皱褶间距距离合适，则在上面的一条皱褶做标记。图示患者在眉上方有一个以前的瘢痕和一个较高的切口标记线。

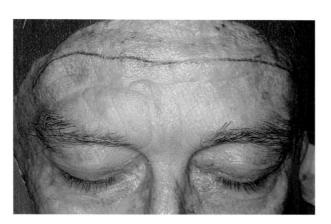

图 10.8a
前额中上部的切口标记在前额额纹内

10.8b

切开皮下深达脂肪层，如果较深的切口深入颅外腱膜（帽状腱膜）的疏松的腱膜组织内，则会切断更多的感觉神经，并导致前额感觉损伤。将皮瓣分离至眶上缘水平，注意避开眶上神经和血管。向上拉动皮瓣，并标记第二个切口的高度。

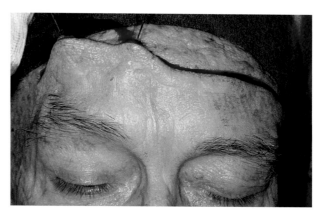

图 10.8b
向上拉动前额皮瓣，估计需要切除的程度

10.8c

切除多余的皮肤。

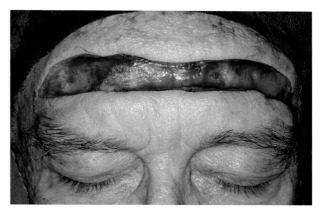

图 10.8c
切除深达皮下脂肪层的组织

10.8d、10.8e

仔细分两层缝合关闭皮肤切口。

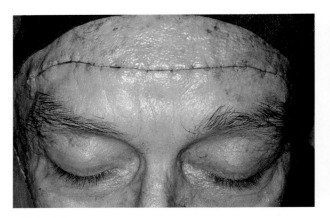

图 10.8d
深层缝合关闭真皮层和皮下脂肪层

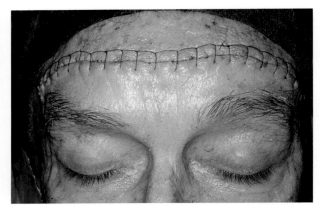

图 10.8e
4/0 单编织缝线连续锁边缝合关闭皮肤切口

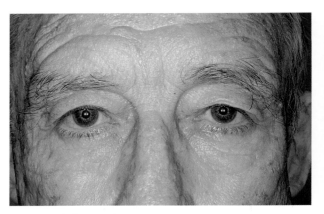

图 10.8 术前 A
双侧眉下垂

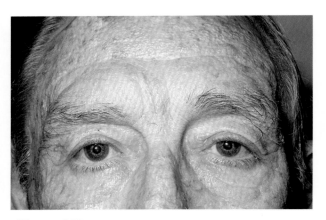

图 10.8 术后 A
前额中部眉提升术后 6 个月

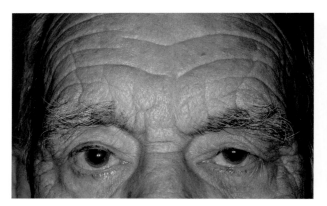

图 10.8 术前 B
前额有明显皱纹的眉下垂

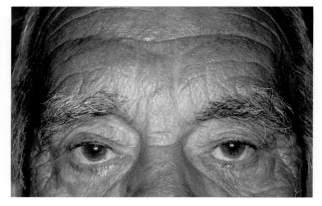

图 10.8 术后 B
前额中部眉提升术后 9 个月

尽管在缝合切口时很仔细,但瘢痕经常可见。切口上方的感觉经常受损。如果前额组织分离不充分,眉提升量可能是有限的。

10.9 经发际前额及眉提升术

（视频 21）

经发际提眉术是冠状提眉术的一种演变,但是切口更靠前,就在发际线前面。切口深度可以在皮下、帽状腱膜下或骨膜下,这取决于外科医生的选择。下面将描述经发际皮下眉提升,这种方法比深层分离造成的感觉异常要少。

10.9b

切开皮肤至皮下脂肪深层,帽状腱膜前。在这个平面向下分离,尽量避免对帽状腱膜和额肌的损伤,分离至眶上缘。注意避免损伤眶上神经和中央的血管和外侧的面神经额支。

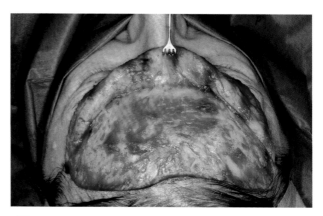

图 10.9b
前额皮下皮瓣

10.9a

大约在发际线正前方做切口标记,从耳顶部的正前方延伸到另一侧的同一点。

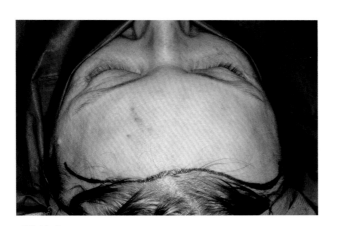

图 10.9a
发际前切口标记

10.9c

在多余皮肤上做标记。在多余皮肤的中央做一个垂直切口,并用缝线将这一点固定在头皮上,非常有帮助。在切除多余的前额皮肤之前,检查是否标记正确。

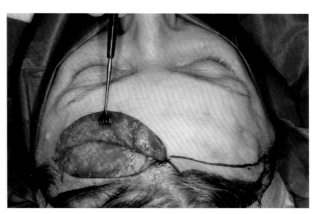

图 10.9c
标记多余皮肤,中心垂直切口缝合固定皮肤

10.9d、10.9e

切除多余的前额皮肤,并对合两侧皮肤伤口,检查眉是否提升至满意位置。按照直接提眉术所述(10.7),将皮肤分两层缝合。如果有残余出血,可以插入真空吸引引流管,第2天拔除。

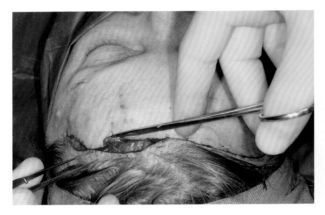

图 10.9d
用可吸收的 4/0 缝线缝合皮下组织层

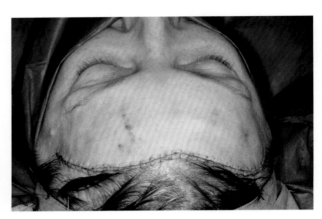

图 10.9e
皮肤连续锁边缝合

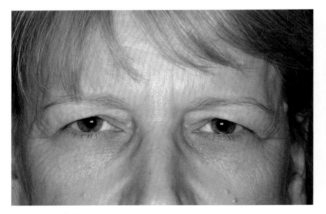

图 10.9 术前 A
双侧眉下垂

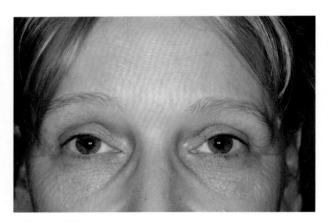

图 10.9 术后 A1
皮下额前提眉术后 9 个月

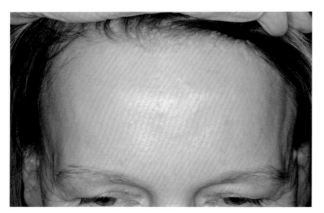

图 10.9 术后 A2
前额瘢痕愈合良好。头皮感觉局限性缺失

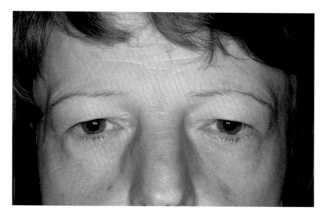

图 10.9 术后 B
双侧眉下垂

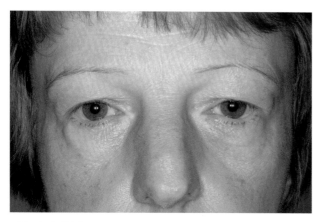

图 10.9 术后 B1
经发际切口前额提升术后 1 年

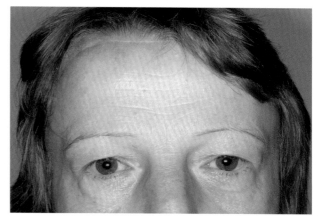

图 10.9 术后 B2
前额瘢痕愈合良好。头皮感觉中度缺失

10.10 经重睑眉提升术

主要适用于轻度眉下垂,主要影响外侧眉。

10.10a

在眉上标出缝线的位置,以达到预期高度。如 10.10a~10.10k 所述,暴露眶隔。

10.10b

在轮匝肌后方和眶隔前表面继续向上分离(箭头),直到暴露出眶上缘。紧靠轮匝肌后方和眉下脂肪垫之间向上分离至眉深处,直到约1cm 的前额骨骨膜暴露在眉脂肪上方。

如有必要,如图所示可以去除部分脂肪垫(ROOF),大约从眶上缘外侧的近中点处削薄脂肪垫。脂肪去除应该保守,尽量保证一个光滑完整的表面,以避免术后眉外观和轮廓不规则。

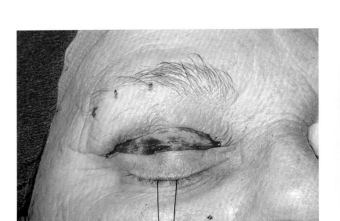

图 10.10a
标记缝线的位置并暴露眶隔

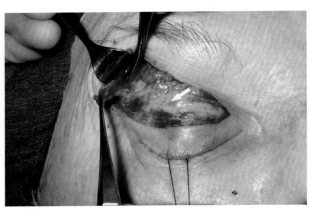

图 10.10b
分离眼轮匝肌深面,向上至眶上缘,自外侧去除部分 **ROOF**

10.10c、10.10d

　　用 4/0 不可吸收缝线穿过紧邻术前标记线的眉正下方皮肤,在相应眼轮匝肌的同一深度处出针。缝合线的这一段仅作为标记,一旦针穿过骨膜和眉下脂肪,缝合线的一端将穿出皮肤完成深层固定。

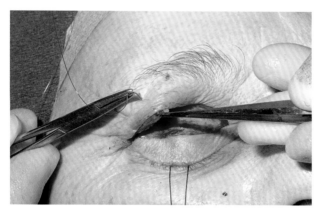

图 10.10c
在皮肤标记处进针,中央固定缝线

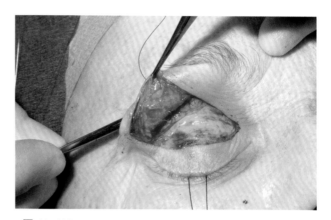

图 10.10d
立即进入标记部位的深面

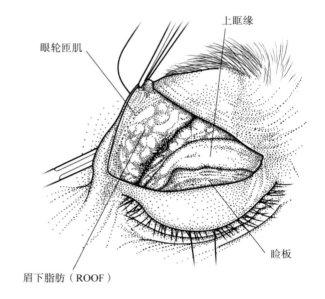

重要示意图 10.10d

10. 10e

　　将针头穿过眶上缘的眉脂肪上方约 1cm 处的骨膜(箭头)。

10. 10f、10. 10g

　　将针头穿过眉部的皮下组织,将缝线自由端穿过皮肤拉入手术伤口部位。用同样的方法再缝两根缝线,缝线打结,固定并抬高眉。

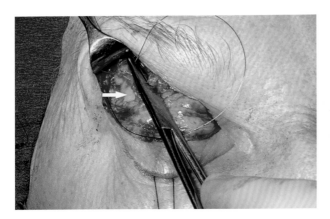

图 10. 10e
缝线穿过位于眉脂肪上方的额骨膜

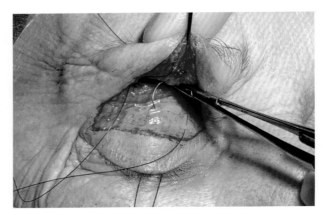

图 10. 10f
缝线穿过眉部位的皮下组织

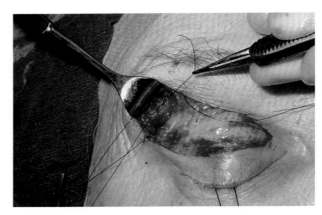

图 10. 10g
缝线末端从皮肤中穿过,缝线在皮下打结

10. 10h

关闭眼睑成形术切口。

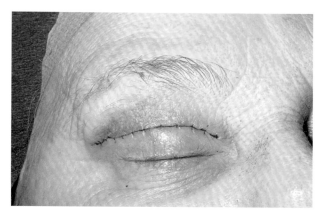

图 10. 10h
关闭切口

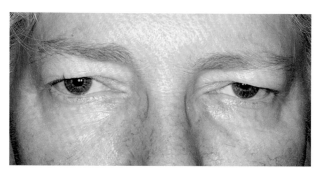

图 10. 10 术前
轻度眉下垂，右侧更明显

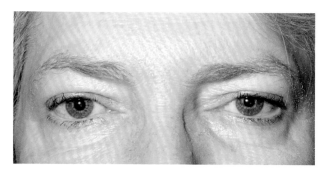

图 10. 10 术后
经重睑眉提升术和上睑成形术后 2 个月。注意眉外侧轻微凹陷

并发症及处理

　　眉的凹陷可能是由缝线引起的，用这种方法提眉的量是有限和不充分的。

10. 11 眉外侧提升术

　　眉下垂可能仅仅发生于眉的外侧,而并没有整体的眉下垂。这可以通过去除眉外侧上方一个椭圆形的皮肤和肌肉来有效地矫正。这个椭圆形的皮肤切口可以设计在前额的皮肤皱纹处,或者在发际线前面或后面。

10. 11

　　在颞部皮肤的选定位置或靠近发际线附近做切口,从皮下平面内向眉梢部分离。注意避免损伤面神经的额支,该支在这个层面的深部。评估多余的皮肤,按照前额提眉术所描述的方法去除皮肤,并分两层缝合。

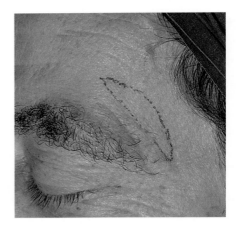

图 10. 11
前额外侧皮肤的椭圆形标记

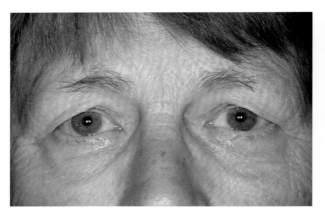

图 10. 11 术前 A
外侧眉下垂

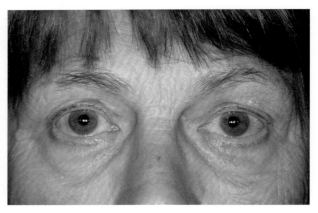

图 10. 11 术后 A
外侧眉下垂提升术后 4 个月

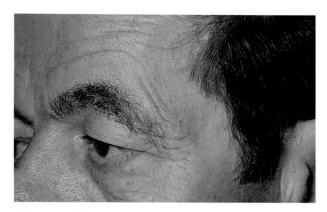

图 10.11 术前 B
眉外侧下垂

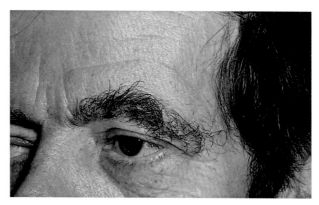

图 10.11 术后 B
眉外侧提升术后 3 个月

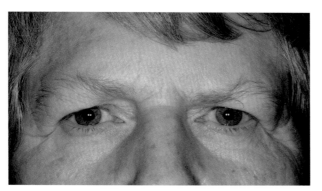

图 10.11 术前 C
明显的眉外侧下垂

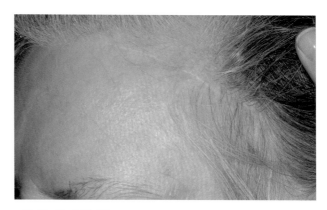

图 10.11 术后 C1
发际切口和瘢痕

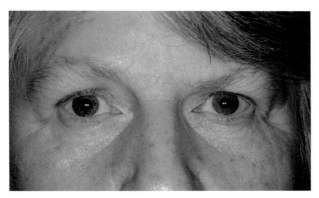

图 10.11 术后 C2
眉外侧提升术后 9 个月,左内侧眉下垂矫正不足,充分经
发际提眉术是一种更为有效的方法

10.12 冠状眉提升术

许多外科医生认为,冠状入路眉下垂矫正同其他方法相比较是"金标准"。虽然它在矫正眉下垂方面很有效,但已经不那么受欢迎,因为并发症和其他可替代的方法。虽然瘢痕隐藏在发际线后面,但冠状提升会引起伤口后面的感觉完全丧失,沿着伤口的脱发也很常见,会抬高发际线,而很多老年患者本身发际线已经后退了,因此,通常更倾向于选择经发际提眉术。

10.13 内镜下眉及前额提升术

这项技术的显著优点是瘢痕很好地隐藏在发际线之后,但是,所获得的提升量非常有限,而且可能是暂时的,且发际线被抬高。其实轻度眉下垂的年轻患者最适合内镜手术,但是现在许多外科医生更喜欢用其他方法,如用经发际提眉术。

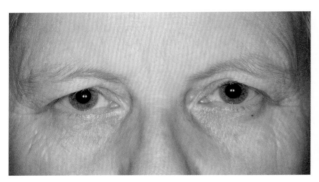

图 10.13 术前
中度眉下垂

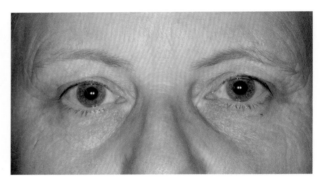

图 10.13 术后
内镜提眉术后 6 个月

中面部下垂

面颊下垂导致下睑垂直拉长,它突出了眼睑下垂的眼眶脂肪和面颊下垂的颧脂肪之间的眶下缘凹陷(颧颊沟)。鼻颧沟的加深——泪槽畸形的形成——鼻唇沟也更加明显。这可能会导致下睑退缩。

面颊提升或中面部提升手术的目的是将颧脂肪垫和邻近面部组织恢复到颧骨隆起上方的解剖位置。

通常一部分年轻患者的面部年轻化并不需要行面颊下垂矫正,老年患者在下睑成形术中可能会考虑面颊提升,这是一种非常有用的技术,用来增加下睑的支持,减少皮肤量不足,预防下睑退缩(11.9)。

由于美容原因,决定是否矫正面颊下垂的第一个因素是是否需要或期望行全面部提升。虽然很多患者不愿意考虑范围更广的全面部提升手术。如果患者存在明显的鼻唇沟、面颊下颌部和颈部皮肤松弛,可以在眼睑成形术前对是否行面颊提升术进行沟通。

(王越,李冬梅)

拓展阅读

Alford EL 2000 The SOOF lift as an adjunct in rehabilitation of facial paralysis: Help or hype? Facial Plast Surg 16:345-349

Ben Simon GJ, Lee S, Schwarcz RM, McCann JD, Goldberg RA 2006 Subperiosteal midface lift with or without a hard palate mucosal graft for correction of lower eyelid retraction. Ophthalmology 113:1869-1873

Booth AJ, Murray A, Tyers AG 2004 The direct brow lift: Efficacy, complications, and patient satisfaction. Br J Ophthalmol 88:688-691

Chen WPD, Khan JA, McCord CD 2004 Colour atlas of cosmetic oculofacial surgery, Butterworth- Heinemann, Oxford, UK

Coleman- Moriarty K 2004 Botulinum toxin in facial rejuvenation, Mosby, Edinburgh

Dailey RA, Saulny SM 2003 Current treatments for brow ptosis. Curr Opin Ophthalmol 14:260-266

Kontis TD, Lacombe VG 2013 Cosmetic injection techniques, Thieme, New York

Lam SM 2014 Asian blepharoplasty. Facial Plast Surg Clin North Am 22:417-425

LaTrenta GS 2004 Atlas of aesthetic face and neck surgery, Saunders, New York

Lemke BN, Stasior OG 1982 The anatomy of eyebrow ptosis. Arch Ophthalm 100:981

Liu D, Hsu WM 1986 Oriental eyelids, anatomic difference and surgical considerations. Ophthal Plast Reconstr Surg 2:59

Walrath JD, McCord CD 2013 The open brow lift. Clin Plast Surg 40:117-124

第十一章

眼睑退缩

简介

角膜暴露是眼睑退缩最严重的并发症。当眼睑闭合不全时,特别是合并泪液分泌减少、Bell 阴性或角膜知觉减退时,即使眼睑位置正常者也可发生角膜暴露。此外,即使无角膜暴露,但伴有美容性不对称,也需要降低上睑高度或提高下睑高度以矫正眼睑退缩。

分类
退缩伴随:

- 无皮肤和结膜缺失;
- 皮肤缺失;
- 结膜缺失。

手术方式的选择

如眼睑退缩仅由皮肤缺失造成,则可能出现眼睑退缩伴睑外翻,可采用植皮或 Z 成形术矫正(参见第七章)。

如眼睑退缩是由结膜瘢痕化引起,也可能导致睑内翻,需要延长眼睑后层以矫正(参见第六章)。

如无皮肤和结膜缺失,眼睑退缩仅由眼睑缩肌的缩短造成,可采用本章的手术方式。

单独切除上睑 Müller 肌(11.1),可使眼睑降低2mm。不伴植片植入的 Müller 肌和提上睑肌腱膜后徙术,可使眼睑降低 3mm(11.2 和 11.3)。上睑缩肌及结膜的全层眼睑后徙术可应用于任何程度的眼睑退缩,但手术效果难以预测。

在上睑(11.5 和 11.6)或者下睑(11.7)的手术中,植入植片可以矫正 4mm 或更多的眼睑退缩。下睑手术更常使用植片,而上睑手术通常不需要。巩膜作为植片目前较少使用,但效果仍令人满意。其他可选择的方法参见第二章第四节。

轻度的皮肤缺失导致的下睑退缩,而不伴睑外翻者,通常可通过提升面颊部组织及皮肤来矫正(11.9)。

对于难以矫正的持续性下睑退缩,可能需要采用自体阔筋膜悬吊术辅助矫正(7.14)。

有时需单独提升外眦和下睑外侧 1/3,以辅助下睑缩肌后徙术。主要包括折叠缝合术(10.5m～10.5r)或外侧睑板条悬吊术等(7.2)。有时可行小的外侧睑缘缝合术(11.11)。有时需提升整个外眦部,此时需提升外眦韧带高度提升外眦高度(10.5s～10.5w)。通过手术提升显著移位的外眦(或内眦)的方法将在第十八章第二节讨论。

面神经麻痹时,金片植入可以替代上睑缩肌后徙术(11.7)。

Müller 肌

11.1 Müller 肌切除术

11.1a

在上睑预置牵引线,眼睑拉钩翻转上睑。在靠近睑板上缘(箭头)做一个小的全层切口,以进入腱膜后间隙(示意图 1.17)。

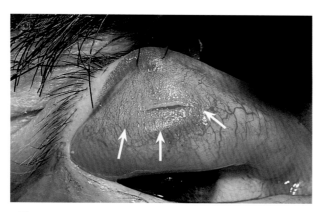

图 11.1a
靠近睑板上缘的切口

11.1b

贯穿睑板全长向内、向外延长切口

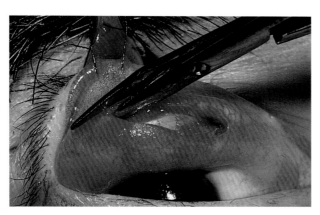

图 11.1b
平行睑缘向内、向外延长切口

11.1c

结膜与 Müller 肌紧密共同附着于睑板上缘,将其向眼球方向牵拉,可见 Müller 肌(一层菲薄的血管丰富的肌肉薄片附着于睑板上缘)。沿腱膜后间隙向上分离(示意图 1.17),分离腱膜后表面和 Müller 肌前表面之间的细小连接直至间隙顶部,分离 10～12mm 可至 Müller 肌与提上睑肌腱膜的附着点处(9.2a～9.2c)。

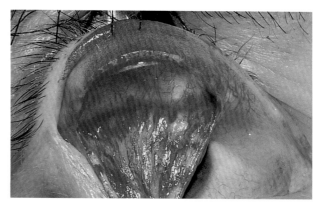

图 11.1c
分离 Müller 肌和提上睑肌腱膜,下拉上睑板条

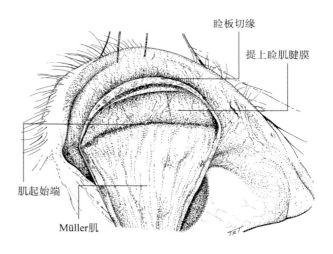

重要示意图 11.1c

11.1d

　　将 Müller 肌与睑板和下方结膜分离,直至附着点处。

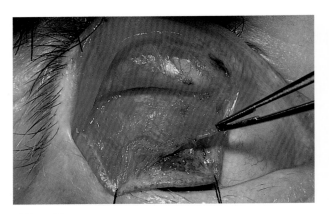

图 11.1d
结膜与 **Müller** 肌分离

11.1e

　　沿提上睑肌后表面分离 Müller 肌至附着点处,切除 Müller 肌。

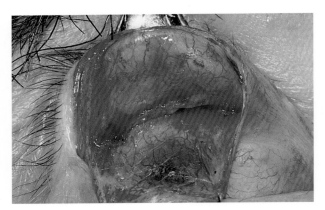

图 11.1e
沿提上睑肌附着点处分离并切除 **Müller** 肌

11.1f

　　切除睑板条,用 7/0 或 8/0 可吸收缝线连续缝合结膜至睑板缘。埋藏线结或穿过组织带到皮肤面。根据眼睑退缩的程度,将牵引缝线粘贴到颊部 24～48 小时(22.2b)。

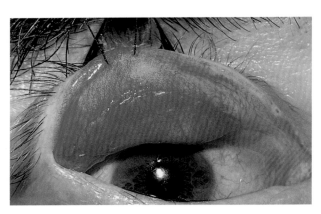

图 11.1f
伤口闭合

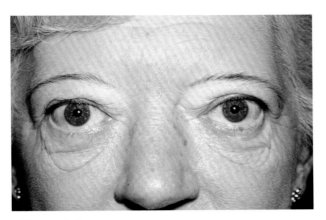

图 11.1 术前
甲状腺相关眼病伴上睑退缩

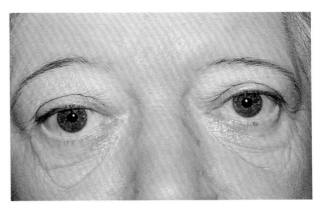

图 11.1 术后
Müller 肌切除术后 3 个月

并发症及处理

如果 Müller 肌切除不全,部分眼睑退缩将持续存在,会导致眼睑弧度不良。如果十分明显,则需要切除残余的肌纤维。

Müller 肌及提上睑肌后徙术

手术方式的选择

如不使用植片,采用后入路方式矫正眼睑退缩(11.2)相对更容易,但以睫毛为参照基线,皮肤皱襞将会抬高。虽对双侧病例并无影响,但单侧病例会导致双眼不对称而影响美观。而采用前入路方式后徙缩肌群可避免这种情况的发生(11.3),可实现皮肤皱襞高度与对侧保持水平。如采用前入路方式,需切除过量的脂肪和/或皮肤。

如使用植片,通常优先选择前入路方式(11.5),但也可以采用后入路方式(11.6)。

11.2 非植片植入的上睑缩肌后徙术——后入路

11.2a

按照 11.1a 和 11.1b 中的描述,翻转上睑并切开睑板。

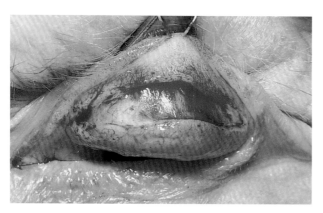

图 11.2a
切开睑板,暴露提上睑肌腱膜后表面

11.2b

暴露提上睑肌腱膜,加深切口并暴露眼轮匝肌(图 9.2b～图 9.2f 和示意图 1.17)。沿提上睑肌腱膜和轮匝肌间隙向上分离,每次数毫米,并需逐一重新评估眼睑位置。以轻度过矫为目标。

但对于甲状腺相关眼病眼睑退缩而言,外侧眼睑仍可能过高。详见 11.3d。

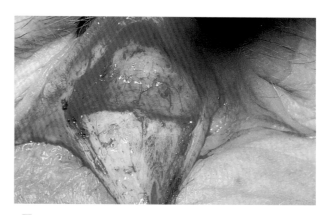

图 11.2b
向下牵拉提上睑肌腱膜以暴露眼轮匝肌

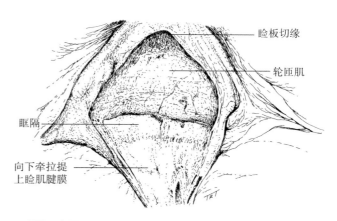

重要示意图 11.2b

11.2c

对于持续或复发的上睑退缩,可用 6/0 或 7/0 可吸收缝线连续或间断缝合,将上睑缩肌和结膜后徙缝合至其适当位置的轮匝肌上(虽然这不是必需的)。埋藏线结或穿过组织将其带到皮肤面。

留置牵引线(2.22b),并将其粘贴在颊部 48 小时。

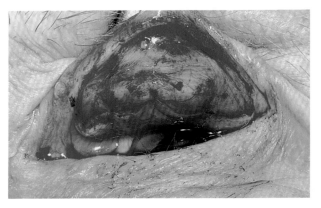

图 11.2c
后徙上睑缩肌并缝合至轮匝肌

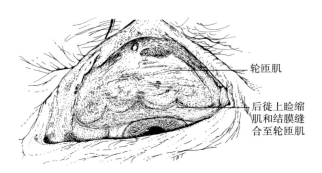

重要示意图 11.2c

轮匝肌

后徙上睑缩肌和结膜缝合至轮匝肌

并发症及处理

如眼睑退缩欠矫,在术后 4～6 周,按摩眼睑并牵拉睫毛(9.1～9.4,并发症及处理)可进一步降低眼睑位置。如此方式无效,则需再次手术。如矫正过度,随访 6 周,观察眼睑是否提高。如眼睑位置仍过低,将缩肌前徙至正常位置并重新缝合至轮匝肌。

如眼睑弧度不佳,则是上睑缩肌不均衡牵拉所致。重新打开切口并调整眼睑缩肌不均衡部分,以获得满意的弧度。

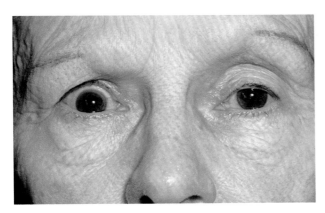

图 11. 2 术前 A

右眼上睑退缩

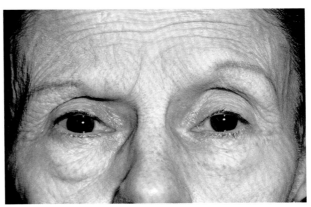

图 11. 2 术后 A

右眼无植片植入的上睑缩肌后徙术 (后入路) 后 3 个月

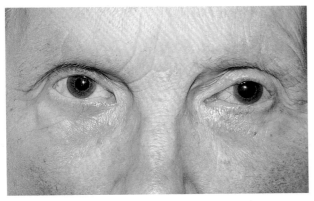

图 11. 2 术前 B

眼部带状疱疹后左眼角膜暴露和敏感性降低

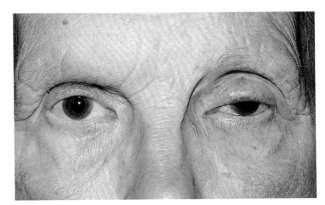

图 11. 2 术后 B

无植片植入的上睑退缩后徙术后, 角膜得到保护 (后入路)

11.3 非植片植入的上睑缩肌后徙术——前入路

11.3a

在预定的高度做皮肤皱襞切口。暴露提上睑肌腱膜和眶隔(9.1a~9.1c)。打开眶隔,分离上睑缩肌直至上穹窿(9.3e~9.3j)。

注意:如果希望降低上睑皱襞高度,为避免双重皮肤皱襞,松解现有的皮肤皱襞非常重要。上睑皮肤皱襞一般形成于皮肤与深层组织固定的最高位置。通常位于提上睑肌腱膜与轮匝肌附着处(示意图1.16)。为了松解现有皮肤皱襞(较高)的水平,沿轮匝肌和提上睑肌腱膜/眶隔之间向上分离,直至皮肤皱襞的深层附着处被松解为止。然后,打开眶隔使腱膜前脂肪垫脱垂至新的皮肤皱襞处,以阻止其在原皱襞处再附着。手术结束时,采用深层固定缝合以在新的较低水平上形成新的皮肤皱襞。

11.3b

回纳腱膜前脂肪垫并下拉提上睑肌腱膜以暴露 Whitnall 韧带。

如必要,可切除内侧和中央眶隔内明显过多的脂肪(图10.1o 和图10.1p)。

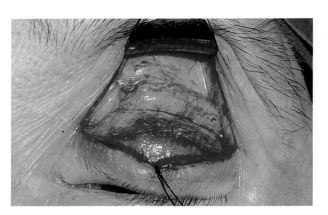

图 11.3a
分离上睑缩肌,打开眶隔

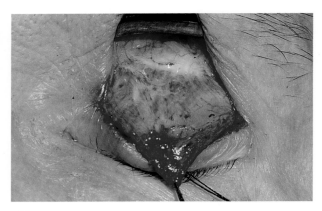

图 11.3b
牵拉提上睑肌腱膜,暴露提上睑肌和 Whitnall 韧带

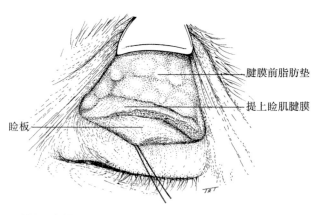

重要示意图 11.3a

11.3c

识别提上睑肌腱膜的内外角。

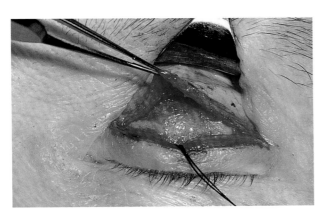

图 11.3c
提上睑肌腱膜内外角

注意:由甲状腺相关眼病导致的眼睑退缩,通常外侧眼睑难以降低到一个令人满意的高度。此时,需切开提上睑肌腱膜外角并重新评估眼睑弧度(11.3d)。如果眼睑外侧仍高,切开 Whitnall 韧带的外端(11.3e),从外侧游离组织直到获得令人满意的眼睑弧度,注意避免损伤泪腺。

11.3e

沿外角继续向上,切开 Whitnall 韧带的外1/3,重新评估眼睑弧度。此时,效果应令人满意,但是为了获得预期效果,可能需要进一步游离外侧组织。

11.3d

相对于睑缘其他部分,如无外侧眼睑退缩,则可以省略此步骤 11.3e。如有外侧眼睑退缩,比如甲状腺相关眼病的眼睑退缩,可切开提上睑肌腱膜外角并重新评估眼睑弧度。如仍有外侧眼睑退缩,则进行步骤 11.3e。

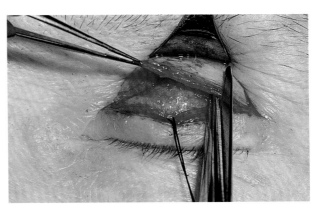

图 11.3d
切开提上睑肌腱膜外角

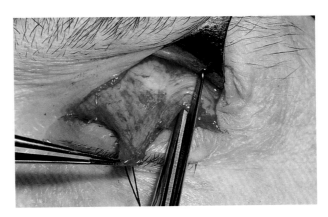

图 11.3e
切开 Whitnall 韧带

11.3f

　　用三条 6/0 不可吸收缝线以宽松的悬吊方式将提上睑缩肌重新缝合至睑板上,使眼睑达预期高度。如需采用 11.3d 和 11.3e 中描述的进一步分离解决持续的外侧眼睑退缩,那么可省略外侧悬吊式缝合。

　　缝合眼睑,带睑板前组织层缝合而非后徙的提上睑肌腱膜(9.1h)。留置牵引缝线(图 2.22b),将其粘贴到面颊上 48 小时。

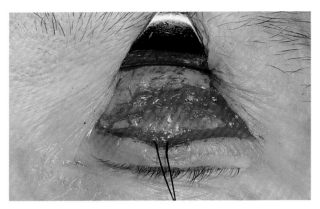

图 11.3f
用宽松的悬吊缝线后徙上睑缩肌——此甲状腺功能障碍患者无外侧缝线

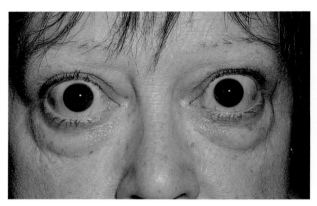

图 11.3 术前 A
甲状腺相关眼病上下睑退缩

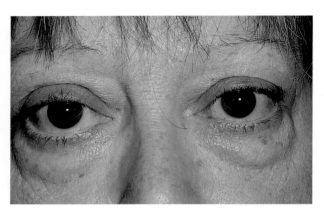

图 11.3 术后 A
无植片的上睑缩肌后徙和下睑巩膜植片植入术后 3 周

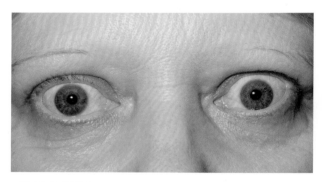

图 11.3 术前 B
甲状腺相关眼病上睑退缩

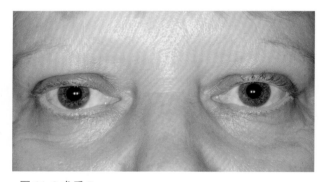

图 11.3 术后 B
无植片的上睑缩肌后徙术后 3 周

并发症及处理

可能的并发症及其处理方法与前述的后入路法相同。此外，即使尽了最大努力，眼睑外侧仍有可能偏高。如必要，待6个月后尝试进一步分离外侧组织。

如采取了如前所述的预防措施（11.3a），仍出现双重皮肤皱襞，则可在原来（或更高）的皱襞水平上进一步分离轮匝肌和提上睑肌以消除皱襞。

可选择的方式

可调节缝线。
详见第九章可选择的方式和示意图9.1。

11.4 眼睑全层后徙术

此手术除上睑缩肌以外，结膜也被后徙。适用于任何程度的上睑退缩。

11.4a

在预期眼睑皱襞位置处做皮肤切口。穿过轮匝肌和上睑缩肌加深切口，于睑板上缘水平暴露结膜。

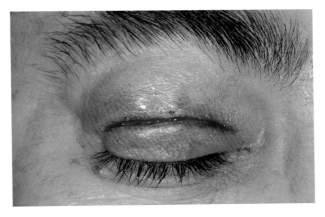

图 11.4a
做皮肤皱襞切口，加深至结膜水平

11.4b

从外侧切开结膜，延伸至中间与内侧1/3交界处。检查眼睑高度，如果眼睑外侧没有完全矫正，则切开提上睑肌腱膜外角。

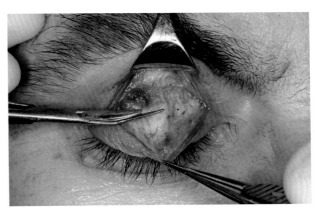

图 11.4b
切开外侧 2/3 结膜

11.4c

必要时，再切开内侧结膜，在睑板上界的中间与内侧1/3交界处留一个完整的桥状结膜瓣，直至获得令人满意的眼睑高度和弧度。

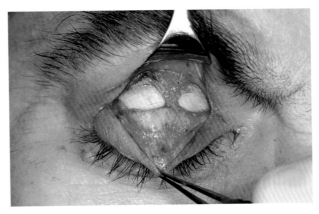

图 11.4c
切开的内侧结膜，做完整的桥状结膜瓣

11.4d

无须行深层缝合即可关闭皮肤切口。

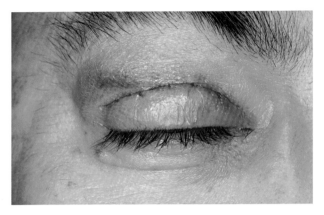

图 11.4d
单层缝合皮肤

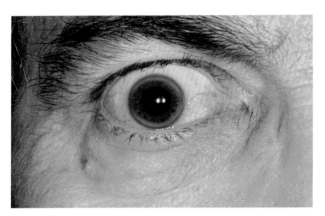

图 11.4 术前
甲状腺相关眼病眼睑退缩

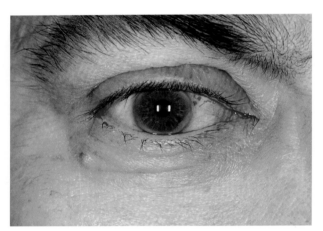

图 11.4 术后
术后第 1 天

并发症及处理

皮肤皱襞可能抬高。如果明显,可以调整(11.3a)。

眼睑退缩可能会矫正不足,有时也会矫正过度。如矫正不足,采用牵拉睫毛方法。操作步骤如下:患者下视,用拇指和示指抓住上睑睫毛。每隔2~3秒,用力向上凝视,下拉附着于睑板的上睑缩肌组织,以降低眼睑高度。该操作需持续约30秒,每天重复3次,直到眼睑与对侧同高或术后6周,此时效果不再显著。如不成功或者矫正过度,可在6个月后重新手术调整眼睑水平。重新打开伤口,通过悬吊式缝线调整眼睑缩肌的拉力(11.3)。

(伍玉洁,姜雪,刘洪雷)

11.5 植片植入的上睑缩肌后徙术——前入路

　　尽管植片植入对严重的上睑退缩有重要的作用，但不采用植片的上睑缩肌后徙术越来越普遍。缝线悬吊法是首选（11.3f）。由于有潜在的传播感染风险，目前异体巩膜作为植片已较少使用。自体耳软骨或者异体材料例如薇乔可吸收网是可以考虑的备选材料。

11.5a

　　充分分离上睑缩肌（11.3a～11.3e），使眼睑下降到满意的高度。如果要调整皮肤皱襞的高度，处理方式参见 11.3a 中的注释。

11.5b

　　使用异体巩膜或其他备选材料（2.17～2.18）制备植片，植片的横向长度约 15mm，其垂直尺寸取决于眼睑退缩的病因。对于甲状腺相关性眼睑退缩，需要 2 倍的矫正量才能达到满意的眼睑水平。例如，5mm 的退缩就使用 10mm 宽的植片。如果术中发现植片过宽，可以适当修剪，达到少量过矫的程度。对于其他情况，按照比所需眼睑降低量宽 2mm 来修剪植片即可。植片的外眦端，尤其在甲状腺相关性眼睑退缩矫正时，在垂直方向上通常需要比内侧端更宽。

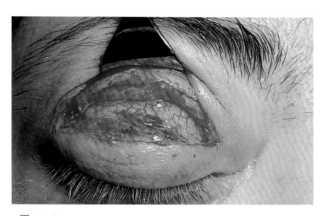

图 11.5a
通过皮肤皱襞切口后徙上睑缩肌

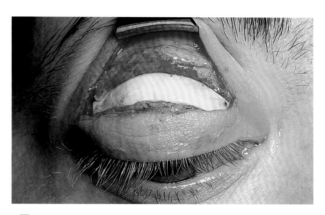

图 11.5b
位于后徙的上睑缩肌和睑板上缘之间的异体巩膜植片

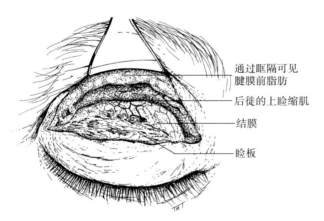

通过眶隔可见腱膜前脂肪

后徙的上睑缩肌

结膜

睑板

重要示意图 11.5a

11.5c

用 6/0 可吸收线将巩膜植片连续缝合至后徙的上睑缩肌下缘和睑板上缘之间。

11.5d

用 6/0 缝线间断缝合皮肤,为了形成皮肤皱襞,缝针要在深部固定缝上巩膜植片或者提上睑肌腱膜。将预置的牵引线粘贴于面颊 48 小时。

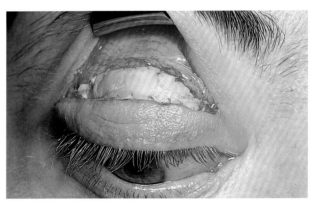

图 11.5c
6/0 可吸收缝线缝合巩膜植片

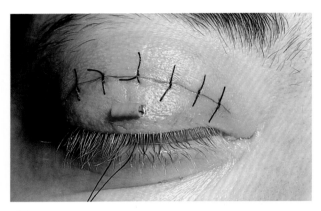

图 11.5d
缝合切口;牵引缝线

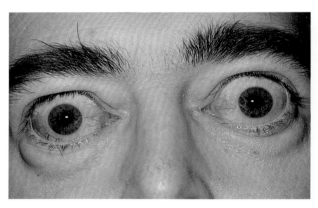

图 11.5 术前
甲状腺相关眼病上、下睑退缩

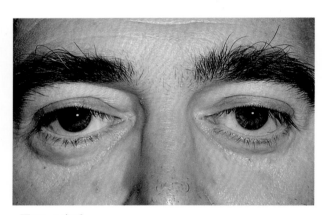

图 11.5 术后
巩膜植片植入的上、下睑缩肌后徙术后 3 个月

并发症及处理

可能的并发症及其处理方法与 11.2 和 11.3 章节中的描述是相同的。另外,巩膜植片有时会出现感染,如果使用抗生素不能控制感染,为减轻瘢痕可能需要移除植片。

可选择的方式

11.6 植片植入的上睑缩肌后徙术——后入路

同之前描述的后入路提上睑肌前徙一样,翻转上睑,在靠近睑板上缘处做切口,切开提上睑肌腱膜,分离提上睑肌前表面,打开眶隔(图 9.2a~9.2e)。切开提上睑肌腱膜的外角(图 11.3d 和图 11.3e),必要时切开 Whitnall 韧带外侧末端。将结膜与 Müller 肌分离上至穹窿部。后徙上睑缩肌,直至获得满意的眼睑高度为止。按照图 11.5d 中所述制备巩膜植片,用 6/0 或 7/0 可吸收缝线将植片上缘缝至后徙的上睑缩肌。用 6/0 或 7/0 可吸收缝线将植片下缘与结膜一起,连续缝合至睑板上缘。制备牵引缝线(图 2.22b),粘贴在面颊 48 小时。

并发症及处理

可能的并发症及其处理方法与 11.2 和 11.4 章节里所述相同。

11.7 金片植入

▶ (视频 22)

　　使用背面有双面胶带的试验金片,估计植入金片的合适重量。

11.7a

　　理想重量的金片可以使患者舒适闭眼。

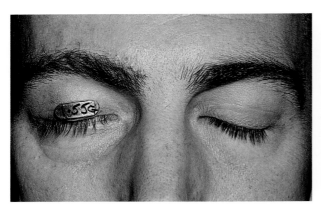

图 11.7a
闭眼时合适的重量

11.7b

　　睁眼时,合适的重量不会导致明显上睑下垂。

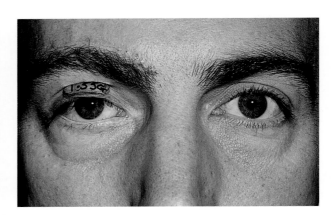

图 11.7b
睁眼时合适的重量

11.7c

　　标记上睑皮肤皱襞。

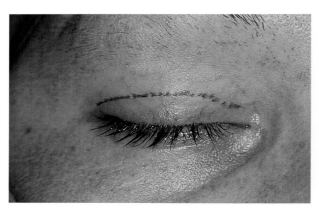

图 11.7c
标记的皮肤皱襞

11.7d

　　沿标记的皮肤皱襞做切口,暴露睑板(9.1a),在睑板和轮匝肌后表面之间向下分离眼睑前层,直至睫毛根部,注意避免损伤睫毛根部。

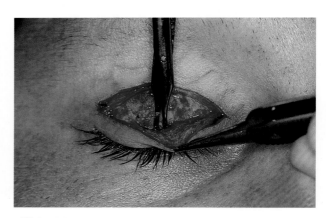

图 11.7d
分离眼睑前层,暴露睑板

11.7e

　　在睑板的表面放置金片。向下放置的金片使眼睑闭合更加容易,但是,睑板上缘放置的金片更隐蔽。

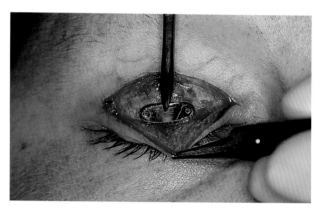

图 11.7e
放置金片

11.7g

　　复位眼睑前层覆盖金片。

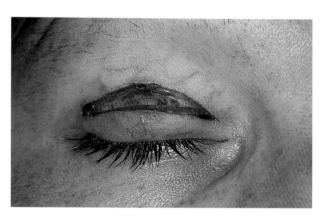

图 11.7g
复位眼睑前层

11.7f

　　采用细小可吸收缝线将金片缝合于睑板。

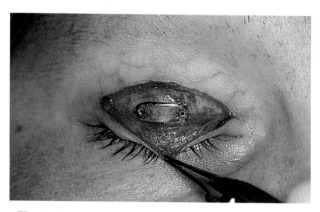

图 11.7f
缝合金片于睑板

11.7h

　　检查伤口下缘,采用细小可吸收缝线,将轮匝肌连续缝合于睑板上表面或下方的提上睑肌腱膜。

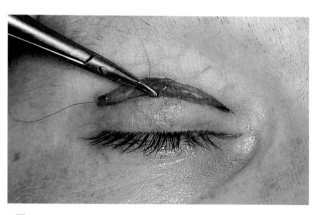

图 11.7h
将眼轮匝肌缝合至睑板

11.7i

将轮匝肌缝合至深层结构,闭合金片所在间隙,深部固定利于皮肤皱襞形成。

11.7j

用细的可吸收线连续缝合皮肤,无须行深层固定。两层缝合的特点是:没有穿过皮肤到深部组织的缝线,这种缝线可能增加金片周围感染的风险。必要时在下睑留置牵引缝线(2.20a)。预防性使用抗生素 1 周。

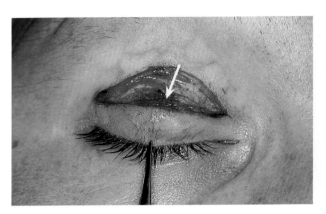

图 11.7i
缝合眼轮匝肌至睑板(箭头)

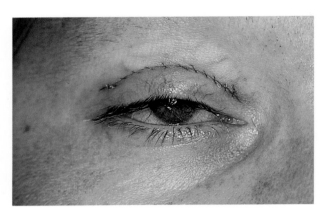

图 11.7j
闭合皮肤切口

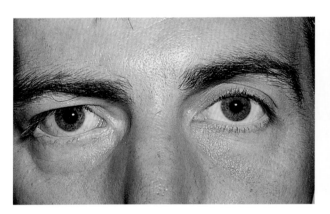

图 11.7 术前 A
右侧面神经麻痹,睁眼

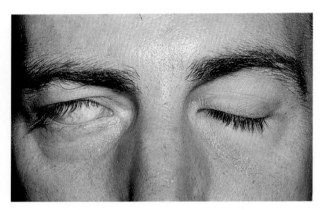

图 11.7 术前 B
右侧面神经麻痹,闭眼

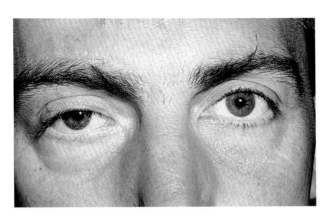

图 11.7 术后 A

植入金片术后 1 个月——睁眼时。注意存在轻度上睑下垂，必要时可以矫正

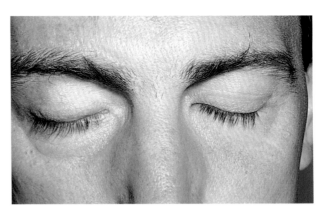

图 11.7 术后 B

植入金片术后 1 个月——闭眼时

并发症及处理

金片植入术后常出现轻度的上睑下垂。如果影响面容，可能需行小的提上睑肌腱膜前徙或切除术（9.1）。但是，这一操作可能会在眼睑闭合时减弱金片的效果。

在面瘫患者中，金片颜色可能从变薄的眼轮匝肌透见。如将金片埋藏在全厚轮匝肌下，透见程度通常是最低的。而铂金材料不易通过皮肤透见。

金片植入后出现炎症或感染者罕见。若使用抗生素无效，为了解决眼睑炎症需要移除金片，炎症消退后可以植入新的金片。

历经数月，金片可能逐渐穿透皮肤脱出。应当移除金片，一旦眼睑愈合，可重新植入金片。

下睑

11.8 下睑缩肌后徙术

对于下睑手术而言,结膜入路是最容易的,采用植片的术后效果更具预测性。由于潜在的低风险传播感染,异体巩膜的使用减少,但其仍是首选的植入材料,其优点是易于获取、容易修剪和使用、

与眼睑组织相容性好,以及传播感染的风险非常低。备选植片包括耳软骨、硬腭和同种异体材料(例如 Medpor)。耳软骨需要采用和巩膜相同的方式覆盖结膜。硬腭无须覆盖结膜。Medpor 和其他类似的异体材料都有暴露、脱出和肉芽肿形成的风险,所以其理想的植入方式是经皮肤入路植入而不破坏结膜。

11.8a

在下睑预置 1～2 根牵引缝线,然后用眼睑拉钩翻转眼睑。在睑板下缘做结膜切口,并在结膜下分离(1.13 和示意图 1.15)。

11.8b

将结膜从下方的下睑缩肌分离深达穹窿,切开穹窿正下方组织(穹窿下方悬吊韧带)游离穹窿。

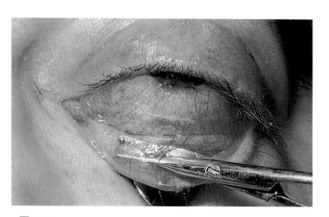

图 11.8a
从下方的下睑缩肌上分离结膜

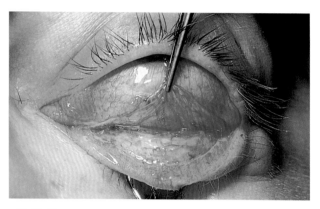

图 11.8b
提起结膜,暴露下睑缩肌

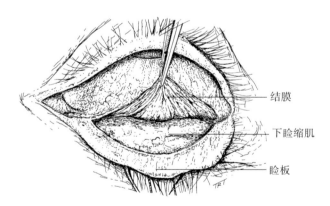

重要示意图 11.8b

11.8c

在睑板下缘下睑缩肌和眶隔附着处,切开下睑缩肌及眶隔,使之与睑板分离。从位于前层的轮匝肌上分离下睑缩肌,直至穹窿部为止。使下睑缩肌向下回缩。

11.8d

准备一个长约 15mm 的植片,其垂直尺寸要足够宽,达到和退缩量相同的过矫量。例如,使用 10mm 宽的巩膜植片治疗 5mm 的下睑退缩。使用 6/0 或 7/0 可吸收缝线将巩膜植片一侧边界缝合于后徙的下睑缩肌上。

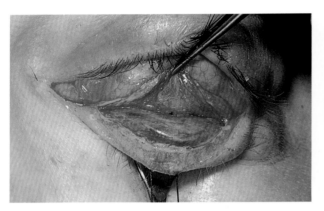

图 11.8c
从睑板和轮匝肌上分离的下睑缩肌

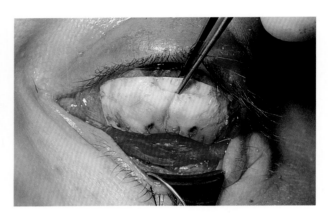

图 11.8d
将异体巩膜植片缝合于下睑缩肌上

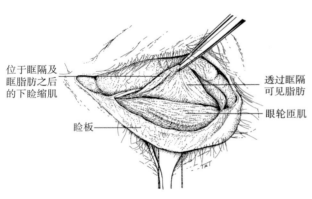

重要示意图 11.8c

11.8e

　　将巩膜植片上界和结膜边缘一起缝合于睑板下缘。

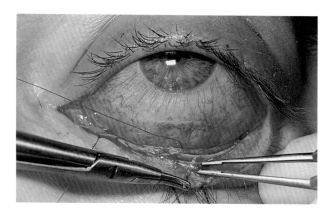

图 11.8e
将巩膜植片和结膜缝合于睑板下缘

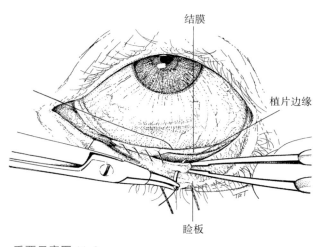

重要示意图 11.8e

（图中标注：结膜、植片边缘、睑板）

11.8f

　　用 2～3 组双针 4/0 缝线，由结膜面入针，穿过植片和眼睑全层。

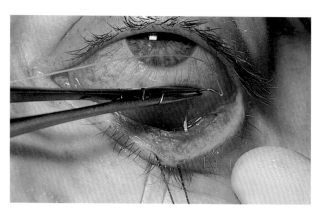

图 11.8f
穿过眼睑的全层的缝线以加固巩膜植片

11.8g

　　在皮肤面的棉枕上打结缝线，将牵引缝线粘在前额 48 小时。7 天后拆除眼睑全层缝线。

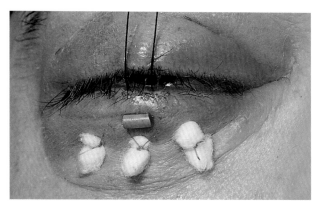

图 11.8g
将缝线在棉枕上打结，牵引缝线

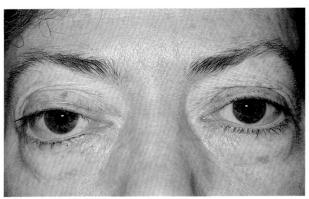

图 11.8 术前 A
右下睑退缩

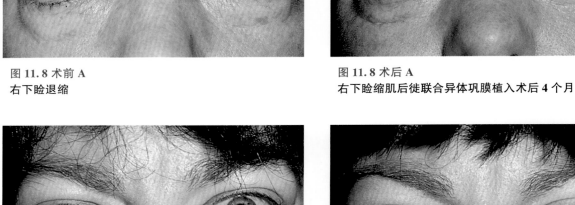

图 11.8 术后 A
右下睑缩肌后徙联合异体巩膜植入术后 4 个月

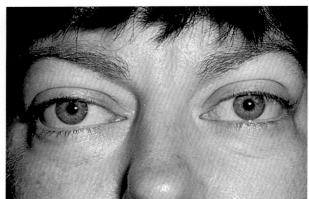

图 11.8 术前 B
甲状腺相关性眼睑退缩

图 11.8 术后 B
下睑采用巩膜植片矫正。无植片植入的上睑缩肌后徙术

并发症及处理

如果结膜没有覆盖植片,常有不适感。植片表面形成上皮化后即可解除不适感,无须行进一步手术。

所有的植片都会收缩,异体巩膜移植时这一问题尤为显著。为预防收缩,术中可适当过矫。

11.9 中面部提升术

不用植片或皮瓣提升面颊组织，可以矫正上面部和眼睑皮肤的局限性缺失。此术式适用于面颊轻度下垂的成年人。

面颊提升手术有几种不同的入路，这取决于手术医生的习惯。此节描述了一种联合下睑成形术或外眦部睑板条悬吊术的技术。通过拉紧眼轮匝肌和外眦韧带来支撑重新复位的颧脂肪垫。这种技术是提升面颊组织和颧脂肪垫的多种方法之一。

11.9a

做下睑睫毛切口并向外侧延长 6～8mm。切开皮肤暴露眼轮匝肌。皮瓣下潜行分离 1～1.5cm。

11.9b

在外眦的外侧分离眼轮匝肌。在外眦以正确的角度向下、向外方向切开 1cm 眼轮匝肌纤维。加深切口暴露外下眶缘骨膜。从下眶缘分离眼轮匝肌暴露眼轮匝肌下脂肪垫（SOOF）和颧脂肪垫。分离过程中，在下眶缘外侧末端的位置上切开眶颧韧带。

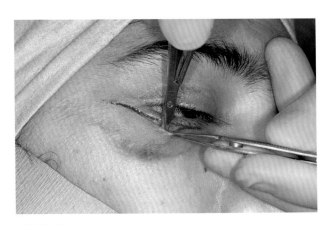

图 11.9a
下睑睫毛切口，皮下潜行分离

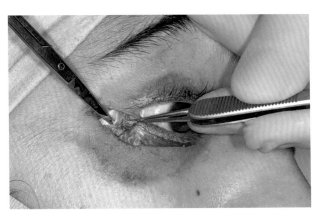

图 11.9b
切开轮匝肌纤维。暴露外下方眶缘

11.9c

　　沿骨膜表面向下分离至颧脂肪垫的下界水平,距离切口深 4～5cm。在同一平面向内侧分离,直至眶下神经血管束,该结构必须仔细保护(示意图 1.2 和 1.19)。然后向外分离,避免损伤在颧骨体中央穿出的颧面神经。

　　可选择的术式有:在相同的区域上做深达骨膜的分离,再向下和向外切开骨膜,即可实现提升面中部组织。采用骨膜下分离时,面颊部软组织的活动度通常较小。

11.9d

　　检查面中部组织活动度。通常需要进一步的松解。采用轻柔的局部分离方式继续仔细地松解,直到能够轻松地提升颧脂肪垫和毗邻组织。

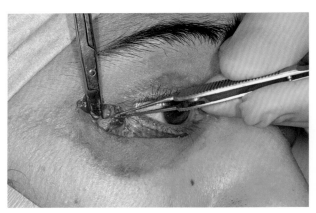

图 11.9c
在骨膜表面向下钝性分离

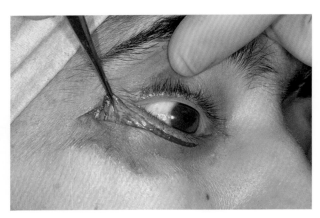

图 11.9d
通过牵拉眼轮匝肌层提升面颊组织

11.9e

此时,应拉紧外眦韧带。为此,做一个 5mm 的外眦切口。分离出外眦韧带的下支,做成睑板条的形状,并按 7.2 所描述的预置 4/0 不可吸收缝线。拉紧缝线时如果还有残留的下睑退缩,切开下穹窿部的下睑缩肌和结膜,并放入植片。硬腭是合适的植片(2.20)。如有必要,可以如 10.4 所述经结膜去除脂肪。

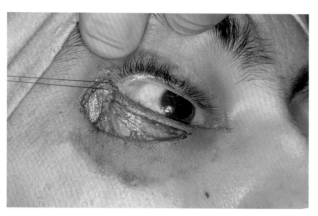

图 11.9e
用睑板条拉紧外眦韧带

11.9f

当下睑位置满意,即可提升并固定面中部组织。在外下眶缘以内,穿过骨膜预置双针 4/0 不可吸收缝线。

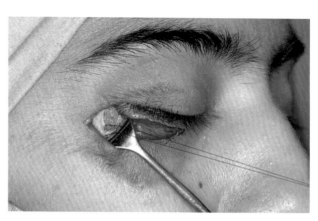

图 11.9f
眶缘骨膜内的 4/0 缝线

11.9g

拉起眼轮匝肌,在其新的位置上悬吊组织。在此水平上穿过整个中面颊部组织进针,包括颧脂肪垫和轮匝肌,然后打结。通过在表浅轮匝肌层面进行皮下分离,解除皮肤上出现的任何凹陷,直到皮肤平整为止。

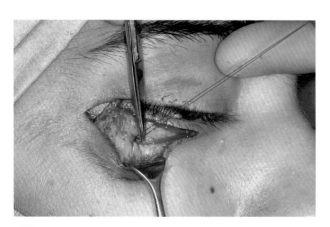

图 11.9g
已经提升的面颊组织并固定在眶缘

11.9h

使用 3～4 根 6/0 或 4/0 可吸收缝线,将轮匝肌固定缝合于眶外侧缘骨膜,加固提升作用。

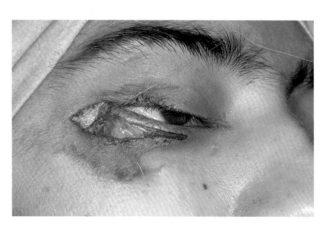

图 11.9h
轮匝肌固定在眶外缘

11.9i

切除多余的眼轮匝肌和皮肤,如图 10.5x 和图 10.5y 所述,关闭皮肤切口。

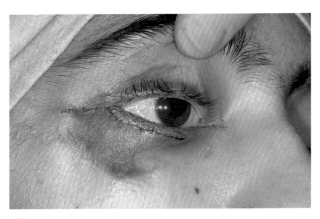

图 11.9i
关闭皮肤切口

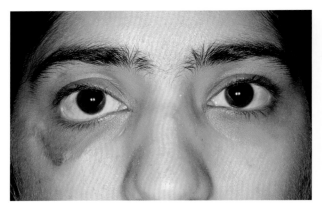

图 11.9 术前
陈旧性面颊外伤导致面颊下垂和下睑退缩

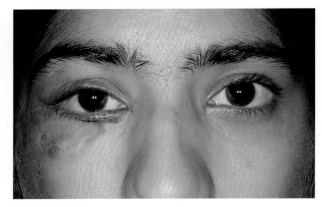

图 11.9 术后
面颊提升术后 2 周

并发症及处理

外眦角的皮肤和皮下组织可能因缝线的牵拉而变形。重新复位变形优于后期修复手术。术后可能发生结膜水肿,一般几周后消退。

其他方法

11.10 睑缘中央临时缝合术

此手术可用于对角膜的应急保护,也可用于矫正眼睑位置及减轻严重的球结膜水肿。

11.10a

用4/0缝线从距离睫毛根部2~3mm的上睑皮肤面进针,从上睑灰线出针,然后从下睑的灰线进针,距离下睑缘2~3mm的皮肤面出针,将缝针穿过睑缘缝合硅胶管。

11.10b

从相反的方向重复以上操作。将缝针穿过第二根睑缘缝合硅胶管,打结缝线闭合睑裂。如果需要,可以再缝合一处。缝线最多可以保留2周。尼龙线引起缝线反应比丝线轻。

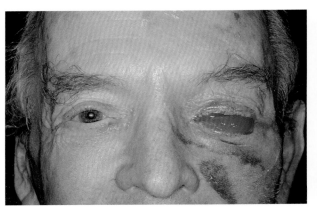

图 11.10 术前
外伤后的结膜水肿

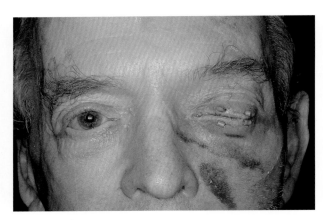

图 11.10 术后
睑缘中央临时缝合

11.11 睑缘外侧临时缝合术

11.11a

在上、下睑灰线做深约 1mm 切口,范围从外眦向内侧直至预期的睑缘缝合术长度。切除切口后唇睑缘组织,深度 1mm 或者更浅。用双针 4/0 不可吸收缝线褥式缝合,缝线穿过切口边缘并穿过睑缘缝合硅胶管。

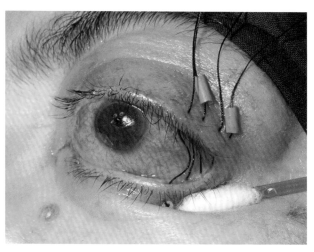

图 11.11a
上、下睑缘组织已经切除开,缝线穿过睑缘缝合硅胶管

11.11b

打结缝线使上下睑闭合,缝线留置 2~3 周。

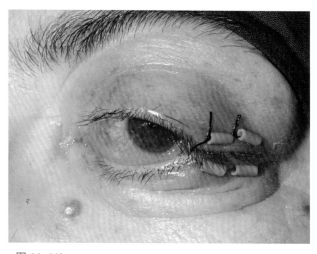

图 11.11b
缝线打结完成睑缘缝合术

并发症及处理

拆除缝线时,缝合的睑缘可能在原缝线处裂开。通过细致的操作使切缘尽量贴近,可以在一定程度上防止这种情况发生。如果眼睑退缩而致睑缘缝合处存在明显的张力,则沿睑缘缝合全长在睑板缘的近端切开上、下睑缩肌。

11. 12 睑缘外侧永久性缝合术

如果睑缘缝合需要维持超过数周,最好选择睑缘外侧永久性缝合术。

11. 12a

在上、下睑灰线做切口,范围从外眦向内侧至预期睑缘缝合的长度,加深切口至睑板前,将眼睑切开成前层和后层,深达睑板缘的近端(1.4)。

11. 12b

在上睑灰线切口内侧,以垂直睑缘的角度用剪刀做一切口,剪开全长睑板。在下睑板做类似切开,三角形切除已制备好的下睑外侧睑板和结膜。

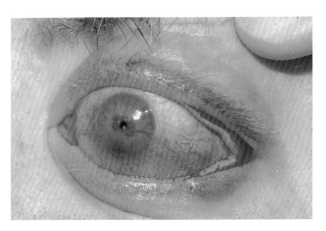

图 11. 12a
在外侧切开上、下睑

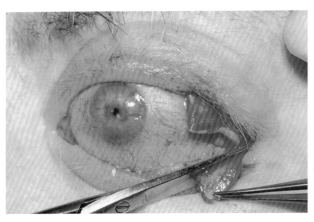

图 11. 12b
垂直切开睑板;做下睑板三角形切除

11.12c

下拉已经制备好的上睑三角形睑板和结膜。

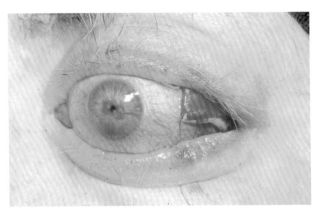

图 11.12c
在适当位置上的固定缝线

11.12d

将双针 4/0 不可吸收缝线依次从上睑睑板三角形的顶点、下睑背面三角形缺损区的顶点穿过,从下睑皮肤出针,将上睑三角形的睑板牵拉至下睑内侧缺损处,垫棉枕或硅胶管并打结。

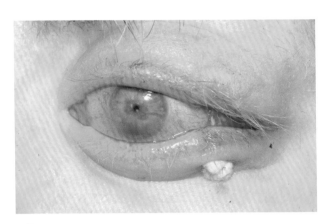

图 11.12d
在棉枕上打结固定缝线

11.12e

采用褥式缝合闭合上、下睑前层,使睫毛外翻,10 天拆除所有缝线。

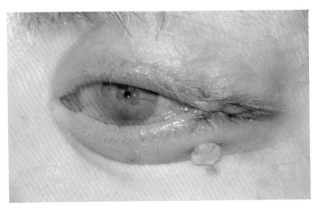

图 11.12e
缝合皮肤切口

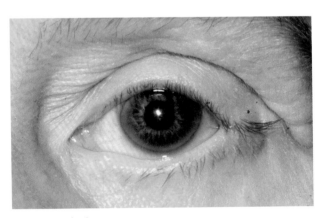

图 11.12 术后
拆线后 2 周

并发症及处理

这种睑缘缝合方式很少出现过早的裂开。有时可能有睫毛内翻并引起刺激症状,但小心缝合眼睑前层即可防止此类情况发生。如果倒睫持续存在,可冷冻缝合部位眼睑以清除睫毛。(8.1)有时,结膜和皮肤之间会形成瘘管伴泪液渗出,需要切除瘘管并分层重新缝合眼睑。

相关疾病

甲状腺相关眼病的外科治疗:

除非视力受到威胁,否则应当推迟手术,直到甲状腺功能正常至少 6 个月以上。可能需要进行暂时或永久性外侧睑缘缝合(11.11 和 11.12)以辅助以下推荐的手术。

活动期视神经受压:

- 免疫抑制治疗
- 短期冲击静脉注射类固醇或其他抗炎药
- 眼眶放疗
- 眼眶减压手术

复视:

- 斜视手术

上睑退缩:

- 部分由于下直肌挛缩
  - 下直肌后徙术
- 由于提上睑肌的浸润
  - 眼睑缩肌后徙术(11.1～11.4)

下睑退缩:

- 由于下睑缩肌浸润
  - 植片下睑缩肌后徙(11.8)
- 部分由于严重的眼球突出
  - 考虑眶减压手术

眼睑松弛:

- 眼睑成形术(参见第十章)

（刘萃红,姜雪,刘洪雷）

拓展阅读

Bartley GB 1996 The differential diagnosis and classification of eyelid retraction. Ophthalmology 103(1):168–176

Hintschich C, Haritoglou C 2005 Full thickness eyelid transsection (blepharotomy) for upper eyelid lengthening in lid retraction associated with Graves' disease. Br J Ophthalmol 89:413–416

Kazim M, Gold KG 2011 A review of surgical techniques to correct upper eyelid retraction associated with thyroid eye disease. Curr Opin Ophthalmol 22:391–393

Mourits MP, Sasim IV 1999 A single technique to correct various degrees of upper lid retraction in patients with Graves' orbitopathy. Br J Ophthalmol 83(1):81–84

Verity DH, Rose GE 2013 Acute thyroid eye disease: Principles of medical and surgical management. Eye (Lond) 27:308–319

第十二章

眼内容物摘除术、眼球摘除术、眶内容物摘除术

简介

眼球摘除患者往往伴有精神损害,而最终美容的效果可以极大地减轻这种损害。在眼内容物摘除或者眼球摘除之后植入埋藏式的植入物,将会提高义眼的外观,改善其活动度(参见第十三章)。

12.1 去除角膜的眼内容物摘除术

12.1a~12.1c

　　做360°结膜切口,从角膜缘后徙结膜和筋膜囊数毫米。可先用手术刀或线状刀切穿角膜,再用剪刀沿角膜缘360°剪除角膜。

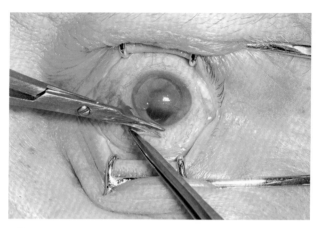

图 12.1a
围绕角膜缘做结膜切口

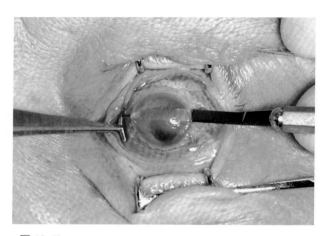

图 12.1b
用线状刀切开角膜

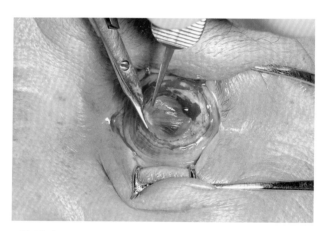

图 12.1c
用剪刀剪除角膜

12. 1d~12. 1f

用眼内容摘除刮匙去除眼内容物,仔细清洗巩膜内壁,确保将所有的色素组织完全去除。

在角膜缘相对的位置做两个巩膜松解切口,以将直径22mm的球形植入物放入巩膜壳内。

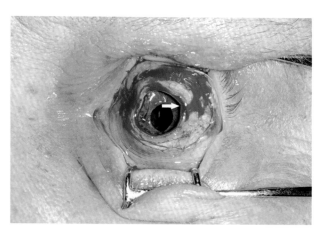

图 12. 1d

去除角膜后,可见葡萄膜和巩膜平面(箭头)

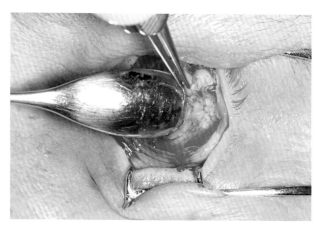

图 12. 1e

眼内容摘除刮匙从葡萄膜和巩膜之间插入

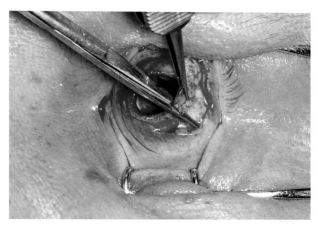

图 12. 1f

去除眼内容物。松解切口

12. 1g ~ 12. 1i

识别视盘。将其环形切开并从残余的巩膜上分离。使用 Colorado 透热针或 Surgitron（Ellman）射频针可以很方便地完成这一操作，但也可用手术刀代替。分离视神经后产生环形缺损，在此缺损处相对的位置做松解切口，此时，可清楚看到肌锥内的脂肪。

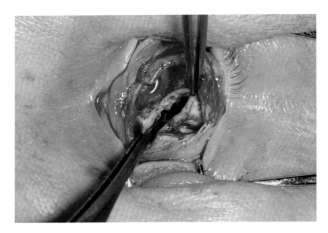

图 12. 1h
与视神经分离的巩膜

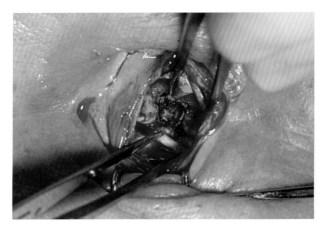

图 12. 1g
围绕视神经做全厚巩膜切口

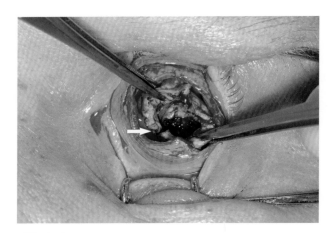

图 12. 1i
于巩膜后部松解切口。箭头示鼻下巩膜切口

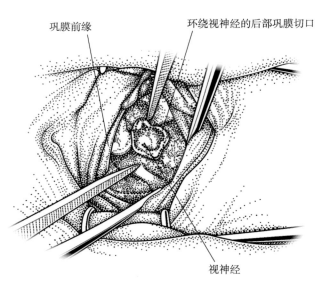

重要示意图 12. 1g

巩膜前缘　　环绕视神经的后部巩膜切口

视神经

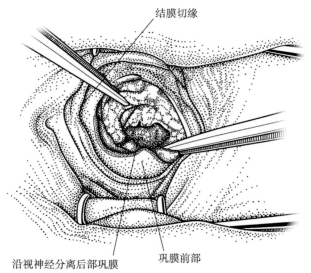

重要示意图 12. 1i

结膜切缘

沿视神经分离后部巩膜　　巩膜前部

12. 1j~12. 1l

在巩膜壳内放置 22mm 的钢球(图 5.13 和图 13.1aA)或丙烯酸球(图 13.1aB)检查其是否能容纳。有条件时,可以使用导引夹将植入物放入巩膜壳中,确保其良好地置于眶深部,被后部巩膜及前部肌锥内脂肪所包裹。

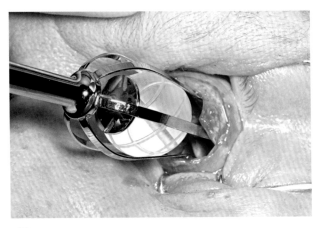

图 12. 1j
用导引夹植入 **22mm** 的植入物

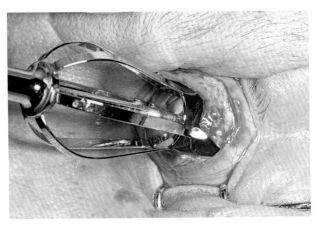

图 12. 1k
植入物在位,通过关闭巩膜将其向深部顶压

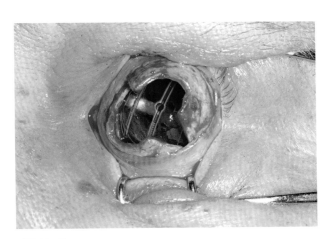

图 12. 1l
将植入物放入巩膜壳深部

12. 1m ~ 12. 1o

用 6/0 可吸收线缝合巩膜切口,使其包裹覆盖植入物。如果出现植入物暴露,可用异体巩膜进行修补(13.10)。

用 7/0 可吸收线逐层缝合筋膜囊及结膜,埋藏线结。结膜囊内放置眼模。

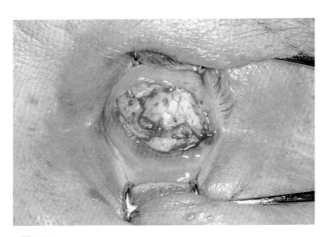

图 12. 1m
缝合前部巩膜

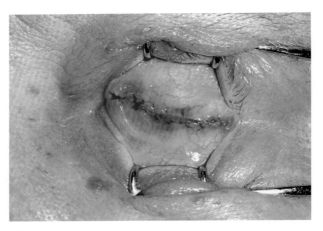

图 12. 1n
缝合筋膜囊及结膜

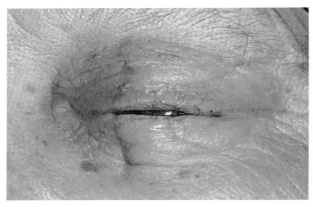

图 12. 1o
眼模在位

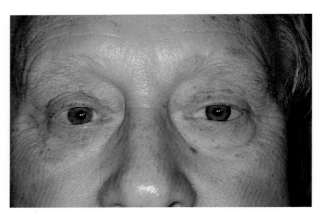

图 12. 1 术后
眼内容物摘除联合 22mm 丙烯酸球植入术后 3 个月,配戴义眼片

并发症及处理

球结膜水肿及眼睑水肿是眼内容物摘除术后常见的并发症。只要不出现感染,水肿可自行消退,无须治疗。

尽管对侧眼发生交感性眼炎的风险非常小,但在随访期间应仔细检查对侧眼。

12. 2 眼球摘除术

12. 2a ~ 12. 2c

　　沿角膜缘 360°剪开结膜。定位和分离直肌，预置缝线后剪断直肌。

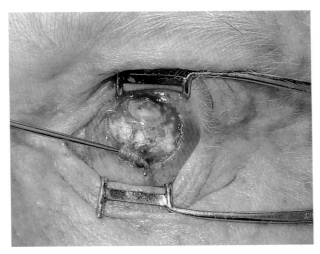

图 12. 2a
沿角膜缘 360°剪开结膜。分离下直肌

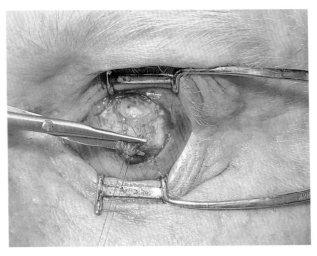

图 12. 2b
在下直肌肌腱上预置缝线。剪断肌腱

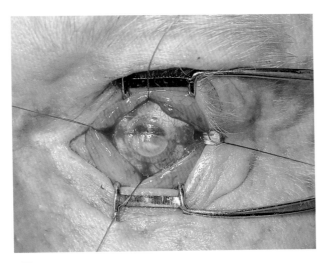

图 12. 2c
预置缝线后切断四条直肌

12. 2d ~ 12. 2f

　　分离并标记下斜肌,以备后续复位。沿眼球鼻侧插入动脉血管夹或圈套器,夹住并切断视神经。牵拉直肌上预置的 4/0 缝线以摘除眼球。

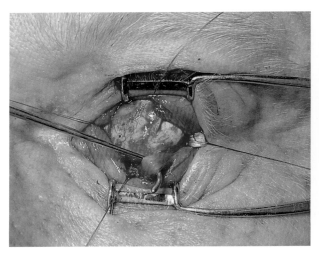

图 12. 2d
钩取下直肌

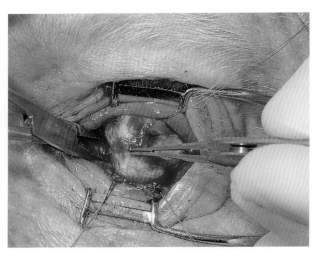

图 12. 2e
夹住视神经

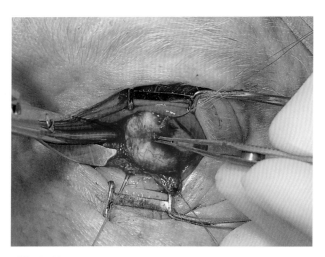

图 12. 2f
视神经剪切断视神经

12. 2g ~ 12. 2i

　　充分烧灼视神经残端以充分止血。

　　植入尺寸合适的植入物,根据植入物的不同,选择相应方法缝合眼窝,缝合方法参见第十三章第一节。如果不放置植入物,则使直肌游离于眶内,用可吸收缝线间断缝合结膜。

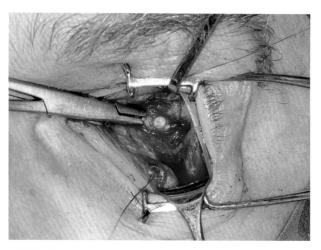

图 12. 2g
夹住视神经

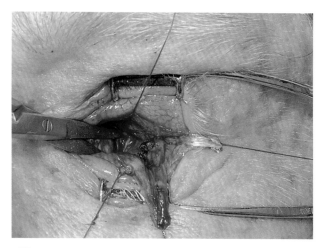

图 12. 2h
打开后部筋膜囊达肌锥内脂肪

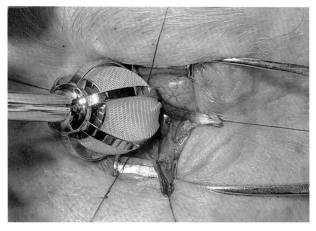

图 12. 2i
植入包裹薇乔网的植入物(参见第十三章第一节)

并发症及处理

　　眼动脉及眶尖周围其他血管的出血可能难以控制,并可能导致术后眶内血肿。切断视神经时使用圈套器固定视神经可以使出血的风险降低。术后早期出现血肿会增加植入物脱出的风险。请注意,必要时于术中行眶腔压迫止血 7 ~ 10 分钟,止血效果较好。

12.3 眶内容物摘除术

破坏性手术只适用于无法以任何其他方式控制的眼眶肿瘤。为保证切缘健康,必要时需要去除骨质。如果肿瘤位于眼眶深部,选择保留眼睑的眶内容物摘除术也较为安全。

12.3a

标记眶缘,将鼻侧的标记线稍稍向内延伸,以便摘除泪囊。必要时可行眼睑缝合。

12.3b

切开皮肤。切开眼轮匝肌,暴露眶缘骨膜。可以使用电凝器辅助止血及分离。360°切开骨膜,并用骨膜剥离子将其从眶缘分离。

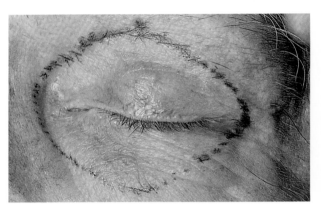

图 12.3a
标记眶缘

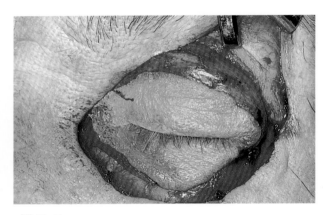

图 12.3b
切开软组织后,切开眶缘骨膜并上方分离

12.3c

继续自眶壁分离骨膜,直至眶尖。在分离内侧壁时,须小心操作,内壁的筛骨纸样板很容易发生断裂。

12.3d

用视神经弯剪或电凝器分离直至近眶尖处。

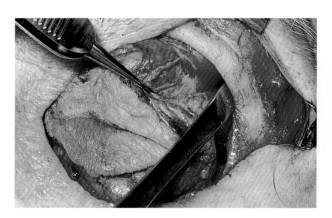

图 12.3c
将分离后的骨膜游离于眶壁

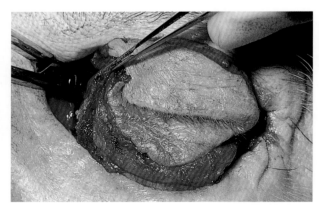

图 12.3d
分离眶尖组织

12. 3e

控制眶尖部出血。

12. 3f

缝合内、外侧皮肤以减少皮肤创面。用油纱填充眶窝。

在首次填充 48 小时后, 伴随眶窝肉芽组织的生长, 每日更换氯己定或聚维酮碘等抗菌敷料。随着肉芽组织增生及上皮再生, 几周后可减少敷料的使用。上皮再生进展缓慢, 一般需要 3 个月才能完成。我们也可选择在术中移植皮片来覆盖眶窝 (见 12.4)。

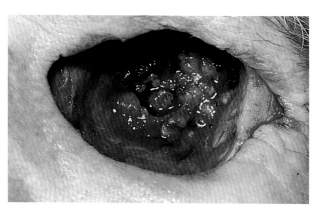

图 12. 3e
眶内容物摘除术毕

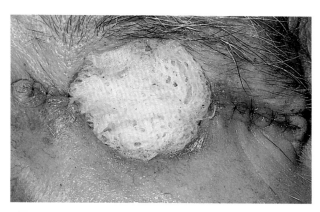

图 12. 3f
缝合部分皮肤, 敷料填充眶窝

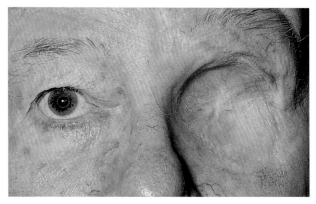

图 12. 3 术后
眶内容物摘除术后 3 个月, 随着肉芽组织增生及上皮再生, 伤口愈合

并发症及处理

如果筛骨纸样板破裂, 会引起眶腔与筛窦气房相通, 造成该区域组织愈合困难。肉芽组织表面可能发生感染, 特别是眶窝内存在失活组织时更易发生。彻底清创并使用抗菌敷料可有效控制感染。严重感染时, 必须全身应用抗生素治疗。

眶内容物摘除术后, 眼眶内下方的鼻泪管可能无法愈合 (图 12.3g～图 12.3i)。这时可使用小皮瓣封堵瘘管, 如双叶皮瓣。

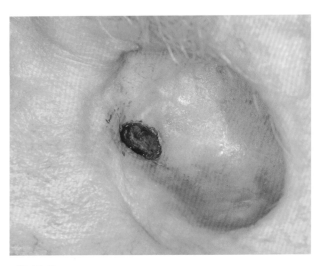

图 12.3g
鼻泪管瘘

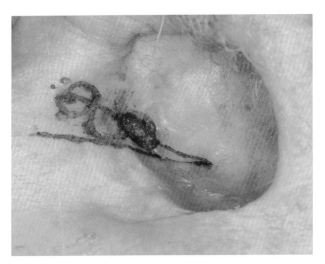

图 12.3h
标记双叶皮瓣

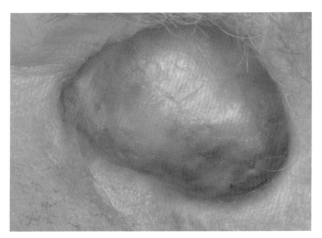

图 12.3i
双叶皮瓣修补鼻泪管瘘术后 6 个月

可选择的方法

12.4 眶窝断层皮片移植术

眶窝内可垫衬断层皮片(见2.11),不能使用全层皮片。当使用移植皮瓣而不是靠肉芽组织增生来修复创面时,将会产生更深的眼窝。此外,皮肤分泌物会使眼眶清洁变得更困难。

12.4a、12.4b

按照12.3所述方法行眶内容物摘除术。本病例中尚可保留眼睑内侧的部分皮肤。

12.4c~12.4e

切取断层皮片,将其网格化(见2.11)后覆盖于眶内,使皮片边缘与皮肤缺损边缘相接触。用油纱或不黏敷料做包堆填充于眶腔。

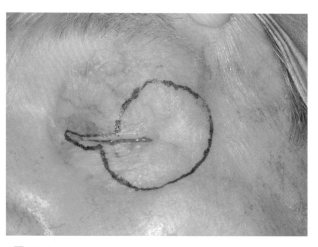

图 12.4a
外眦肿瘤侵犯眼眶。标记摘除范围

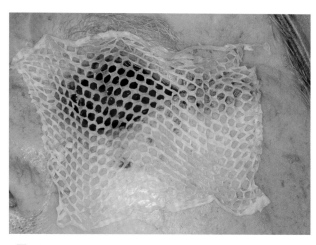

图 12.4c
将断层皮片网格化

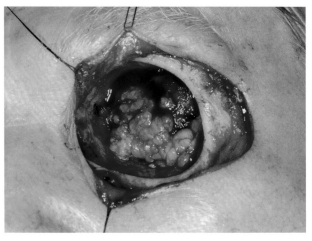

图 12.4b
眶内容物已摘除

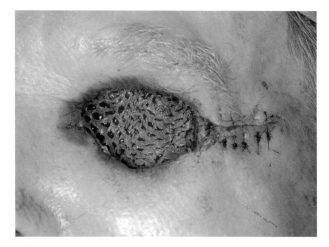

图 12.4d
将皮片放入眶腔,外眦部分缝合

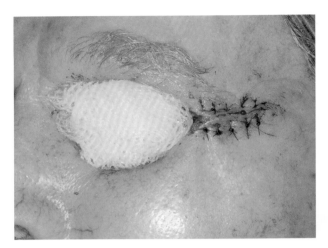

图 12.4e
将油纱敷料填充于眶腔

12.4f

　　与不联合皮片移植的单纯眶内容物摘除所用的敷料相同。

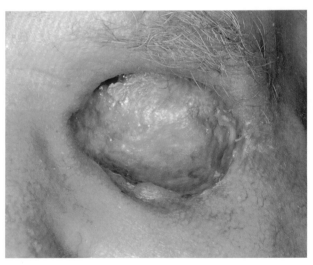

图 12.4f
眶内容物摘除联合断层皮片移植术后 5 个月

12.5 保留眼睑皮肤的眶内容物摘除术

　　如果肿瘤位于眼眶深部，部分甚至全部的眼睑皮肤均可保留。标记要保留的皮肤，并将其与下方的眼轮匝肌分离，直至眶缘。操作步骤请参见前述内容。最后将眼睑皮肤沿眶缘折叠以覆盖眼窝前部。

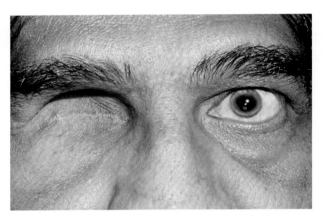

图 12.5
摘除部分眶内容物并保留眼睑皮肤

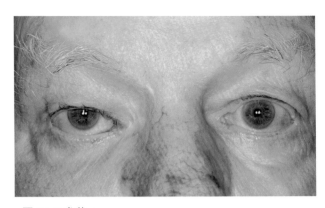

图 12.5 术前 A
肿瘤侵及眼眶内侧

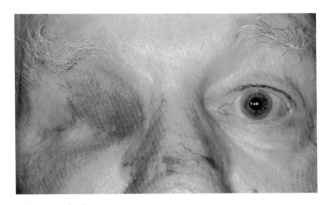

图 12.5 术后 B
摘除眶内容物并保留大部分眼睑皮肤

12.6 皮瓣移植眼窝成形术

眶窝缺损可用额部皮瓣修复。供区可使用断层皮片修复。此外，还可使用"反向 Mustardá"（"Beare"）颊部旋转皮瓣，将其从下向上滑行至眼窝缺损处。具体术式视患者面部动脉情况而定。

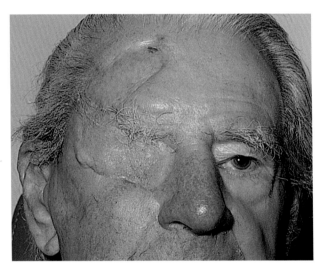

图 12.6
行眶内容物摘除联合额部皮瓣移植术，并从大腿取断层皮片修复额部供区

12.7 骨整合眶赝复体植入术

12.7a~12.7d

许多患者在眶内容物摘除术后选择配戴眼罩。然而,现代面部修复假体可以达到很好的美容效果,可以通过配戴眼镜或利用组织胶黏附进行固定。但最好的固定方法是使用骨整合赝复体。这项技术是由瑞典人 Brånemark 首创的,且已经证明是一种非常成功的面部及其他部位假体的固定方法。一旦眶窝愈合,就可以植入假体。这个过程分两阶段,将 3~4 个钛制假体植入眶骨缘,在骨整合时会再次被皮肤覆盖。大约 4 个月以后,切开种植体表面皮肤,待周围皮肤愈合后,便可安装用于固定假体的基台。此时可以通过眼眶模型来制作赝复体。放射治疗后的眼眶仍可骨整合,但为了安全起见,建议放疗后延迟 1 年后植入。患者对眶种植并配戴赝复体的满意度普遍较高。

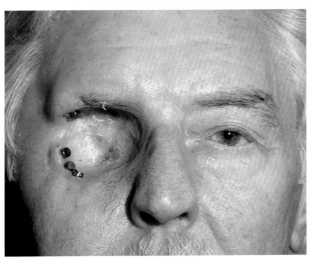

图 12.7a
眶内容物摘除眶缘骨整合种植体植入

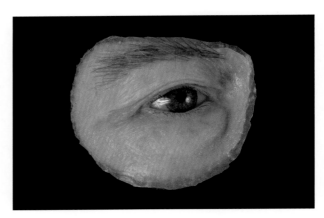

图 12.7b
眶内容物摘除术后,带有磁性固定点的赝复体

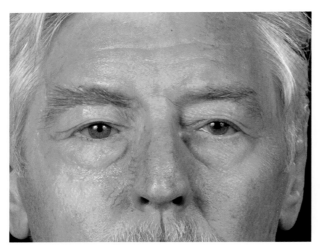

图 12.7c
配戴赝复体后正面观

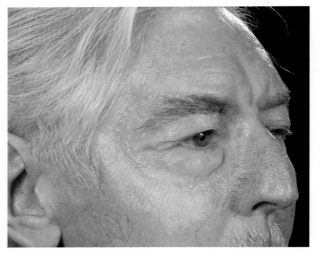

图 12.7d
配戴赝复体后侧面观

（王娜,姜雪,刘洪雷）

拓展阅读

Ben Simon GJ, Schwartz RM, Douglas R, et al 2005 Orbital exenteration: One size does not fit all. Am J Ophthalmol 139: 11-17

Cooper J 2009 Wound management following orbital exenteration surgery. Br J Nurs 18:S4, S6, S8, passim

Melicher Larson JS, Nerad JA 2009 The use of osseointegration and rare earth magnetic coupling for oculofacial prosthesis retention in the exenterated orbit. Curr Opin Ophthalmol 20: 412-416

Shields JA, Shields CL, et al 2001 Experience with eyelid- sparing orbital exenteration: The 2000 Tullos O. Coston Lecture. Ophthal Plast Reconstr Surg 17:355-361

Tyers AG 2006 Orbital exenteration for invasive skin tumours. Eye 20:1165-1170

Wei LA, Brown JJ, Hosek DK, Burkat CN 2016 Osseointegrated implants for orbito- facial prostheses. Orbit 35:55-61

第十三章

眼窝凹陷

简介

眼球摘除术和眼内容物摘除术后眶内组织体积减小,为了改善患者外观,需恢复眶容积。植入较大的义眼片初期效果可能尚可,但随着时间推移,义眼重力作用会导致下睑松弛下移。随后眶脂肪重新分布,可导致眼球摘除术后综合征——上睑沟凹陷、上睑下垂或眼睑退缩、眼窝凹陷和眼球下移。

眼球摘除术后通常会一期或二期植入包裹式的眶内植入物以改善外观。成人理想的眶内植入物直径为 22mm,而包裹式植入物直径一般是20mm。若在术中发现 20～22mm 的植入物仍过大,可选用直径更小的植入物,然而术后可能会出现一定程度的眶容积不足。

整合型植入物,如羟基磷灰石和其他多孔植入物,可与义眼片更加直接地连接,提高义眼片的活动性。

眶容积填充不足时,即使已有眶内植入物,可能仍需二次植入手术,通常于眶底或肌锥内进行脂肪移植。

此外,结膜囊狭窄可能造成义眼片配戴困难,可通过口腔黏膜移植重建穹窿。

分类

- 眶容积填充不足
- 植入物暴露
- 结膜囊狭窄
- 其他问题:
  - 上睑下垂
  - 睑外翻
  - 睑内翻

一期眶内植入术

手术方式的选择

眼球摘除或眼内容物摘除同时行义眼台眶内植入者为一期眶内植入术。一期植入时一般无须再分离，出现结膜囊狭窄的风险也相对较小。眼球摘除后植入球形植入物（13.1）可充分填充缺失的眶容积，且晚期眶脂肪再吸收较少，但仍存在较小的植入物脱出风险。异体巩膜是手术中传统的包裹材料，但存在较小的感染传播风险，因此，自体阔筋膜或颞肌筋膜，以及非自体材料，如薇乔网或Mersilene 网是目前的首选。以往常用植入物为丙烯酸球，但羟基磷灰石（13.2）、多孔聚乙烯或其他材料也较受欢迎，但其价格更高。

术后 6 个月左右，可在羟基磷灰石或聚乙烯植入物内放置活动钛钉，与义眼片相连接，此时植入物需完全血管化，但羟基磷灰石和聚乙烯植入物的植入钛钉方法不同。许多患者不愿行二次钛钉植入术，此时其对外观已有较高的满意度。由于放置钛钉处易出现并发症，医生越来越多地选择不再植入活动钛钉。钛钉植入及义眼片安装方法参见拓展阅读。

真皮脂肪移植物（13.3）在术后 6～9 个月内会因再吸收而体积减小，但其暴露风险很小。由于术中将结膜固定于移植物边缘，结膜囊狭窄的程度比其他移植物更小。

眼内容物摘除后应一期放置植入物，如丙烯酸球等。无须再用其他材料包裹植入物，缝合前部巩膜即可（12.1m～12.1o）。

13.1 薇乔网包裹球形义眼台一期眶内植入术

包裹物覆盖球形植入物,再与直肌固定以提高活动性。薇乔网是应用较为广泛的一种包裹材料。

13.1a

用不同大小的钢球或丙烯酸球评估眶腔缺失容积,选择大小合适的植入物。若使用包裹物,植入物直径将增加1mm。

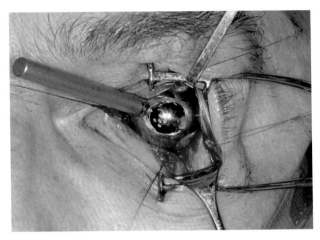

图 13.1a A
用钢球测量肌锥内空间大小

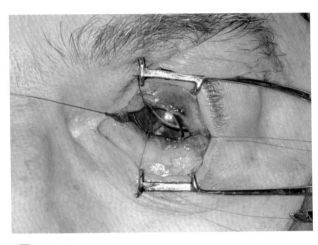

图 13.1a B
用丙烯酸球测量肌锥内空间大小

13.1b

用薇乔网包裹植入物。用6/0或7/0薇乔缝线固定网片并剪除多余部分。

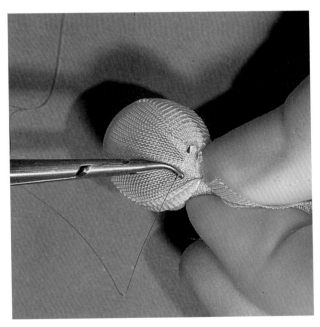

图 13.1b A
薇乔网缝合固定包裹球形植入物

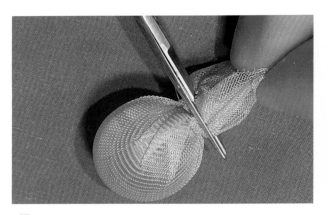

图 13.1b B
修剪多余的薇乔网

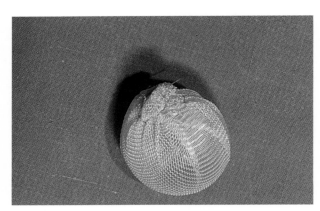

图 13.1b C
成品植入物

13.1c

异体巩膜是一种较早的植入物包裹材料,因形状而被称为"棒球状植入物"。然而由于其存在较低的移植感染风险,目前较少使用,但仍是一种理想的材料。植入方法同上所述。

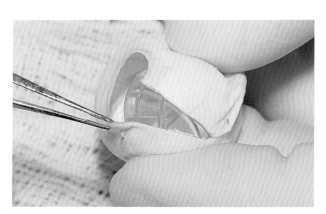

图 13.1c A
异体巩膜壳内的丙烯酸球

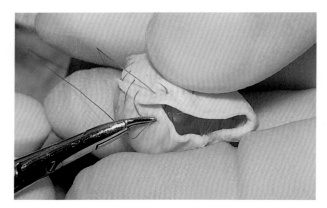

图 13.1c B
用 6/0 缝线缝合巩膜壳

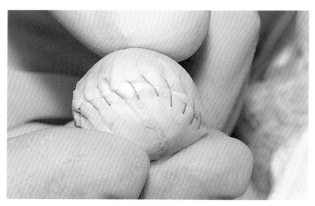

图 13.1c C
"棒球状植入物"

13. 1d、13. 1e

　　将植入物放置于眶腔深部。使用导引夹有助于向深处放置(图 12.1j 和图 12.1k)。

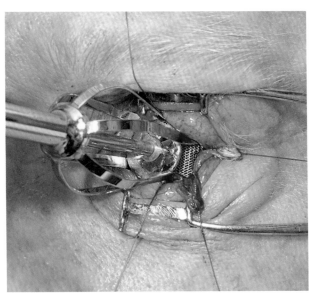

图 13. 1d
导引夹将植入物置于肌锥内

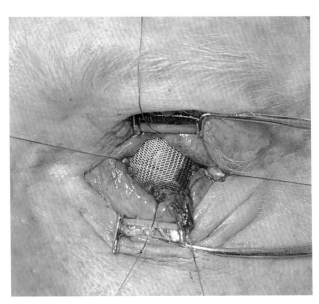

图 13. 1e
植入物在位

13. 1f~13. 1h

　　在正常解剖位置上固定直肌于植入物,下斜肌可固定于外直肌肌腹。

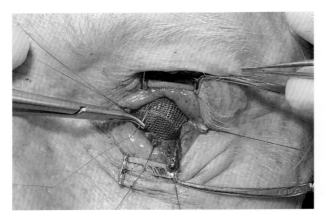

图 13. 1f
将内直肌固定于植入物

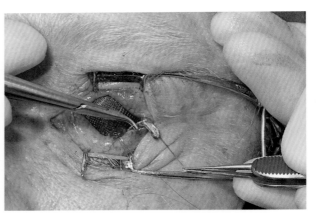

图 13. 1g
将下斜肌固定于外直肌

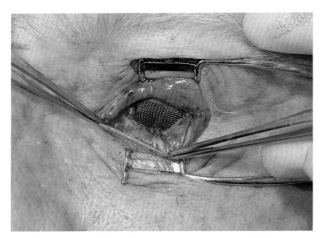

图 13. 1h
肌肉缝合完毕。检查筋膜及结膜

13. 1i、13. 1j

用 6/0 或 7/0 的薇乔缝线分层缝合筋膜及结膜,埋藏线结。配戴塑料眼模来支撑结膜囊,1～2周后配戴临时义眼片。2 个月后配戴定制义眼片。

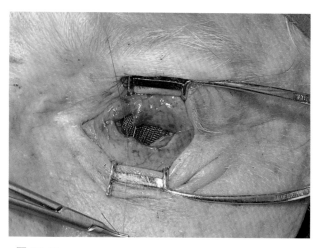

图 13. 1i
缝合筋膜

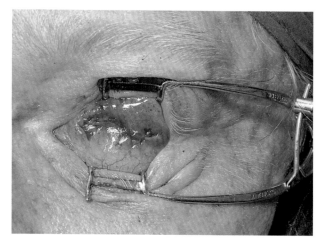

图 13. 1j
缝合结膜

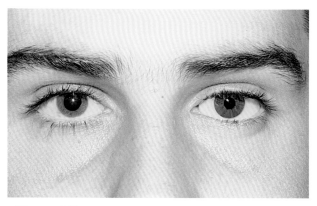

图 13.1 术后
左眼眼球摘除联合一期眶内植入术后 3 个月

并发症及处理

如果结膜面积不足或缝合植入物表面结膜时过度牵拉穹窿部结膜,可能会出现结膜囊狭窄,下穹窿为甚。影响配戴义眼片时,可行口腔黏膜移植加深穹窿(13.12)。

植入物暴露若不及时处理,可能导致植入物脱出(13.10)。如果出现植入物脱出,需等到眶腔愈合后再次评估,再进行二期植入术(第二节)。植入物移位通常向下或向外,移位后义眼片很难配戴满意。这时需取出移位的植入物,在肌锥内的正确位置进行二期植入术(13.10)。

13.2 巩膜包裹多孔义眼台一期眶内植入术

13.2a

　　用塑料球或钢球评估植入物尺寸（13.1aA 和 13.1aB）。将大小合适的羟基磷灰石球浸泡在庆大霉素中，放入异体巩膜壳内。缝合羟基磷灰石周围的巩膜，中央留出空隙作为植入物的后极部。距植入物前端 5mm 处制作小的矩形窗切口，插入并固定直肌。为固定下斜肌，可制作第五个矩形窗切口。

13.2b

　　使用双针 4/0 可吸收缝线缝合眼外肌末端，两根针穿过巩膜窗的前缘，将眼外肌插入巩膜窗。

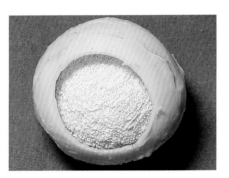

图 13.2a A
异体巩膜壳内的羟基磷灰石球

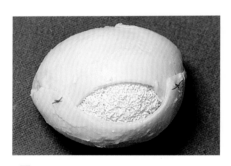

图 13.2a B
巩膜部分缝合包裹羟基磷灰石球

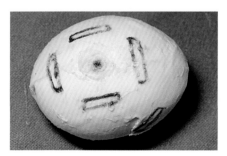

图 13.2a C
在植入物前端附近标记矩形窗切口

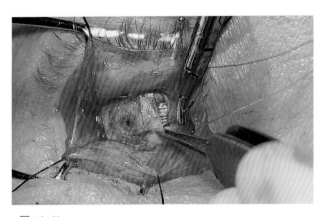

图 13.2b
缝线缝合直肌末端并穿过巩膜窗前唇

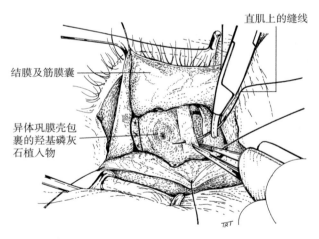

重要示意图 13.2b

13.2c

　将眼外肌固定于巩膜窗,检查筋膜囊及结膜,确认缝合时无张力。

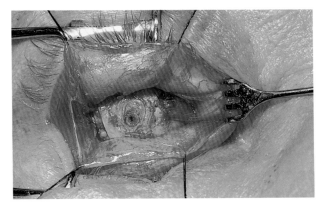

图 13.2c
将直肌固定于巩膜窗

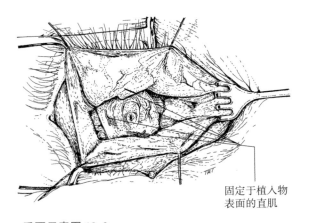

固定于植入物
表面的直肌

重要示意图 13.2c

13.2d

　用 6/0 可吸收缝线分层缝合筋膜囊及结膜。放置眼模。

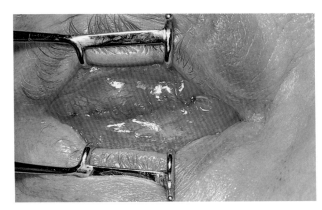

图 13.2d
缝合筋膜囊及结膜,包裹植入物

并发症及处理

　并发症及处理方法与带包裹材料的丙烯酸植入物相同。

　其暴露风险高于丙烯酸植入物,且羟基磷灰石的血管化可能不充分,钻孔并放置钛钉可能会导致植入物的暴露或脱出。

13.3 真皮脂肪一期眶内植入术

从臀部取真皮脂肪时,需全身麻醉,并使患者保持左侧卧位。其他供区包括腹股沟、腹壁及大腿外侧(13.9)。

真皮脂肪移植后有体积减小的趋势,因此,并不常用于一期眶内植入。它的优点包括加深结膜囊、为自体移植物等。

13.3a

在臀部中间1/3处,沿皮纹方向,标记一个大约长6cm、宽2.5cm的前平、后凸的镰刀形切口。沿植片边缘切开表皮,皮下注射盐水。用弯刀刀片(10号或15号)小心地切除表皮到似断层皮片的深度。切除的皮肤应厚于纸张,稍微不透明,且可在取材部位留下分散的局灶性出血和小点状脂肪暴露灶。如暴露大的油滴状脂肪表明取材位置过深。

13.3b

沿椭圆边缘垂直加深切口至下层脂肪2.5cm处。

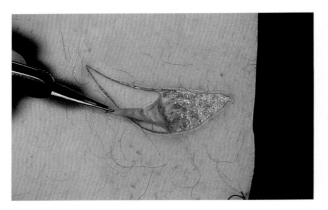

图 13.3a
去除表皮

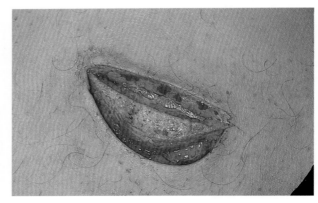

图 13.3b
切取脂肪

13.3c

小心地取出真皮脂肪(注意:坐骨神经大约位于股骨大转子和坐骨粗隆的正中央,深至臀大肌下段,术中可以得到较好的保护)。

用 4/0 可吸收线分两至三层缝合脂肪和皮下组织,并用 4/0 缝线间断缝合皮肤。使用弹力绷带包扎 5 天左右,术后 10 天拆线。

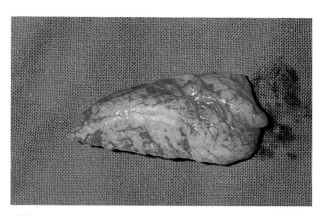

图 13.3c
真皮脂肪移植物

13.3d

真皮层向上,将真皮脂肪移植物放入眶内,脂肪应略微"溢出"眶窝,以备部分再吸收。

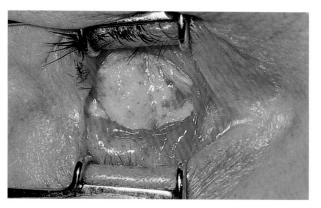

图 13.3d
将真皮脂肪移植物真皮层向上放入眶内

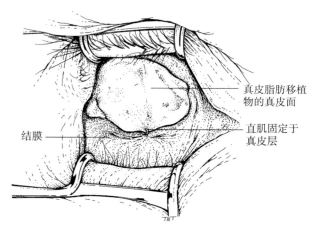

重要示意图 13.3d

13.3e、13.3f

　　必要时需修剪植片。用 6/0 可吸收缝线将四条直肌固定到真皮边缘。结膜不必覆盖整个植片,6/0 可吸收缝线将结膜缝合到植片前表面边缘。放置眼模。术后 1 个月内可发生上皮化。

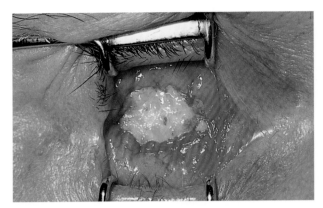

图 13.3e
直肌与真皮边缘缝合,结膜与植片前表面边缘缝合

并发症及处理

　　真皮脂肪移植的体积减少多发生在术后 6～12 个月。二次植入时其损失率更高。但其仍然具有加深结膜囊的优点(参见手术方式的选择)。

　　如果从移植物表面剥除的皮片过厚,残留的真皮下可透见脂肪,会导致上皮化延迟,但最终也可以完全覆盖移植物。

　　如果从移植物表面剥除的皮片过薄,残留的附属器可能会导致上皮角化及移植物表面毛发生长。配戴义眼片时引起不适。如果这种情况持续存在,可采用−20℃的双重冷冻法来控制毛发生长,但角化区域可能需要手术去除。

　　如果移植物边缘与结膜分离,会出现脂肪脱垂。范围较小可继续观察直至上皮化。如果脱垂范围较大,则需重新缝合移植物边缘。汗腺残留或结膜向内生长会导致囊肿形成。

（王娜,马澜,刘洪雷）

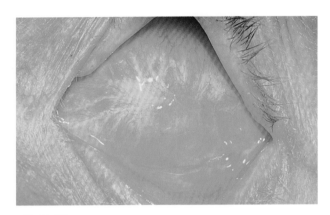

图 13.3f
植片前表面 1 个月内上皮化

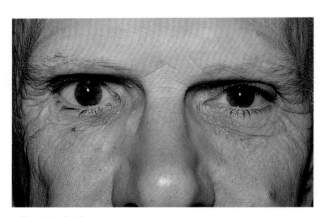

图 13.3 术后
右眼一期真皮脂肪移植术后 6 个月。注意:局部脂肪再吸收导致轻度的眶区内陷

二期眶内植入术

手术方式的选择

如果眼窝在无眶内植入物或植入物体积不足的情况下愈合,亦或植入物脱出,则需要行二期眶内植入术。无论是一期还是二期手术的眶容积填充不足,都可通过在眶底再次填充(13.7 和 13.8)。可通过皮肤入路到达眶底外,或经结膜穹窿切口填充。自体脂肪可通过 Coleman 技术(18.6)注入肌锥内,以扩充植入物体积。

下睑松弛会减弱对植入物的支撑,导致明显的填充不足,可以采用外侧睑板条或者自体阔筋膜悬吊拉紧眼睑。

如果在植入术之前就存在明显的结膜囊狭窄,则必须在植入之前或同期行(13.12 和 13.13)穹窿成形。如果穹窿正常,可选择棒球状植入物(13.4),或羟基磷灰石和聚乙烯植入物(13.1c 和 13.5)。如果结膜囊狭窄但并不需要黏膜移植时,首选真皮脂肪移植(13.6),将结膜和植片边缘对位缝合。也可选择固体植入物进行穹窿成形。

术前,检查眼球运动确定眼外肌的附着,有助于在术中找到直肌。如果存在严重的眼眶损伤,眼外肌存留的运动功能可能异常,此时最好不要将眼外肌附着于植入物上,以避免义眼片运动异常。

如果多次出现植入物脱出,那么真皮脂肪植片比固体植入物效果更好。

13.4 二期包裹式植入术

13.1 和 13.2 中所描述的包裹式植入物均可作为二期植入物使用。如果直肌能辨别且牵拉方向正常则应将其附着于包裹物(见前文)。二期植入物可能会加重结膜囊狭窄。

13.4a ~ 13.4c

在眼窝中央用剪刀做一横向的结膜切口——可参照结膜的原始愈合线。将结膜与下方的筋膜囊彻底分离直至穹隆处(13.10b)。

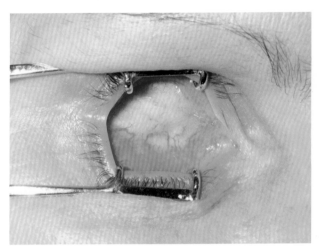

图 13.4a
无植入物的眼窝

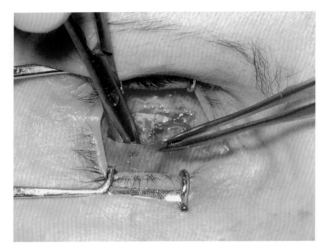

图 13.4b
分离结膜与筋膜囊

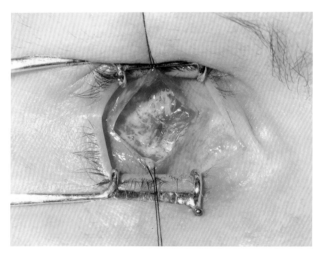

图 13.4c
暴露至穹隆部的筋膜囊

13. 4d ~ 13. 4f

切开筋膜囊并向深部分离直至暴露眶脂肪。用剪刀分离并扩大肌锥内间隙。如果已有植入物,在移除之前,应识别并保留附着的直肌。如果无植入物,可尝试分离出四条直肌,但有时比较困难。

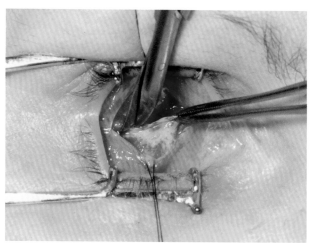

图 13. 4d
切开筋膜囊

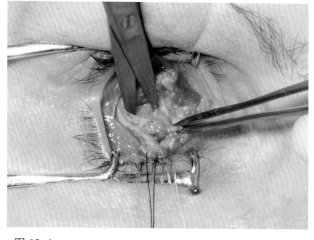

图 13. 4e
分离组织并暴露肌锥内脂肪

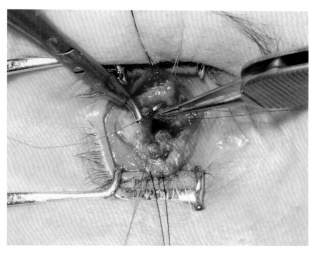

图 13. 4f
辨别出直肌并用缝线标记

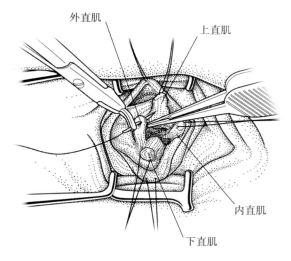

重要示意图 13. 4f

13.4g~13.4i

用钢球或丙烯酸球评估眶窝容积。尽可能用导引夹将植入物植入眶内,以确保植入物完全处于眶窝后部。注意植入物应置于下直肌上方而不是下方,否则会引起下睑缩肌损伤及植入物位置过低,导致下睑无法运动。

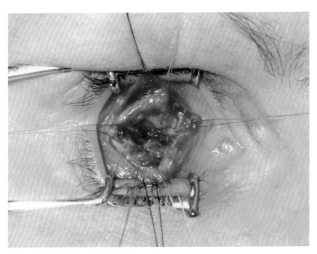

图 13.4g
分离眼外肌暴露肌锥内间隙

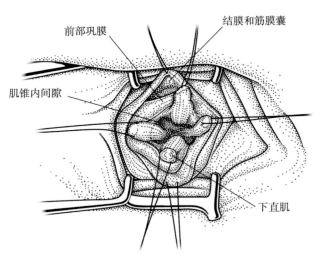

重要示意图 13.4g

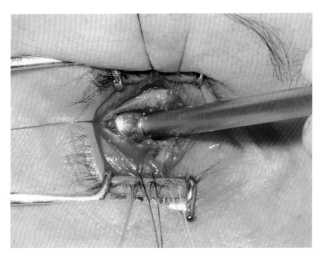

图 13.4h
用钢球评估肌锥间隙的容积

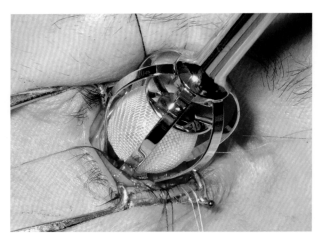

图 13.4i
放置植入物

13. 4j ~ 13. 4l

　　如前所述(13.1c 和 13.1d),如能找到直肌,将其附着于植入物。分层缝合筋膜囊和结膜(13.1e～13.1j)。放入眼模。

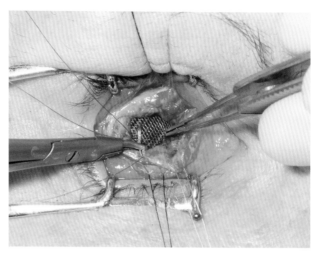

图 13. 4j
将眼外肌附着于植入物

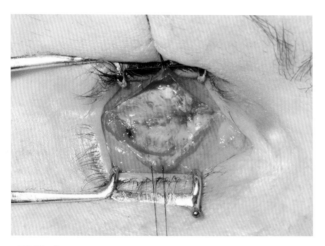

图 13. 4k
缝合筋膜囊

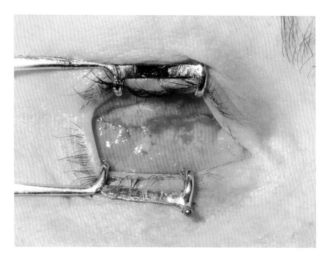

图 13. 4l
缝合结膜

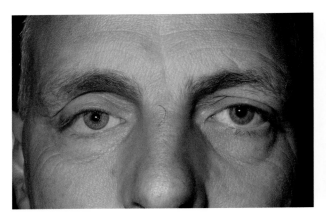

图 13.4 术前
无眶内植入物,右眼窝凹陷

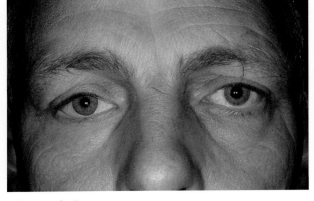

图 13.4 术后
棒球状植入物植入术后 3 个月

并发症及处理

并发症及处理方法与一期球形植入相同(第一节)。但需注意:要将植入物放入肌锥内而不是下直肌下方。二期植入可能会使已经有轻度狭窄的结膜囊进一步狭窄。如果结膜囊狭窄明显,则需要择期使用口腔黏膜移植重建结膜囊。

13.5 二期非包裹式植入术

　　包裹式植入物最大的优势就是可以附着直肌,但对植入物移位及暴露的风险影响甚微。之前描述过的植入物都可以通过非包裹的方式进行植入。与无孔植入物相比,多孔植入物常在无包裹物的情况下使用。

13.5a

　　预制眼窝(13.4a~13.4f)。用塑料球或钢球评估所需植入物的大小。将无包裹植入物植入肌锥内,以促进植入物血管化。因为多孔材料在术中容易与周围组织相粘合,将植入物放置于肌锥内时可用引导夹辅助。若没有导引夹,可在植入物表面涂抹抗生素眼膏,用两张半片聚乙烯薄膜包裹植入物,两张薄膜在后极相接。当植入物位置合适时,可将聚乙烯薄膜轻柔缓慢取出。

13.5b

　　在植入物表面无张力缝合筋膜囊。

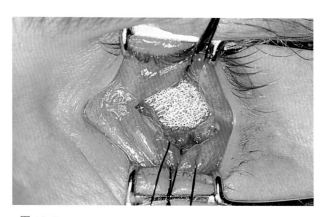

图 13.5a
植入肌锥内

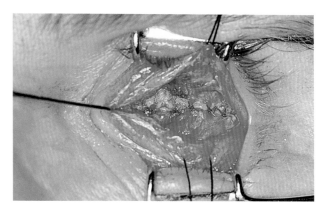

图 13.5b
缝合植入物表面的筋膜囊

13.5c

如果怀疑植入物前表面组织不够牢固，在缝合结膜以前，于筋膜囊前面插入巩膜补片（13.10）更安全。巩膜补片的边缘应达穹窿处。

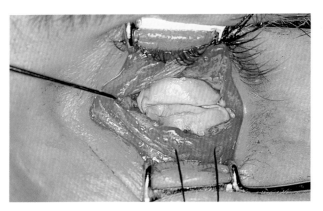

图 13.5c
筋膜囊表面的巩膜补片

13.5d

用 6/0 可吸收缝线缝合结膜。

6 个月左右可以植入钛钉（参见 13.2 并发症及处理）。

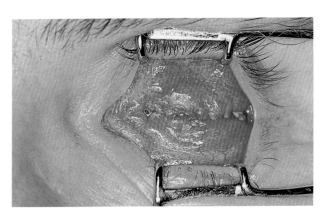

图 13.5d
缝合结膜

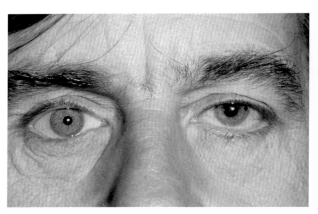

图 13.5 术前
右眼窝凹陷，无植入物

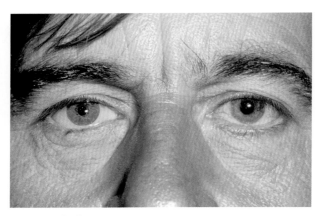

图 13.5 术后
二期羟基磷灰石植入术后 1 个月

并发症及处理

并发症及处理方法与一期羟基磷灰石植入术相同。

13.6 二期真皮脂肪眶内植入术

制备真皮脂肪植片（13.3）。如果已经移除植入物，必须切除其包裹囊壁以促进植片血管化。植片应该足够大，应比眶腔所需容积略大，以备再吸收。与一期植入相比，二期植入再吸收更显著。同一期植入术，需缝合直肌和结膜。

并发症及处理
二期真皮脂肪移植的并发症及处理方法与一期移植相同，但术后 6 个月体积丢失量要远大于一期移植。

13.7 骨膜下眶底植入术——单个植入物

13.7a

在下睑睫毛根部下 1～2mm 处做皮肤切口，向外侧延伸，在外眦角再向下延伸。或者如 13.8 所描述作一个向外侧延伸的眼睑瓣。

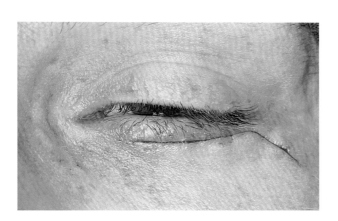

图 13.7a
睫毛下切口

13.7b

下拉皮肤及眼轮匝肌瓣，暴露眶下缘，注意不要破坏位于眼轮匝肌深部的眶隔。

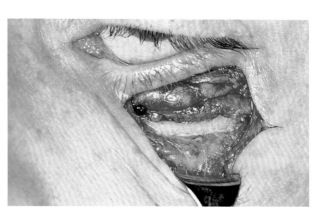

图 13.7b
切开皮肤-眼轮匝肌瓣暴露眶下缘

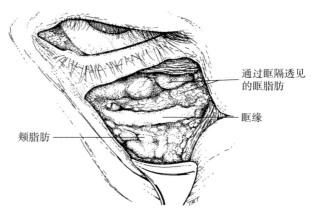

重要示意图 13.7b

13.7c

    沿眶下缘切开骨膜。用一个小的骨膜剥离子在切口的两侧掀起骨膜,暴露眶骨缘。向后扩大分离,暴露整个眶底。

13.7d

    评估眶底的可用空间,修剪植入物使之与眶底相匹配。2～4mm 厚的硅胶板较为合适。可以使用预制植入物,术中从硅胶块上切下的定制植片能够更好地与眶下壁贴合。厚度适当的聚乙烯板(Medpor)也是一种选择,可以修剪成合适的尺寸,并通过加热及塑形使其更适合眶底。

    在眶缘钻两对孔并准备金属丝固定植入物。

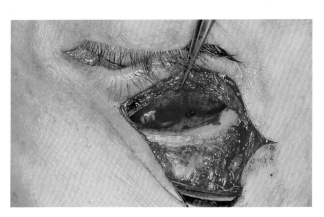

图 13.7c
提拉骨膜暴露眶底

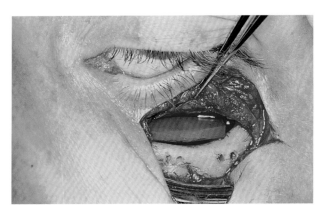

图 13.7d
植入物在位。眶缘可见钻孔

13.7e

    在植入物上与眶缘相匹配的位置钻孔。用细的不锈钢丝将植入物固定在眶缘上。

13.7f

    用 4/0 可吸收缝线缝合骨膜。在切口角缝合一针,用 6/0 长效可吸收缝线埋藏式缝合眼轮匝肌。用 6/0 缝线缝合眼睑皮肤切口。

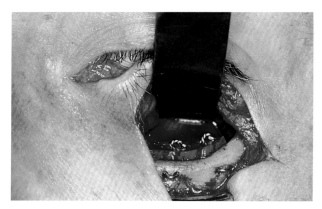

图 13.7e
用金属丝将植入物固定在眶缘

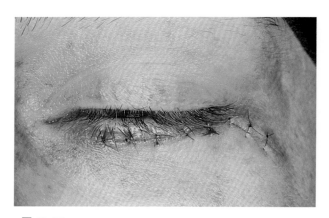

图 13.7f
缝合切口

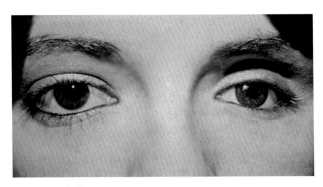

图 13.7 术前
眶底植入术前

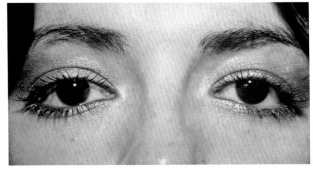

图 13.7 术后
眶底植入术后 6 个月

并发症及处理

　　常见并发症为植入物过小导致眶容积矫正不足。眶底植入物应该后部更厚,从而向上、向前推动原有植入物。

　　植入的硅胶板可能会前移,导致下睑触及包块。用金属线将单片植入物缝合在眶缘可以有效改善。如果植入物发生移位,则应修剪植入物的前部。

　　如果植入物的前缘使下穹窿变形或狭窄,则需要调整植入物以便配戴义眼片。

13.8 骨膜下眶底植入术——多个植入物

另一种方案是将数个条状植入物通过外侧小切口植入。可以保持眶下缘的大部分骨膜完整。该切口可同时从外侧提拉下睑。

13.8a

用剪刀从外眦向外下斜形切开眼睑直至眶缘，形成一个向外侧延伸的眼睑瓣。

13.8b

向下翻转皮瓣，暴露外侧 1.5cm 的眶下缘。切开骨膜，用一个小的骨膜剥离子分离骨膜、暴露眶底。注意保持眶下缘其余部位骨膜的完整性以防止植入物前移。沿眶底分离骨膜直至眶尖。

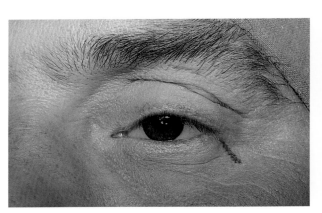

图 13.8a
标记外侧切口

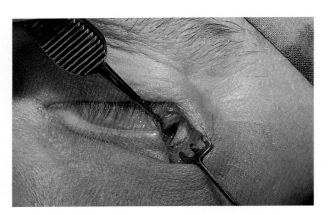

图 13.8b
暴露眶缘并分离外侧骨膜

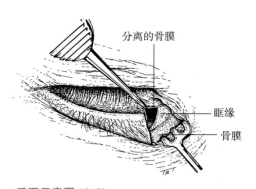

重要示意图 13.8b

13. 8c

从硅胶块上裁剪合适的植入物，估测植入物的大小和形状（13.7d）。将植入物切成能够通过骨膜切口的条状，将其植入眶内。

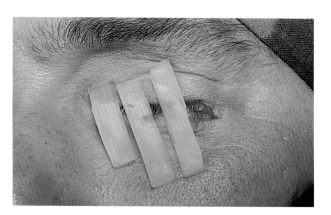

图 13. 8c
将眶底植入物切成条状

13. 8d

植入硅胶条。在眶底排列硅胶条，尽可能还原植入物形状。硅胶条无须用金属丝固定，所以也不需要在眶缘钻孔。

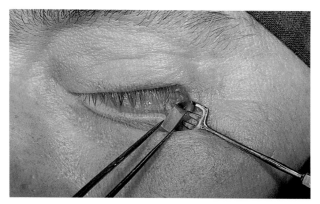

图 13. 8d
将硅胶条植入至骨膜下

13. 8e

用 4/0 可吸收缝线缝合骨膜。将塑料眼模或患者的义眼片置于眼窝内，并评估眼睑松弛程度，若有眼睑松弛，可向外提拉眼睑。保留睑板条的完整性，去除外侧多余的皮肤、肌肉和结膜。用 6/0 可吸收缝线将睑板条固定在眶外缘骨膜上。

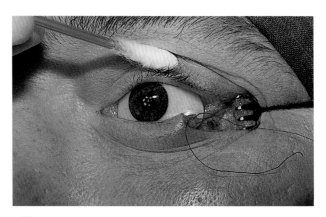

图 13. 8e
缝合骨膜。外侧已制备的睑板条

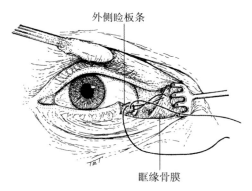

重要示意图 13. 8e

13.8f

逐层仔细缝合眼轮匝肌和眼睑皮肤,否则可能会形成瘘管。

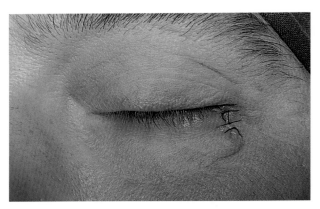

图 13.8f
将睑板条缝合至眶外侧缘骨膜上。分层缝合切口

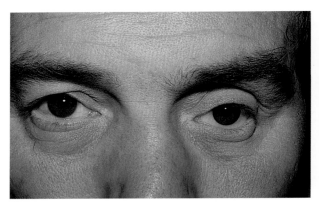

图 13.8 术前
眶底植入联合下睑松弛矫正术前

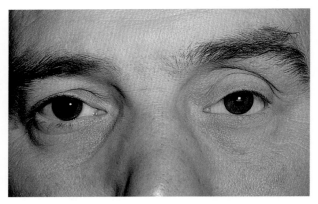

图 13.8 术后
眶底植入联合外侧睑板条矫正下睑松弛术后 3 个月。待矫正的上睑下垂。持续存在的上睑沟凹陷需要通过真皮脂肪移植来矫正(13.9)。

并发症及处理

并发症及处理方法与13.7 相同。未固定的硅胶条可能会向前移位并在下睑触及。必要时可修剪硅胶条的前缘。

13.9　上睑沟凹陷真皮脂肪移植术

如果眶内填充体积充足，但依然持续存在上睑沟凹陷，可采用真皮脂肪移植充填凹陷。此类患者通常亦伴随一定程度的下睑松弛。可采用下睑外侧睑板条或者自体阔筋膜悬吊同期矫正。如果拟行悬吊术，可从大腿外侧取脂肪及筋膜。矫正上睑沟凹陷所需要的植片通常小于肌锥内填充时所需植片的大小。

13.9a~13.9d

真皮脂肪植片可取自臀部或腹壁（13.3），或者如本节所示，取自大腿外侧。不同部位的取材方法都是相同的。

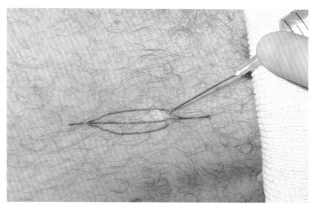

图 13.9a
标记阔筋膜取材所采用标准椭圆形切口。皮下注射生理盐水便于切除表皮

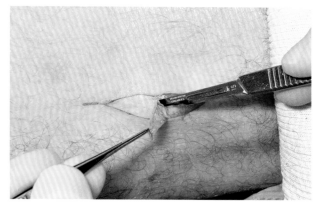

图 13.9b
切除表皮

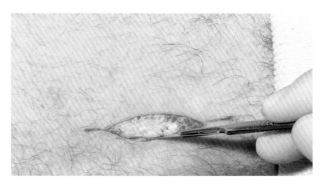

图 13.9c
切开真皮和皮下脂肪层

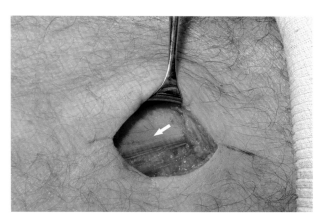

图 13.9d
切除真皮脂肪植片，暴露阔筋膜（箭头）

13. 9e~13. 9g

如果在大腿外侧切取真皮脂肪移植片,可以同时获取阔筋膜(2.21)。

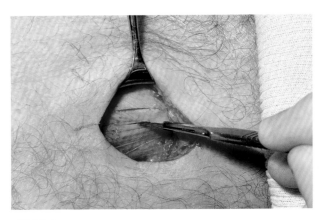

图 13. 9e
条形切开阔筋膜

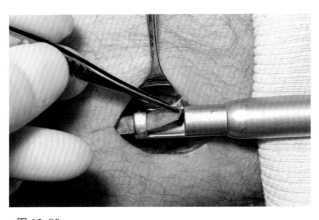

图 13. 9f
使用筋膜刀切取阔筋膜

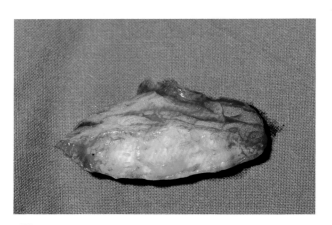

图 13. 9g
真皮脂肪植片

13. 9h,13. 9i

做上睑皮肤皱襞切口,暴露眶隔(9.1a～9.1c)。打开眶隔暴露腱膜前脂肪(9.1d)。

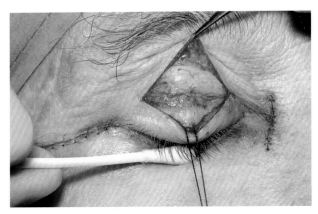

图 13. 9h
暴露眶隔。注:眦角切口是行阔筋膜下睑植入所做(图**13. 9 术前/术后和 7. 11**)

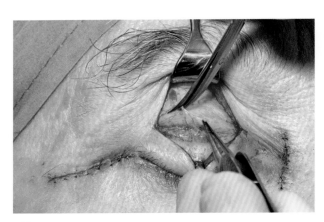

图 13. 9i
打开眶隔进入腱膜前间隙

13.9j～13.9l

　　修剪真皮脂肪植片使其与腱膜前间隙相适应,植片要稍大,预留植片再吸收的量。用 6/0 可吸收缝线将真皮间断缝合于眶缘后的眶顶骨膜。

　　用 6/0 缝线间断缝合皮肤,缝线深挂提上睑肌腱膜前表面,以形成眼睑皮肤皱襞。

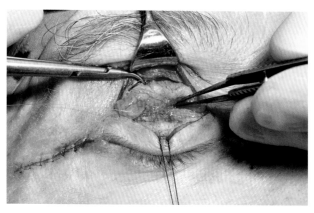

图 13.9j
腱膜前间隙内的真皮脂肪植片。真皮缝合于眶顶骨膜

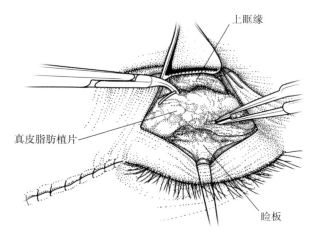

重要示意图 13.9j

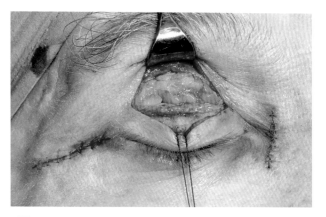

图 13.9k
完整植入真皮脂肪植片

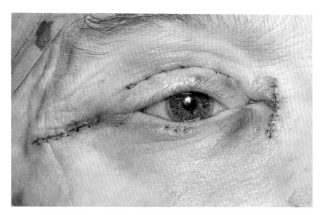

图 13.9l
缝合切口。参见注 见图 13.9h

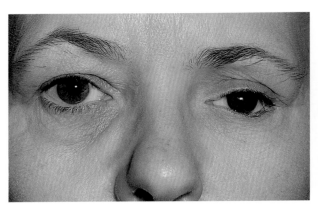

图 13.9 术前
左眼球摘除术后眼窝凹陷综合征伴面瘫

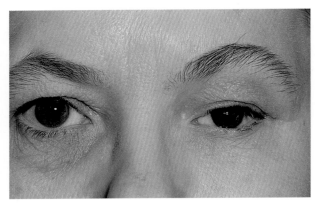

图 13.9 术后
左眼上睑真皮脂肪移植、上穹窿重建、提眉、下睑阔筋膜悬吊术后 4 个月

并发症及处理

植片应相对较大，以对抗术后部分脂肪再吸收。过大的植片会在术后前几周引起上睑下垂。如果术后 12 个月脂肪体积依然太大，可通过皮肤皱襞切口减容。如果脂肪容积丢失过多，可再次行真皮脂肪移植术。

可选择的方式
自体脂肪注射术（Coleman 技术）

通过抽脂和离心而获得的自体脂肪可以作为填充物重新注入不同的部位。作为真皮脂肪植片替代品，这样制备的自体脂肪可用于补充肌锥及上睑沟内的容积（18.6）。上睑沟自体脂肪注射，应紧贴眉弓下进针，靠近眶缘并沿着眶上缘注入脂肪。

义眼台的暴露与脱出

手术方式的选择

眶内植入物前表面的覆盖层缺损会导致暴露。小范围的暴露如未经治疗会逐渐加重,最终导致植入物脱出。

小范围和早期的缺损可以通过简单的再缝合而愈合。然而,反复暴露也很常见,因此,在结膜和筋膜囊之间植入补片通常更稳妥。

一般情况下,大范围的植入物暴露无法直接修补。更安全的方法是移除植入物,待眼窝愈合后,再行二期眶植入术,方法见第二节。

13.10 补片修补术

异体巩膜是修补缺损时常用的覆盖植入物的传统材料。由于巩膜存在较低的感染传播风险，目前使用较前有所减少，但其仍然是一种理想的材料。其他替代物包括自体阔筋膜、颞肌筋膜及切除表皮的真皮脂肪。

13.10a

早期的植入物暴露（箭头），可以用异体巩膜补片或者其他替代材料来修复。如果植入物暴露已经超过1个月，尤其在有感染的情况下，移除植入物及其包裹，行二期眶植入术更安全。

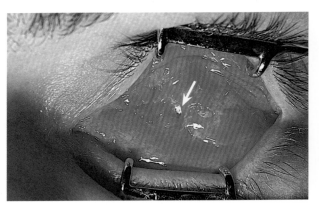

图 13.10a
羟基磷灰石植入物的小范围暴露

13.10b

横向切开结膜，将结膜与下方的筋膜囊彻底分离，沿各方向分离至穹窿部。由于瘢痕组织难以分离，可能无法完整分离筋膜囊。

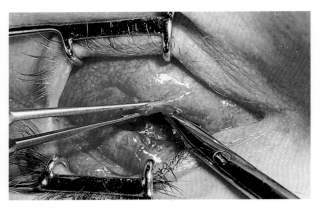

图 13.10b
从筋膜囊分离结膜

13.10c

修剪一块足够大的补片，使其可延展到穹窿部（2.17）。

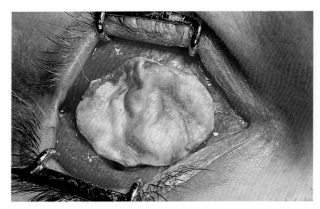

图 13.10c
异体巩膜补片

13.10d

　　将植片置于筋膜和结膜之间。检查结膜能否无张力缝合。如果不能,进一步向穹窿深部扩大分离,赋予结膜更大动度。沿补片边缘用 6/0 可吸收缝线间断缝合补片与筋膜囊。

13.10e

　　缝合补片上方的结膜,并在眼窝内放置眼模。

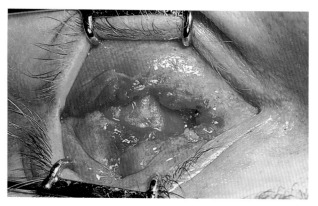

图 13.10d
将巩膜补片置于筋膜和结膜之间并缝合

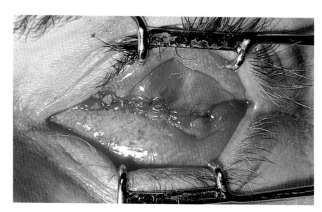

图 13.10e
缝合巩膜补片上方的结膜

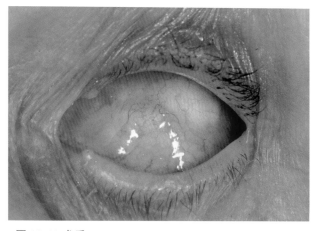

图 13.10 术后
巩膜补片修补植入物暴露术后 3 个月

并发症及处理

　　植入物暴露修补后依然可能脱出。若巩膜补片修补后植入物仍有暴露,则应当移除植入物,在眼窝愈合后,行二期植入手术。

结膜囊狭窄

手术方式的选择

通常先出现下穹窿狭窄。若结膜仍有弹性并且可以轻易延伸至下穹窿,加深穹窿的缝合法即可(13.11)。若结膜显著缩窄,则需要行黏膜植入术(13.12 和 13.13)。

13. 11 眶缘皮肤缝线下穹窿成形术

13. 11a

用带针眼的大针在硅胶条或硅胶槽上预置三组 4/0 尼龙缝线。

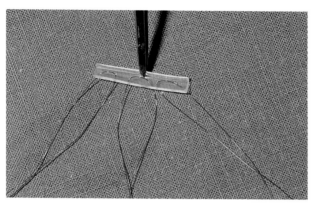

图 13. 11a

缝线已在位的穹窿硅胶条

13. 11b

从结膜穹窿最深处进针至皮肤出针,带上少许眶下缘骨膜。

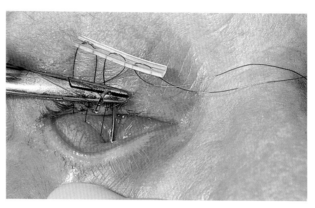

图 13. 11b

从结膜穹窿穿到皮肤的缝线

13. 11c

牵拉缝线,使硅胶条位于穹窿适当的位置。

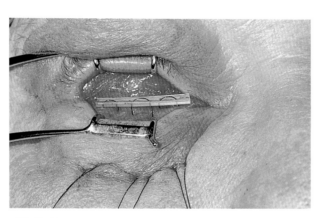

图 13. 11c

未打结前已在位的缝线

13. 11d

最后将每根缝线穿过皮肤上的第二个硅胶管,拉紧并打结(图 13.12d A 和图 13.12d B)。

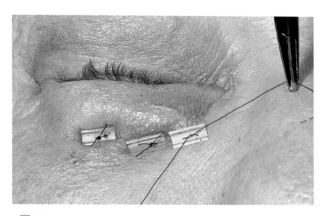

图 13. 11d

在硅胶条上打结缝线

13. 11e

目的是在不影响下睑位置的情况下加深穹窿。

至少 3 周后拆除缝线,可延长拆线时间最长至 3 个月,确保深层愈合更牢固。

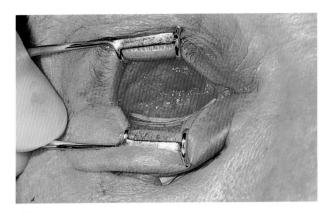

图 13. 11e
硅胶条维持穹窿的深度

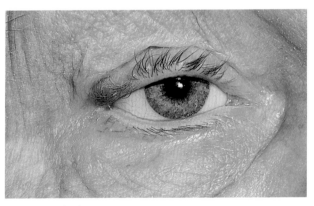

图 13. 11 术后
下穹窿成形术后 3 个月

并发症及处理

如穹窿或皮肤缝线位置不正确,术中可见下睑明显变形,此时需调整缝线位置。

出血较为常见,甚至会有血肿形成。通常无须特殊处理。

13.12 穹窿成形术——下穹窿

▶（视频 23）

13.12a

在下穹窿缩紧的结膜做一横向切口。

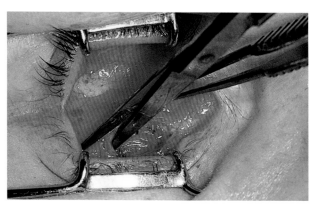

图 13.12a
制作穹窿切口

13.12b

沿紧贴眶下缘方向用剪刀加深切口，暴露整个穹窿全长的眶下缘骨膜。注意不要向前偏离进入眼轮匝肌层面。

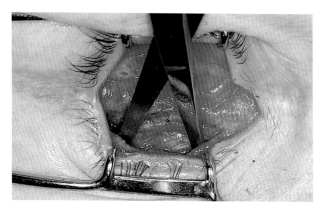

图 13.12b
加深切口至眶下缘

13.12c

取足量口唇黏膜在无张力的情况下平铺至新形成的穹窿(2.15)。用 6/0 可吸收缝线将黏膜植片的边缘通过连续缝合固定于结膜切口的任何一侧。

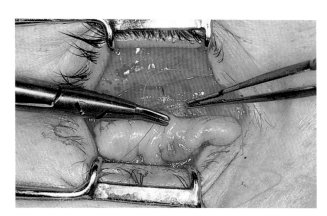

图 13.12c
将黏膜植片缝合于结膜

13. 12d

　　放置加深穹窿的硅胶管（13.11）并打结缝线将黏膜植片拉入至穹窿处。保持硅胶管在位 2～3 个月。

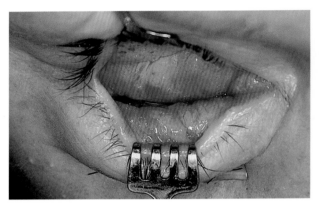

图 13. 12d A
固定穹窿内植片的位置

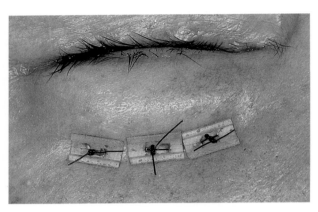

图 13. 12d B
在皮肤硅胶带上打结缝线

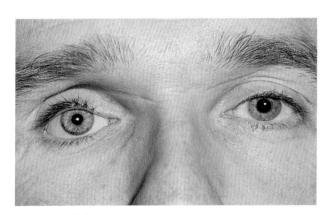

图 13. 12 术前
眼窝凹陷伴下穹窿狭窄

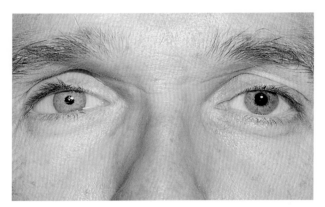

图 13. 12 术后
下穹窿成形术后 3 个月

并发症及处理

　　并发症及处理与眶缘皮肤缝线下穹窿成形术相同。

13.13 穹窿成形术——上穹窿

上穹窿成形术在技术上更为困难。如果提上睑肌有功能,应避免加深穹窿的缝线穿过提上睑肌。

通过皮肤皱襞切口暴露提上睑肌腱膜,将提上睑肌腱膜和 Müller 肌从睑板上分离出来,并向上反折。缩紧的上穹窿结膜就在下方。在眼窝内放入器械以定位需要黏膜的位置。切开结膜并植入黏膜植片,用 6/0 可吸收缝线将植片在原位连续缝合。与 13.11 所述的下穹窿成形术方法相同,缝置上穹窿加深缝线。只缝合内外两侧而不缝合中央,通常就可以达到满意的效果,且可避免影响提上睑肌或腱膜的运动。

另一种方法是将缝线从上穹窿处眼模穿出到上眶缘处的弓状缘,在上穹窿打结(示意图 13.1)。

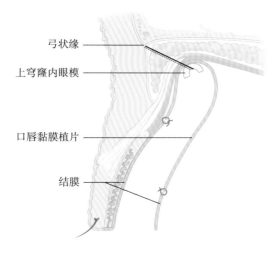

弓状缘

上穹窿内眼模

口唇黏膜植片

结膜

示意图 13.1
上穹窿重建术

可选择的方式

上穹窿成形术——后入路
在靠近睑板上缘处横向切开上穹窿结膜,并从其深部的上睑缩肌上分离反折。继续分离直至超过穹窿的最上端。按常规方式植入口唇黏膜植片,并用原位固定的眼模来支撑,眼模缝线穿过眼睑全层。

这种手术方式难以避开上睑缩肌。

断层皮片在结膜囊重建中的应用
若缩窄的结膜囊非常干燥,则需使用断层皮片替代口唇黏膜作为内衬(2.10),但是通常疗效欠佳。

并发症及处理

重建术可能会使穹窿变形,影响义眼配戴,但难在术中察觉及矫正,通过试戴义眼片来检查穹窿的位置,以减少穹窿变形发生的风险。

眼窝凹陷的其他问题

13.14 上睑下垂

需要在配戴义眼片的情况下按常规方法评估,并进行上睑下垂矫正手术(参见第九章)。

13.15 下睑外翻

评估下睑(3.16和3.17)。若内眦韧带正常,则用外侧睑板条手术来拉紧眼睑(7.2)。若内眦韧带松弛则可部分切除(7.7和7.8)。在义眼片较大的情况下,亦可采用自体阔筋膜悬吊来拉紧下睑(7.14)。

13.16 睑内翻

上、下睑内翻通常是结膜瘢痕收缩导致的。在矫正结膜囊狭窄(13.11~13.13)后,矫正残留的瘢痕性睑内翻(参见第六章第二节)。

相关疾病

眼窝的分泌物

分泌物是由义眼片不合适、义眼片摩擦、卫生条件差或巨乳头结膜炎引起的。义眼片应尽可能减少取出,且仅当脓性分泌物附着在义眼片上时才需要清洗。按照保养要求,义眼技师定期抛光并使用羟丙基甲基纤维素眼液等润滑可减少分泌物的产生。仅在有明显感染的情况下才需要使用抗生素滴眼液。巨乳头结膜炎可以通过滴用润滑剂或2%丙酸钠滴眼液来改善,有时需要更换新的义眼片。

(张壬嘉,马澜,刘洪雷)

拓展阅读

Allen L 1983 The argument against imbricating the rectus muscles over spherical orbital implants after enucleation. Ophthalmology 90:1116

Chalasani R, Poole - Warren L, Conway RM, Ben - Nissan B 2007 Porous orbital implants in enucleation: A systematic review. Surv Ophthalmol 52:145-155

Custer PL, Trinkaus KM 2007 Porous implant exposure: Incidence, management and morbidity. Ophthalm Plast Reconstr Surg 23:1-7

Fahim DK, Frueh BR, Musch DC, Nelson CC 2007 Complications of pegged and non- pegged hydroxyapatite orbital implants. Ophthalm Plast Reconstr Surg 23:206-210

Jordan DR 2004 Problems after evisceration surgery with porous orbital implants: Experience with 86 patients. Ophthalm Plast Reconstr Surg 20:374-380

Quaranta- Leoni FM 2008 Treatment of the anophthalmic socket. Curr Opin Ophthalmol 19:422-427

Shah CT, Hughes MO, Kirzhner M 2014 Anophthalmic syndrome: A review of management. Ophthalm Plast Reconstr Surg 30:361-365

眼睑重建——睑缘缝合

简介

本章涉及了睑缘缺损的直接缝合。较小的缺损不涉及周围组织，可以直接缝合。较大的睑缘缺损可以利用外眦部组织进行缝合。

睑缘缺损过大导致无法直接缝合时，需分别进行前层和后层重建。以下各章将讲解这些大范围睑缘缺损重建和不涉及睑缘的眼周缺损缝合。

第十五章介绍眼睑或眼周区域大范围缺陷的前层重建。

第十六章介绍眼睑后层重建，包括内外眦的支撑。

第十七章介绍用包含前、后两层的全厚皮瓣来修复眼睑全层缺损。

手术方式的选择

如果眼睑缺损<眼睑长度的 1/4（老年患者少于 1/3），可以直接缝合，无须使用其他组织。这些内容在第十四章第一节（14.1～14.3）中有详细介绍。超过 1/2 的眼睑缺损可以通过松解外眦的组织来进行缝合。此技术在第十四章第二节中进行介绍，分别是外眦切开术（14.4），外测滑行皮瓣（14.5、15.5、15.6），Tenzel 外侧半圆形旋转皮瓣（14.6）和 McGregor 颊瓣（14.7）。

此类情况的缝合设计方案可以使用通用规则，即皮瓣的总体张力要在睑缘进行均匀分布，此时重建眼睑造成的睑缘变形是最小的。因此，皮瓣的张力应该是水平的而非垂直的，且瘢痕是在松弛的皮肤张力线上（参见第二章第一节）。

睑缘直接缝合术

14.1 全层睑缘切除——褥式缝合术

切除眼睑异常组织或水平向缩短眼睑时需要切除睑缘组织。做两个垂直睑缘的切口。切口远端可以为 V 形切口（14.1 和 14.2）或横形切口（14.3）。睑缘直接缝合的目的是睑缘无凹角，这一原则也适用于睑缘裂伤的修复。

14.1a、14.1b

沿睑缘垂直切开，并按照五角形标记切开皮肤。用剪刀去除眼睑全层组织。出血主要来自上、下睑板靠近睑缘位置的血管弓。另外在上睑，另

一条动脉弓正好位于上睑板上缘。用镊子轻轻夹住伤口边缘的睑板全层，烧灼可减少出血。

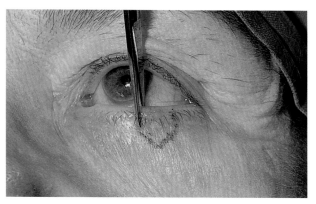

图 14.1a
首先垂直切开睑缘

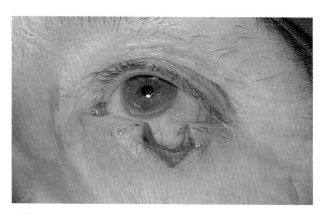

图 14.1b
五边形切除睑缘组织

14.1c、14.1d

在睑板切缘使用 6/0 或 7/0 可吸收缝线来缝合睑缘，注意避免缝合结膜。将线结打在睑板前表面。在睑板边缘以同样方式再缝合两针。

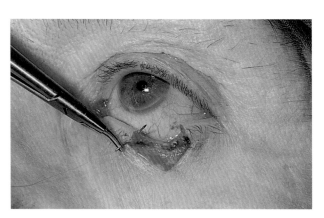

图 14.1c
在睑缘后层缝合第一针

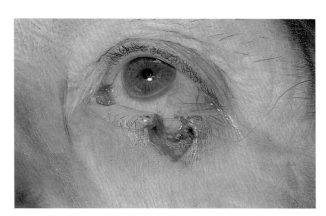

图 14.1d
带睑板进行睑缘后层原位缝合

14.1e

灰线使用 6/0 不可吸收缝线,注意进针、出针的位置与睑缘的角度要正确。缝线末端留长备用。

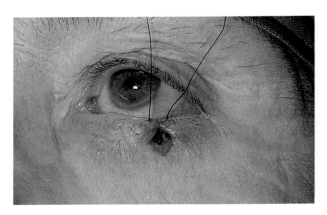

图 14.1e
睑板缝合。穿过灰线进行睑缘原位缝合

1 周后去除皮肤缝线和灰线缝线。

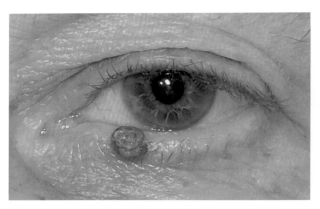

图 14.1 术前
下睑缘肿瘤

14.1f

用三个 6/0 或 7/0 可吸收缝线缝合眼轮匝肌层。从睫毛线开始,用 6/0 不可吸收缝线间断缝合皮肤。皮肤缝线打结时,用皮肤缝线来固定灰线缝线的长末端。

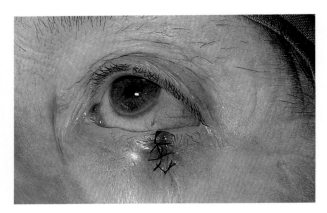

图 14.1f
眼睑缝合。睑缘缝线末端固定在皮肤缝线下方

上睑切除和整复也完全按照上述步骤来进行。

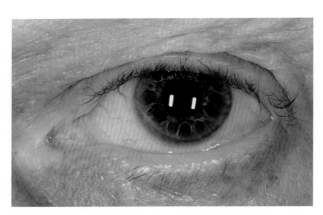

图 14.1 术后
切除缝合后 2 个月

14.2 睑缘埋藏缝合修复术

▶（视频24）

此项改良技术与标准技术的区别是：将睑缘缝线的线结打在组织内，而不是睑缘表面（示意图14.1和示意图14.2），用7/0可吸收缝线（例如薇乔缝线）。此改良的优点是角膜免受线头磨损，而且可以不拆缝线。上、下睑均可以使用埋藏缝合。

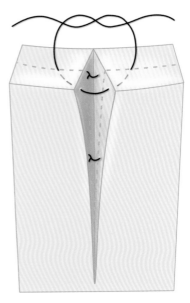

示意图 14.1
睑缘缝合的外部线结

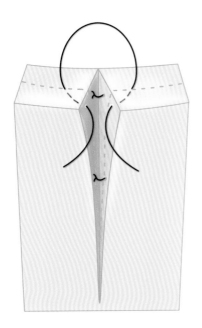

示意图 14.2
睑缘缝合的埋藏线结

14.2a

按常规操作（14.1c和14.1d）用适宜的可吸收线缝合睑板后层组织。为了闭合睑缘，在距离睑缘2～3mm的眼轮匝肌和睑板平面使用7/0薇乔缝线进行缝合。针头向上，保持和睑缘呈直角穿过灰线，距离睑缘切口2mm。

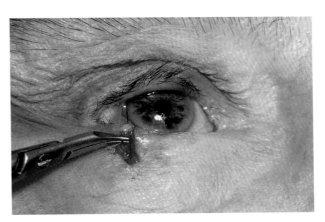

图 14.2a
病变切除，睑板缝合，缝合针穿过组织达灰线

14. 2b

U 形反转,将缝线穿过另一侧睑缘灰线。

14. 2c

使缝线在距离睑缘几毫米处的眼轮匝肌和睑板间穿过,并在切口内皮下穿出,出针距离睑缘高度要与进针高度(14.2a)一致。

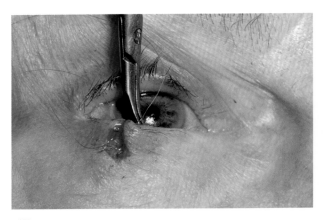

图 14. 2b
缝合针从灰线进入组织

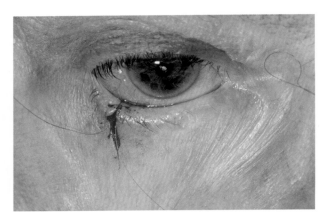

图 14. 2c
灰线原位缝合,未打结

14. 2d

在距离睑缘约几毫米的高度,用缝线打结,强度刚好闭合睑缘。要注意确保线结在睑板深层组织内。

14. 2e

使用多根 7/0 可吸收线缝合轮匝肌层,用 7/0 可吸收线缝合皮肤。除非有感染或刺激症状,否则一般不需要拆线。

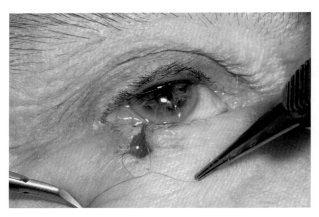

图 14. 2d
缝线在灰线打结

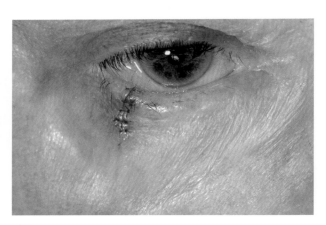

图 14. 2e
轮匝肌和皮肤缝合

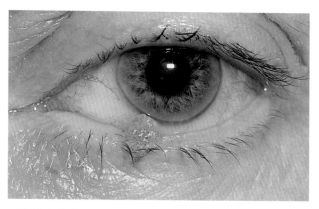

图 14.2 术前 A
下睑缘肿物

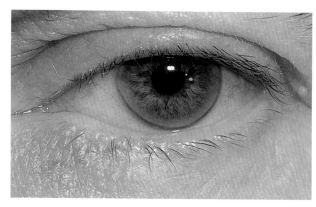

图 14.2 术后 A
切除和直接缝合 2 个月后

14.2f

　　通过仔细和准确地缝合,严重的眼睑裂伤也可以成功修复。

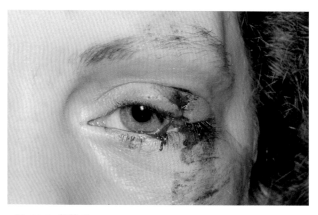

图 14.2 术前 B
睑缘裂伤

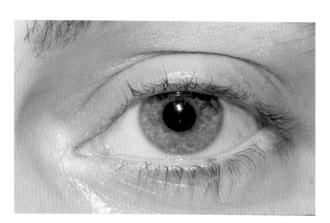

图 14.2 术后 B
整复术后 2 个月

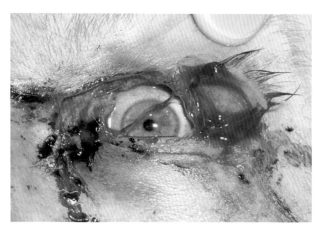

图 14.2 术前 C
上睑缘大范围裂伤

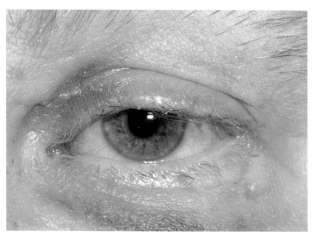

图 14.2 术后 C
整复术后 3 周

可选择的方式

14.3 双蒂滑行皮瓣缝合术

区别于 V 形切口(14.1 和 14.2),双蒂滑行皮瓣是将睑缘切口两侧进行横向连接,并通过两侧的延展来自接修补缺损区,但是只能用于下睑。

14.3a、14.3b

按照标准方法,沿睑缘垂直切除睑缘组织和睑板,于睑板下方的内侧和外侧做全厚水平切口。

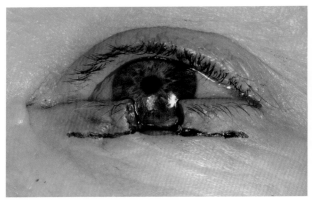

图 14.3a
下睑缺损。标记横向滑行切口

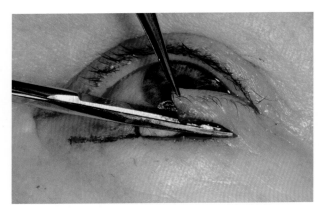

图 14.3b
在睑板正下方切开滑行皮瓣

14.3c

推进滑行皮瓣并按照标准方式进行缝合。如果张力较大,可以进行横向松解来辅助切口闭合。

14.3d

分两层缝合切口:轮匝肌和皮肤。

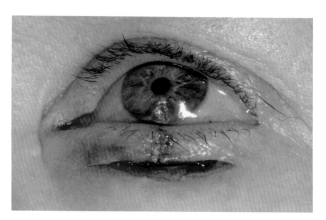

图 14.3c
皮瓣滑行和闭合

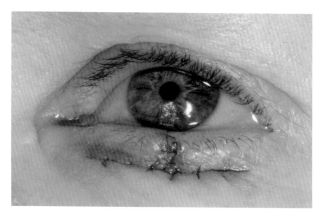

图 14.3d
滑行皮瓣切口分两层缝合

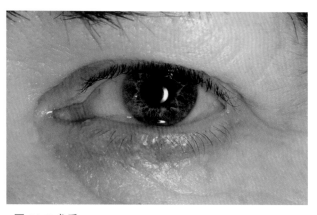

图 14.3 术后
术后 2 个月

并发症及处理

如果用上述任何一种方式缝合切口时,对合处仍有明显凹角,请切除凹角并重新缝合切口。

凹角和对合不准确会导致倒睫。如果不需要切除凹角,请使用冷冻疗法(参见第八章)治疗倒睫。否则切除凹角后重新缝合。

伤口裂开一般是伤口张力过大所导致。需要拆线后重新缝合。另外,裂开的伤口也可以自然愈合。如果自然愈合不良,需要切除瘢痕和降低张力后重新缝合伤口。

外侧眼睑直接缝合术

14.4 外眦切开术

▶ （视频 24）

此种直接缝合适用于大多数上、下睑缺损，最多可修补 1/3 睑裂长度的缺损。

14.4a

沿外眦角水平切割到眶缘，注意不要斜行向下。

14.4b

向内侧牵拉眼睑，以保证外眦韧带完全绷紧。此时绷紧的条带位于轮匝肌后方。用剪刀在韧带两侧剪开并暴露睑板边缘。

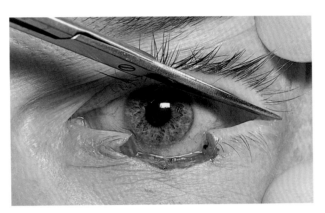

图 14.4a
外眦切开

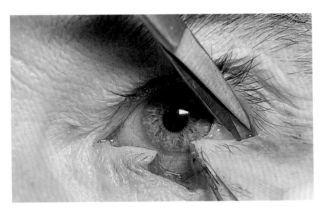

图 14.4b
向内牵拉下睑来识别外眦韧带

14.4c

切断外眦韧带后，可以保证眼睑向内拉伸和闭合缺损。

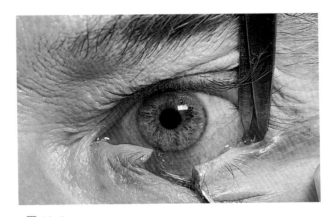

图 14.4c
切断外眦韧带下缘

14.4d

按照标准方法缝合缺损（14.1 和 14.2）。用 6/0 线皮肤对皮肤（边缘皮肤对结膜）来缝合外眦伤口。

如果缺损需要松解极大张力才能闭合，则要切开眶下缘和外侧睑板残端之间的眶隔，以保证外侧组织能够进一步内移。此时，需要抓住韧带内侧断端，然后向内侧和略上方牵拉来保证眶隔拉紧。用剪刀沿眶下缘轻轻分离轮匝肌和结膜，尽可能在深内侧切开眶隔以松弛眼睑。随着分离眶隔，眼睑会变得更加"柔软"和灵活。

并发症及处理

眼睑外缘的浅凹角是因为眼睑前层支撑不足。为避免此并发症，请注意起始切口（14.4a）不要横行向下切入皮肤。

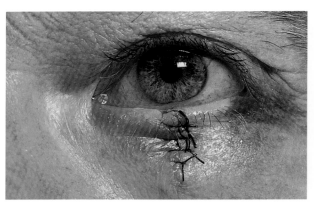

图 14.4d
眼睑缺损缝合

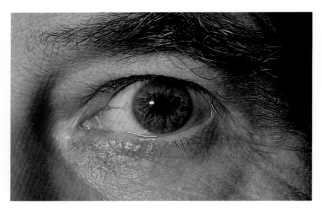

图 14.4 术后
外眦切开术后 2 个月

14.5 外侧滑行皮瓣

此方法可以修补>1/3 眼睑全长的缺损(15.6)。

14.6 外侧半圆形旋转皮瓣 (Tenzel)

此方法可以修补>1/2 眼睑全长的上睑或下睑缺损。

14.6a

标记半圆形皮瓣,垂直方向 22mm,水平方向 18mm。外眦处标记作为眼睑重建的延伸线起端。继续向上(下睑重建时)或向下(上睑重建时)弯曲以达到长度需求。末端高度与外眦水平但是不要越过眉毛末端。

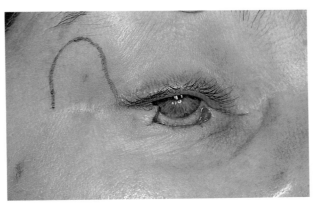

图 14.6a
标记切口

14.6b

沿着标记切开,分离皮瓣达轮匝肌层。不要分离到外侧眶缘。反折皮瓣以暴露外眦。

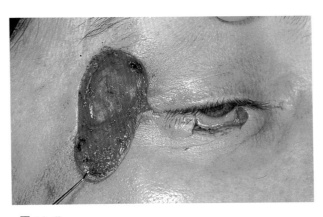

图 14.6b
皮瓣深度至轮匝肌层

并发症及处理

请参见 14.5。

14.6c

适度切开外眦韧带(箭头),可以打开眶隔来帮助修补眼睑缺损(14.4c)。

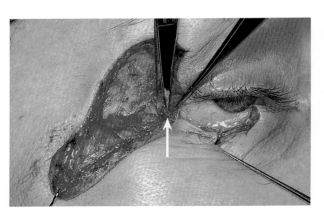

图 14.6c
外眦韧带下支切开

14.6d

按常规方式整复眼睑缺损(14.1 和 14.2)。从侧面牵拉眼睑以减少水平向松弛。深部组织用 4/0 不可吸收线(箭头)固定皮瓣。在皮瓣边缘越过外眦位置,用 4/0 长效可吸收线将皮瓣固定于对应的外眦韧带,以此形成新的外眦。

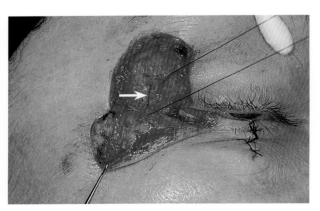

图 14.6d
缝线固定皮瓣

14.6e

用可吸收 6/0 线和不可吸收 6/0 线分两层缝合皮瓣,5 天后拆线。

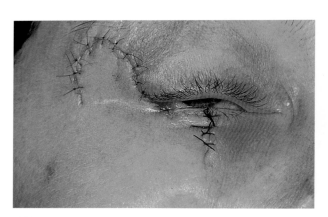

图 14.6e
眼睑和皮瓣缝合

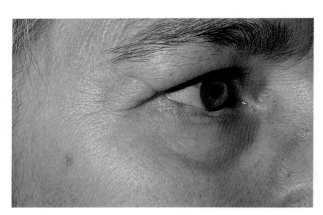

图 14.6 术后
半圆形皮瓣重建术后 6 个月

14. 7 Mcgregor 颊瓣

此皮瓣采用 Z 瓣整复术,因此切口上缘不易出现"狗耳",并能通过皱纹线来掩盖部分瘢痕。

14.7a

沿外眦向耳部进行小弧形的切口标记,并转折向上(下睑缺损)或向下(上睑缺损)。沿主切口标记一个 Z,注意核对缺损侧的眼睑与 Z 的同侧皮肤是连续的。非缺损侧的 Z 标记线,可以考虑延迟标记直到颊瓣能够闭合缺损。然后可以准确地标记非缺损侧 Z 线,以提高 Z 瓣的匹配性。

14.7b

分离皮瓣到轮匝肌深层,一直到眶缘内侧,分离眶外缘的轮匝肌,其他组织结构也要与皮瓣分离。切断外眦韧带,并移动外侧眼睑(图 14.4c)。缝合眼睑缺损(14.1 和 14.2)。如果尚未标记非缺损侧 Z 线,在此时进行标记 14.7a。按照常规流程进行皮瓣转位(2.23)。

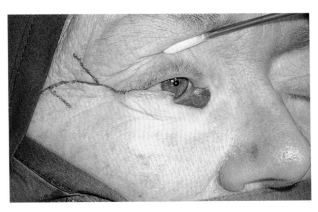

图 14.7a
标记 **McGregor** 颊瓣

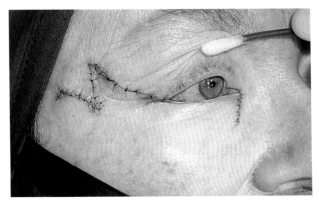

图 14.7b
缺损闭合。皮瓣转位和皮肤缝合

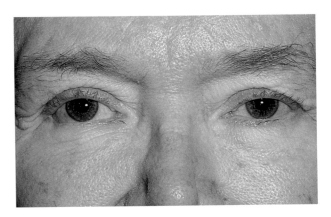

图 14.7 术后 A
McGregor 颊瓣术后 **4** 个月

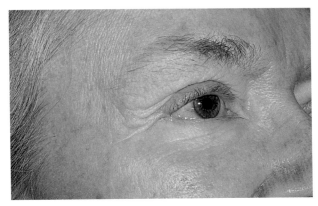

图 14.7 术后 B
McGregor 颊瓣术后 **4** 个月——侧面观

并发症及处理

切开皮瓣后会造成淋巴引流中断,因此,眼睑水肿很常见,通常会在几周后消失。

(张举,李冬梅)

拓展阅读

Collin JRO (ed) 2005 A manual of systematic eyelid surgery, 3rd edn, Elsevier, Butterworth Heinemann, Oxford, UK

Holds JB 2016 Lower eyelid reconstruction. Facial Plast Surg Clin North Am 24:183–191

Tawfik HA, Abdulhafez MH, Fouad YA 2015 Congenital upper eyelid coloboma. Ophthal Plast Reconstr Surg 31:1–12

Tyers AG, Mokete B, Self J 2005 Comparison of standard eyelid closure with a modified closure with 7/0 Vicryl. Orbit 24: 103–108

第十五章

眼睑前层的重建

简介

眼睑分为前后两层——前层包括皮肤和眼轮匝肌,后层包括睑板和结膜。

眼睑或眼周区域的浅层缺损仅需用皮片(无血供)或皮瓣(有血供)重建眼睑前层。

眼睑全层缺损需要同时重建前层及后层(参见第十六章)。这时,至少其中一层必须有血液供应,即前层皮瓣与后层皮片缝合,或前层皮片与后层皮瓣缝合。两层也可都使用皮瓣,但不可都用游离植片,否则将导致修复失败。

重建的眼睑需要两侧眦韧带的支撑,特别是下睑。眦韧带损伤必须重建,以确保其附着在正常位置——泪后嵴内侧和眶外侧缘,Whitnall 结节外侧。设计重建方法时,应避免皮肤过度拉伸或变形。设计皮瓣时应使张力与睑缘平行,而非垂直。仔细选择皮片供区,以使皮片颜色与受区最接近。

本章所述的方法可单独应用于眼周区域浅层缺损或眼睑前层缺损而后层完整时的前层重建,也可与第十六章中的方法联合应用于全层眼睑缺损的重建。

分类
皮片

- 全厚
- 断层(刃厚)

皮瓣

- 滑行
- 旋转
- 易位

皮片移植

大部分皮瓣移植都会不可避免地产生一些张力，与之不同的是，采用皮片修复缺损不会存在张力。因此，当皮片足够大时，睑缘变形的风险很小。

皮片移植置于有血运的组织上。参见第二章第三节。

手术方式的选择

上睑前部皮肤必须薄，应尽可能从对侧上睑取全厚皮片，缺损较大时可取断层皮片。从上睑取皮可使皮片与受区皮肤颜色最接近。

15.1 全厚皮片移植修复下睑部分缺损

全厚皮片优于断层皮片,它几乎不收缩,皮肤的颜色和活动性也更好。

15.1a

标记切除区域。

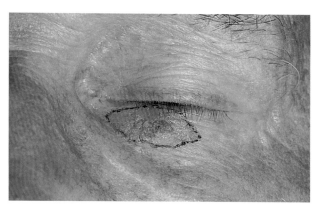

图 15.1a
切口标记线

15.1b

向深处切除该区域直至将病变完全清除。制作受区模板并制备合适的皮片(2.8～2.10)。上睑皮肤可用时,是修复上下睑缺损最理想的供区。

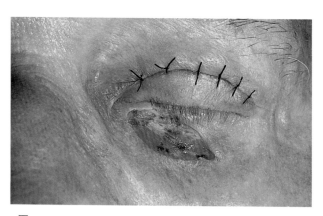

图 15.1b
病变已切除,并从上睑取皮片

15.1c

将皮片缝合至缺损处,必要时使用包堆固定(2.12 和 2.13)。

连续绗式缝合可用于缝合固定较小的皮片(16.4h 和 16.4i)。

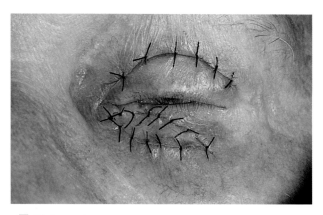

图 15.1c
将上睑皮片缝合至缺损处

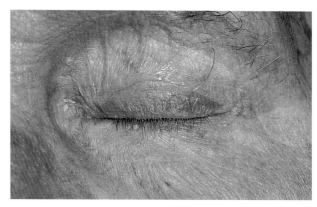

图 15.1 术后
上睑皮片移植至下睑术后数月

并发症及处理
详见第二章第三节

15.2 全厚皮片移植修复上睑部分缺损

15.2a、15.2b

切除病变。尽可能从最理想的供区——对侧上睑取得全厚皮片。

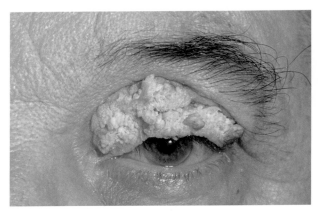

图 15.2a
上睑巨大良性病变

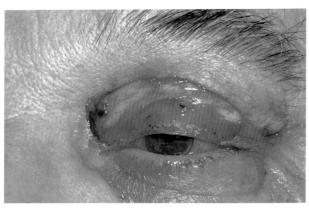

图 15.2b
从灰线分离眼睑前层，切除病变

15.2c

将皮片置于缺损处，因上睑比下睑活动性更好，需用包堆固定（图 2.12a、图 2.12b、图 15.4b 和图 15.4c）或连续衲式缝合。

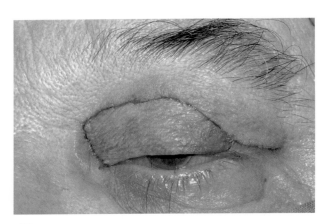

图 15.2c
取自对侧上睑的全厚皮片

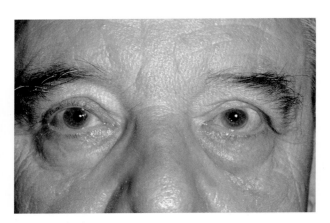

图 15.2 术后 A
术后 6 个月

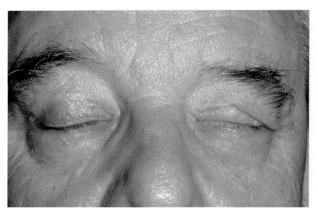

图 15.2 术后 B
皮片轻微收缩不影响眼睑闭合

15.3 全厚皮片移植修复内眦缺损

　　内眦韧带上方的缺损可用眉间或周围区域的皮瓣重建(15.13～15.15)。韧带下方则更适合使用皮片。

15.3a、15.3b
　　切除病变并取得全厚皮片。

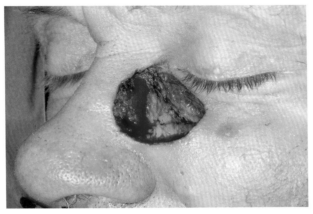

图 15.3a
切除肿瘤后巨大的内眦和上面部缺损

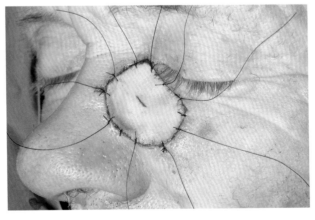

图 15.3b
耳后皮片

15.3c
　　选择合适的方法缝合皮片。

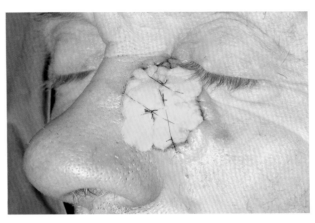

图 15.3c
浸润核黄素包堆固定皮片

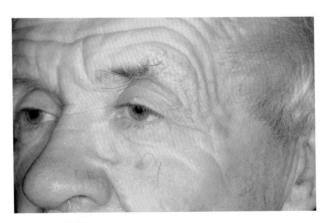

图 15.3 术后
术后 12 个月

15.4 刃厚皮片移植修复眼睑部分缺损

刃厚皮片比全厚皮片更易收缩,但对于较大的眼睑缺损,特别是上睑缺损,当对侧上睑没有足够的皮肤而需要从其他部位取皮时,使用刃厚皮片更合适。

15.4a~15.4c

切除病变并切取大小合适的断层皮片(2.11)。将皮片无张力地缝合至缺损处,可使皮片尺寸比受区稍大以防术后皮片收缩。

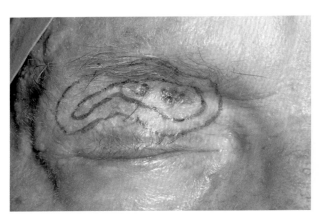

图 15.4a
上睑基底细胞癌。切除病变并行术中冰冻监控

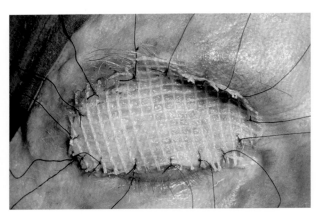

图 15.4b
在断层皮片表面覆盖油纱,缝合于缺损处,预留长线以备包堆加压固定

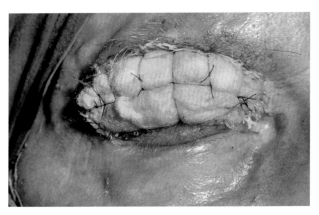

图 15.4c
浸润核黄素包堆

15.4d

　　加压包扎或包堆固定,1 周后拆除。

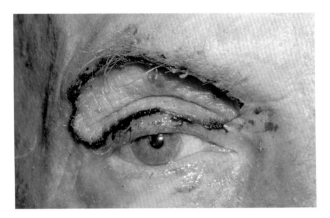

图 15.4d
术后 5 天皮片生长良好

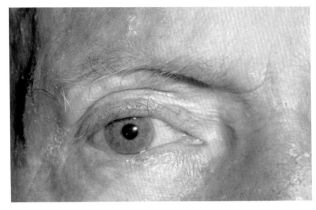

图 15.4 术后 A
术后 8 个月

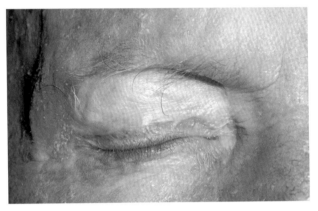

图 15.4 术后 B
皮片尺寸稍大可预防收缩并避免影响眼睑闭合

并发症及处理

详见 2.11。

皮瓣移植

重建眼周缺损大多采用取自缺损周围的随机血供皮瓣,有时使用轴型血供皮瓣。与躯干或四肢相比,面部皮肤血供更加丰富,因此,在重建面部时随机血供皮瓣长宽比为1:1的规则可放宽。由于皮瓣的血液供应未受损,后层的血液供应并不是必要的(本章和第十六章)。在面部肌肉以上层面(通常在皮下脂肪或筋膜层)分离皮瓣可使移植时张力最小。当皮肤很薄时,在轮匝肌层分离皮瓣可改善皮瓣的支撑和血液供应。

皮瓣可分为三种基本类型——滑行皮瓣、旋转皮瓣和易位皮瓣,本章将在后述内容详细介绍。用皮瓣移植修复缺损与皮片移植不同,因为受区皮肤没有额外皮片的补充,所有的皮瓣移植都会产生固有张力。皮瓣转移至原缺损处后产生的继发缺损需要单独缝合。

采用滑行皮瓣和旋转皮瓣修复缺损时,不一定都存在继发缺损,通过拉伸皮瓣及皮瓣周围深层组织分离,供皮瓣区则可直接对合。这些皮瓣的缺点是存在回缩力量,从而在原缺损处产生张力。因此,在睑缘附近设计皮瓣时需格外小心,为避免睑缘变形,必须确保仅有水平张力,无垂直张力。

与前两者相比,使用易位皮瓣修复缺损几乎不产生张力,但在闭合继发缺损时可产生张力。其方向与继发缺损的缝合线垂直。对皮瓣周围皮肤充分分离可减小张力。

手术方式的选择

各种皮瓣的使用将在各种手术方法中来介绍。

滑行皮瓣

15.5 面部滑行皮瓣

▶（视频 25）

　　小的缺损可用周围皮肤滑行皮瓣修复。设计上面部皮瓣时，应使张力保持水平而非垂直，以减小睑缘畸形的风险。

15.5a

　　自缺损边缘标记两条向外发散的切口线。

15.5b

　　切开皮瓣边缘，于皮下脂肪层分离皮瓣和周围面部组织，直至皮瓣可以无过大张力地滑行至缺损处。

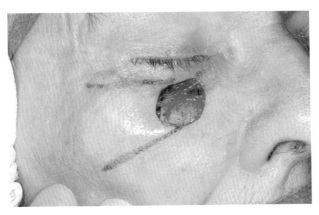

图 15.5a
缺损及已标记的滑行皮瓣

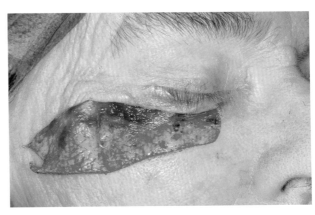

图 15.5b
于皮下脂肪层分离皮瓣

15.5c

　　用 4/0 可吸收缝线缝合皮下脂肪层，4/0 或 6/0 缝线缝合皮肤，闭合原缺损及皮瓣边缘。皮瓣滑行时若基部出现"狗耳"，则须小心地切除三角基底部，注意仅切除皮肤以避免损伤皮瓣血供。

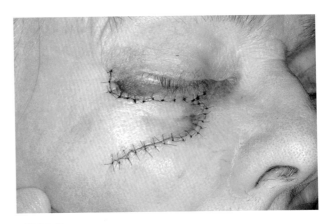

图 15.5c
将皮瓣滑行至缺损处

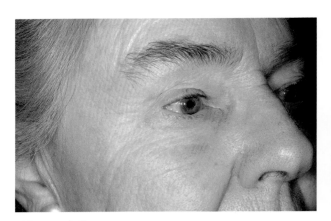

图 15.5 术后
滑行皮瓣移植术后 6 个月

15. 6 下睑滑行皮瓣

采用简单的滑行皮瓣,皮瓣前端滑行修复眼睑全长 1/3 的眼睑缺损而无张力。皮瓣可仅从一侧向对侧滑行,如需修复中部的前层缺损,可同时从内外两侧向中间滑行。

15. 6a

标记皮瓣。皮瓣上缘从外眦向外延伸,并始终位于下睑弧线以下。皮瓣下缘从缺损下缘向外延伸,且上下缘向外发散。

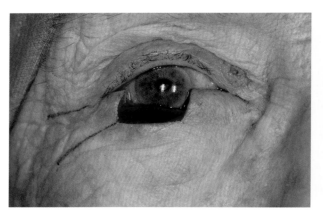

图 15.6a
下睑缺损,标记外侧滑行皮瓣

15. 6b

沿标记线做切口直至切开外眦韧带,使皮瓣可以向内滑动。

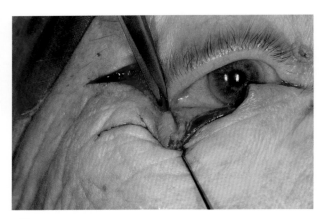

图 15.6b
切开皮瓣上缘,切断外眦韧带

15. 6c

切开皮瓣下缘并分离皮瓣下组织,注意保护皮瓣基部的血液供应。

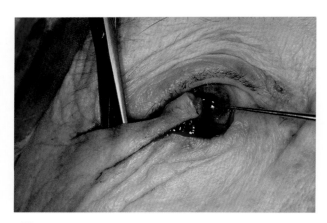

图 15.6c
分离并前徙皮瓣

15.6d

前徙皮瓣并缝合。通常认为<眼睑长度 1/4 的小皮瓣无须联合内层移植,更长的皮瓣则应联合内层黏膜移植,如颊黏膜或睑板。

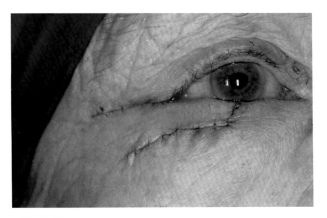

图 15.6d
缝合缺损

并发症及处理

请注意起自外眦的切口线并不是水平的,而是沿缺损眼睑的弧度走行。否则,在重建后睑缘的外侧部将出现浅凹。

局部皮瓣缺血或坏死很少发生,但对于较窄的滑行皮瓣尖端危险性更高。如果术后几天皮瓣尖端颜色变暗,请继续观察。虽然最初情况堪忧,但大部分最终可成活。

皮瓣较窄时可能出现外眦下垂,可通过横向深层缝合皮瓣固定外眦。

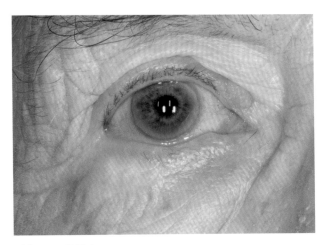

图 15.6 术后 A
外侧滑行皮瓣术后 3 个月

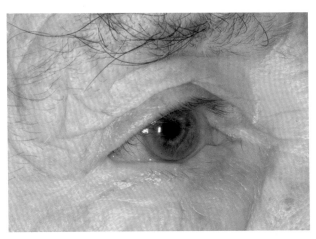

图 15.6 术后 B
侧面观

旋转皮瓣

旋转皮瓣取自缺损周围皮肤,如果将其看作钟面上时间段的扇形区域,原缺损是由去掉 1 小时或几小时区域(包含病变部分)产生的缺损区域,可通过扩展剩余的区域来填补(示意图 15.1)。

可以看出,缺损必须是三角形且顶点朝向皮瓣的旋转中心。使用旋转皮瓣不会产生继发缺损。由于存在使皮瓣回到移植前位置的拉力,皮瓣内张力可能使组织变形。O - Z 皮瓣是双旋转皮瓣,可修复较小的缺损。Mustardé 面部旋转皮瓣用于修复大的缺损,尤其是从下睑延伸至脸部的缺损。

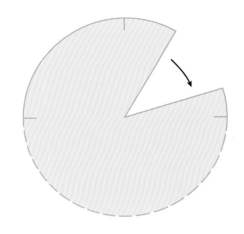

示意图 15.1
旋转皮瓣的原理

15. 7 O-Z 旋转皮瓣

15.7a

自缺损两侧标记弧形切口线,切口线长度与缺损的直径大致相等。若闭合缺损时张力过大,可延长切口线。

15.7b

切开皮瓣并在皮瓣下广泛分离。将皮瓣旋转至缺损处并分两层缝合。

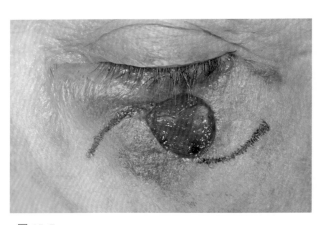

图 15.7a
标记 O-Z 皮瓣

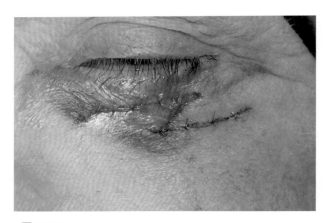

图 15.7b
分离皮瓣并旋转至缺损处

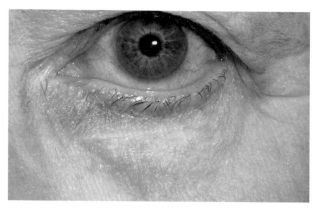

图 15.7 术后
O-Z 皮瓣术后 4 个月

15.8 Mustardé 面部旋转皮瓣

Mustardé 面部旋转皮瓣用于重建下睑较大的缺损,甚至全下睑缺损,尤其是垂直走行并延伸至面部的大缺损,也可用于不累及睑缘的大缺损。该方法通过改变面部皮瓣的大小重建下睑外侧、中央甚至内侧的较小缺损。

易位皮瓣

易位皮瓣是一种局部皮瓣,皮瓣与缺损区之间有正常组织间隔,皮瓣以一端为蒂转位至缺损区进行修复。在面部,易位皮瓣的长宽比可>1:1。制作皮瓣造成的继发缺损可直接缝合或通过游离植皮进行修复。设计皮瓣时需注意让修复继发缺损时形成的张力方向与睑缘平行,以免造成眼睑变形。当供区皮肤组织充足时,可以忽略此原则,如上睑至下睑的易位皮瓣。

易位皮瓣的设计很重要,特别是在面颊或前额这些皮肤较厚的部位。注意皮瓣的短对角线(AB)在转位到缺损区后(A 点转到 C 点)变成长对角线(BC),因此,皮瓣设计时要更长一些(B 到 A′)(示意图 15.2)。

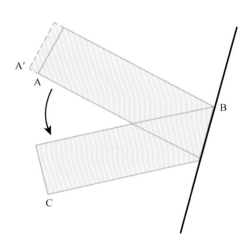

示意图 15.2
易位皮瓣的设计原则

如果皮瓣本身的弹性较差,设计易位皮瓣时也必须考虑留出余量。

Mustardé 面部旋转皮瓣用于重建下睑较大的缺损,甚至全下睑缺损,尤其是垂直走行并延伸至面部的大缺损,也可用于不累及睑缘的大缺损。该方法通过改变面部皮瓣的大小重建下睑外侧、中央甚至内侧的较小缺损。

15.8a

标记病变范围及需切除组织的范围。从切除组织的内侧,在鼻旁标记一条向下的垂直线,长度大致为切除组织水平长度的 2 倍。从该线的末端至切除组织的外侧向外上方标记第二条线,形成倒三角形。从外眦处至眉的外侧端标记一条向上的弧线。当整个眼睑均需重建时,在太阳穴处继续延伸为平缓的弧线,并向下经过耳前至耳垂。

15.8b

切除包含病变的倒三角形区域,除非病变为肿瘤,否则仅切除面部肌肉层以上的组织。沿切口线切开皮肤,形成面部皮瓣的轮廓。分离皮瓣时,在外侧眶缘以内分离深度为眼轮匝肌层。越过外侧眶缘后分离深度应在轮匝肌和面部肌肉以上,更加表浅的皮下脂肪层。在该层不断分离,直至皮瓣可以无过大张力地旋转至缺损处。在耳垂旁的切口末端做一个小弧形切口可使皮瓣更易旋转。

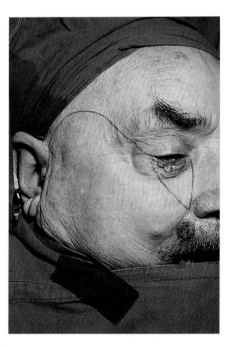

图 15.8a
Mustardé 面部旋转皮瓣

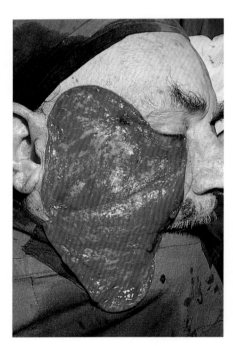

图 15.8b
翻开面部旋转皮瓣

15. 8c

重建后层组织通常使用颊黏膜,硬腭或带骨膜的鼻中隔软骨(16.2、2.15、2.18)。上缘应预留额外的黏膜,用于重建睑缘。如果使用带骨膜的鼻中隔软骨,Mustardé建议将软骨置于眶下缘,为重建的眼睑提供支撑。用6/0可吸收线或可拆的6/0尼龙线间断缝合后层植片和穹窿结膜。

15. 8d

在皮瓣下最低点留置真空引流管。缝合重建的睑缘时,首先用5/0非吸收缝线将皮瓣的内上角固定在泪前嵴骨膜上。如果缺损较小且中央有睑板,正常缝合眼睑即可(14.1 和14.2)。如果皮瓣水平方向过于松弛,可将眼睑轻轻拉向外侧,并用4/0非吸收缝线将皮瓣的皮下组织固定于外眦韧带附着点上方的骨膜上,以固定皮瓣和外眦。在皮瓣、眶下缘及深层组织间行深层缝合四至五针以固定皮瓣。重建下睑外侧端的固定也可选择另一种技术 Hewes 皮瓣(16.6)。用6/0尼龙线连续缝合黏膜和睑缘皮肤。

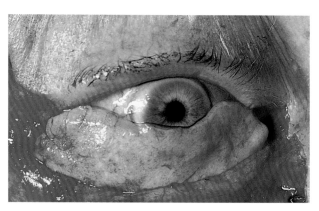

图 15. 8c
置于缺损区的后层移植物

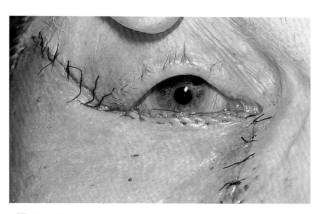

图 15. 8d
缝合面部旋转皮瓣。缝合睑缘

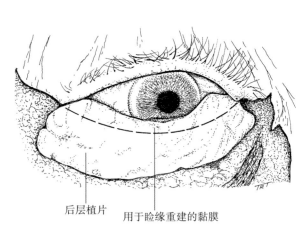

后层植片　用于睑缘重建的黏膜

重要示意图 15. 8c

15.8e

用 4/0 或 6/0 线分两层间断缝合剩余切口。加压包扎 48 小时。术后 48 小时拔除引流管，术后 5 天拆除全部缝线。

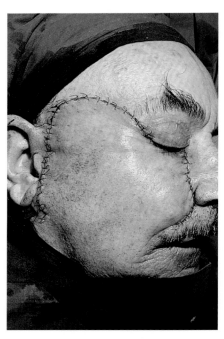

图 15.8e
术毕时面部旋转皮瓣

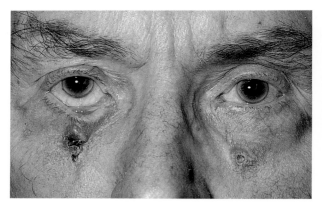

图 15.8 术前
右侧下睑及面部较大肿瘤，左侧面部肿瘤

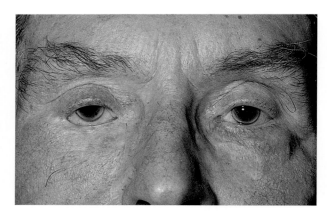

图 15.8 术后
右侧 Mustardé 面部旋转皮瓣重建，左侧全厚皮片重建术后 6 个月

下睑部分重建

如果仅有部分下睑需要重建,按照前述手术方法进行操作,但面部边缘的切口每次仅切开 2～3mm,并仅在该范围内进行分离。重复此步使皮瓣逐步扩大,直至可将缺损闭合。这是重建下睑外侧缺损最简单的方法。

如果眼睑中央或内侧部分缺损,重建时需将眼睑外侧部移植至内侧,直接重建眼睑内侧组织,再用面部旋转皮瓣重建眼睑外侧。移植眼睑外侧部时,需切断外眦韧带下支(14.2c)并从眶下缘上分离眶隔。分离眶隔时,将剪刀置于结膜和外侧眼轮匝肌之间,紧贴眶下缘进行分离。如果缺损位于眼睑内侧,则需将外侧穹窿结膜切开以使眼睑向内侧移位。

如果要重建眼睑长度 1/2 或更小的缺损,无须联合后层组织的重建。对于超过眼睑长度 1/2 的缺损,则必须联合后层组织重建,可使用黏膜或鼻黏膜和软骨的复合植片。

缝合步骤与全面部皮瓣相同,包含皮下组织和眶缘骨膜的深层缝合以固定皮瓣。

并发症及处理

在术后早期,可能有部分皮瓣坏死。这通常是皮瓣内上角小范围的血供不良造成,通常都可恢复。但有时皮瓣可能出现较大面积的坏死,那么需在至少 6 周后进行后续移植。从远期看,最常见的并发症是下睑缘下垂,可通过联合鼻中隔软骨膜或在外侧提供额外的支撑(如使用 Hewes 皮瓣)(16.6)降低发生率。尽管巩膜显露的面积相对较大,但暴露性眼病并不常见。大而浅的缺损可以重建,但使下睑保持在最完美的位置非常困难,这时使用 Hughes 术式可能更好。

(秦碧萱,李冬梅)

15.9 上睑至下睑的易位皮瓣（外侧）

该皮瓣适用于延伸至外眦的下睑缺损修复。

15.9a、15.9b

沿上睑重睑皱襞做标记线，此线即为皮瓣的下缘，根据缺损范围估算所需皮瓣的宽度，在重睑皱襞上方做第二条标记线，将这两条线向外下方延伸至皮瓣的蒂部，使得皮瓣能够转位至缺损区。根据之前介绍的皮瓣设计原则估算所需皮瓣的长度（示意图 15.2），如果难以决定，可采用在蒂部外侧缝线来测量至下睑缺损鼻侧顶点距离。缝线打结，将其转至上睑即可确定皮瓣长度。在所需长度远端做锐角设计皮瓣，可以更好地对合供皮区（7.12）。

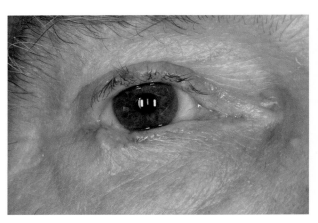

图 15.9a
右下睑外侧肿物

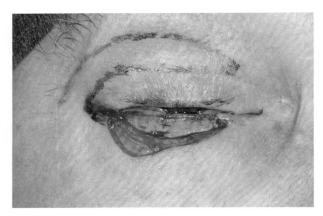

图 15.9b
肿物切除后，标记上睑皮瓣

15.9c

掀起皮瓣，在蒂部皮下稍作分离使其能够转位，注意不要损伤皮瓣的血供。以 6/0 或 7/0 缝线将皮瓣固定至缺损区。如果皮瓣上缘与后层组织贴合紧密，睑缘处可不做缝合，否则以 6/0 单编织缝线做连续缝合，对合皮肤与后层黏膜。必要时采用纡缝法固定皮瓣（2.14、7.12i、7.12j）。

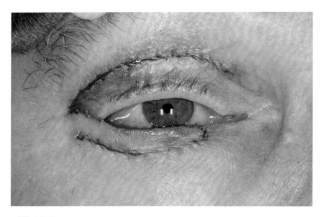

图 15.9c
皮瓣转位至下睑

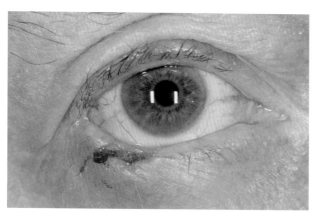

图 15.9 术前 A

肿物位于下睑外 1/3

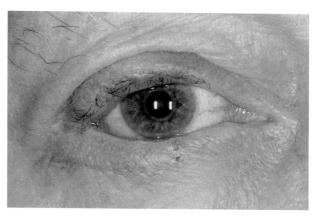

图 15.9 术后 A

以上睑至下睑的易位皮瓣修复前层缺损,后层缺损以右上睑板移植重建

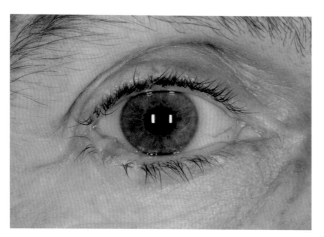

图 15.9 术前 B

肿物位于右下睑外侧端

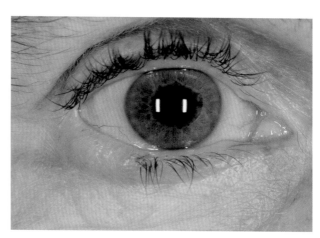

图 15.9 术后 B

以上睑至下睑的易位皮瓣及睑板移植术后 4 个月

15.10 上睑至下睑的易位皮瓣
（内侧）

该皮瓣适用于延伸至内眦的下睑缺损修复。

15.10a

估算修复下睑缺损所需的皮瓣宽度及长度，沿上睑重睑皱襞做标记线，此线即为皮瓣的下缘。根据所需的宽度在上方做第二条标记线，皮瓣宽度等于或略大于缺损区宽度，因患者坐起或直立时面部组织下垂会导致缺损更宽（15.10b、15.10e）。皮瓣的基底位于鼻侧，转位后皮瓣下缘与缺损下缘对合，皮瓣上缘略高于内眦，使得皮瓣在内侧最宽。

15.10b

切开皮肤，切取皮瓣。可以连带一些轮匝肌以修复皮下组织缺损。有时，下睑皮瓣过宽，用上睑皮瓣难以直接修复，可以改用鼻颊沟皮瓣进行修复（15.11）。此外，因为皮瓣长度超过所需要的长度，多余部分经过修整可以作为游离皮片进行移植，修复下方额外的缺损。

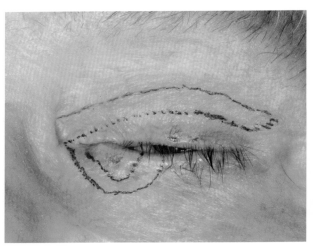

图 15.10a
肿物位于左下睑鼻侧端，画线标记切除范围；设计上睑至下睑的易位皮瓣，基底位于鼻侧

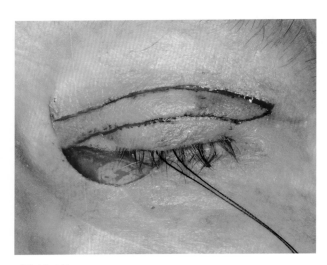

图 15.10b
肿物切除完毕，沿标记线切开制作皮瓣

15. 10c、15. 10d

供区以 6/0 线间断缝合。选择合适的植片（参见第二章第四节和第十六章第一节）或睑板结膜瓣（参见第十六章第二节）修复后层缺损。演示病例采用睑板移植（2.19）修复后层。

15. 10e

以 6/0 或 7/0 可吸收缝线将皮瓣固定至缺损区。如 15.8c 中所述，如果皮瓣上缘与后层组织贴合紧密，睑缘处可不做缝合，否则以 6/0 单编织缝线做连续缝合，对合皮肤与后层黏膜。睑缘以外部位采用间断缝合。

本演示病例上睑皮瓣长度超过所需要的长度，多余部分经过修整形成两片游离皮片进行移植，修复下方额外的缺损。可采用纡缝法固定皮瓣（2.14 和 7.12g～7.12j）。

5 天后拆除所有缝线。

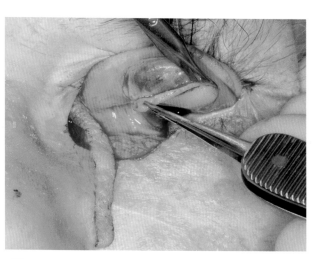

图 15. 10c
自上睑切取睑板植片用于修复下睑后层缺损

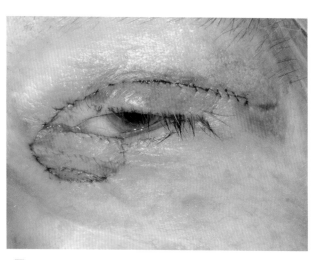

图 15. 10e
上睑皮瓣易位至下睑缺损区进行修复。皮瓣多余部分经过修整形成两片游离皮片进行移植，修复下方额外的缺损

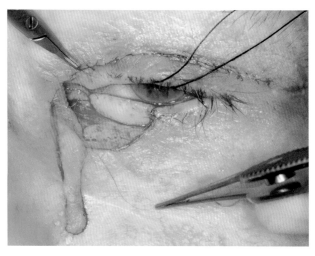

图 15. 10d
睑板植片固定于后层缺损区

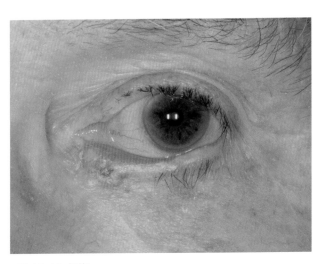

图 15.10 术前
肿物位于左下睑内侧端

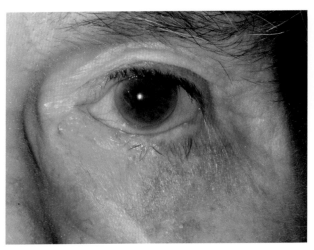

图 15.10 术后
鼻侧为蒂的上睑至下睑易位皮瓣修复术后 6 周

并发症及处理
上睑皮肤较薄,需注意先充分重建后层组织,提供足够支撑。 　　术后早期皮瓣尖端可出现缺血征象,然而皮瓣坏死并不多见。

15.11 鼻颊沟易位皮瓣

　　此皮瓣适用于下睑内侧不累及内眦的缺损修复。如缺损累及内眦或过于靠内,则皮瓣太靠近鼻背,转位后很难使眼睑与眼球贴附。

15.11a

　　确认缺损未超出下睑内侧端。如果超出,应选择其他术式,否则皮瓣基底部与眼睑不在同一平面,将会向内、向前牵拉眼睑,使其离开眼球。

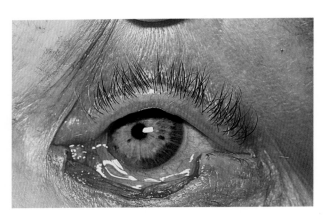

图 15.11a
下睑内侧大范围缺损,未累及面颊

15.11b

用合适的植片或睑板结膜瓣(参见第十六章)修复后层缺损,本演示病例采用睑板植片进行修复。鼻颊沟皮瓣近乎垂直,其基底部位于内眦下方,关于皮瓣的设计原则参见示意图 15.2。

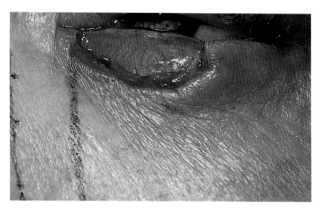

图 15.11b
下睑后层缺损以睑板植片修复,画线标记鼻颊沟皮瓣

15.11c

切开并掀起皮瓣,深度达皮下脂肪层,不损伤面肌层。

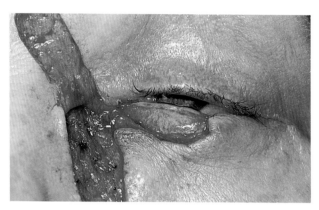

图 15.11c
掀起鼻颊沟皮瓣,分离深度达皮下脂肪层

15.11d

如前文所述,如果皮瓣上缘与后层组织贴合紧密,睑缘处可不做缝合,否则以 6/0 单编织缝线做连续缝合,对合皮肤与后层黏膜。先缝合供区切口,将皮瓣换位至缺损区,修整合适后以 6/0 线间断缝合固定。

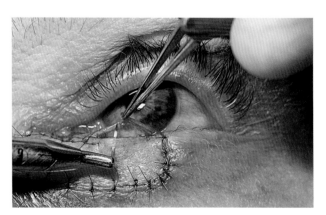

图 15.11d
鼻颊沟皮瓣转位后固定,睑缘处连续缝合

15.11e

以 6/0 缝线做连续缝合,对合皮肤与后层黏膜。

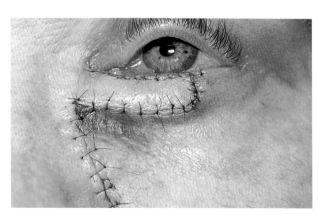

图 15.11e
睑缘处皮肤与后层黏膜缝合完毕

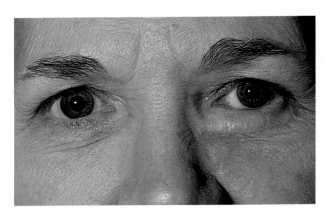

图 15.11 术后 A
下睑缺损以鼻颊沟皮瓣修复术后 6 个月

并发症及处理

鼻颊沟皮肤较厚,术后可能显得臃肿,后期可行削薄处理。

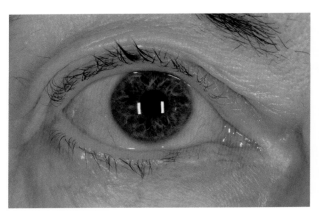

图 15.11 术前 B1
肿物位于右下睑内侧

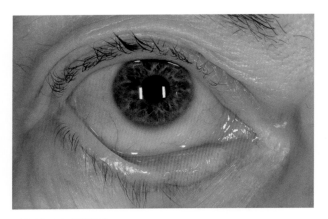

图 15.11 术前 B2
肿物累及睑缘及结膜

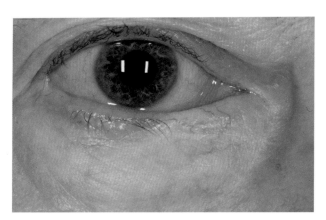

图 15.11 术后 B
病例二术后鼻颊沟皮瓣修复术后 7 个月

15.12 外侧颊部至下睑的易位皮瓣

下睑外侧累及外眦的较大缺损可采用基底在外眦附近的颊部皮瓣修复。该方法可修复下睑全长缺损，前层缺损（15.12a～15.12c）及全层缺损（15.12d～15.12g）均适用。注意设计皮瓣时宽度和高度要足够修复缺损区。对于全层缺损，需联合睑板移植或硬腭黏膜移植等进行修复。对于供区的继发性缺损，可做切口两侧皮下分离后拉拢缝合。

15.12a

切除肿物，重建后层（参见第十六章）。标记颊部皮瓣：皮瓣内侧缘与缺损外侧缘相连。切开深度达皮下脂肪层，分离并掀起皮瓣，两侧做皮下分离。如皮瓣较窄，可以相对较薄；如皮瓣较宽，应该做得更厚。将皮瓣转位至缺损区，如果转位困难，可在邻近区域扩大皮下脂肪层分离范围，直至皮瓣可轻易转位。

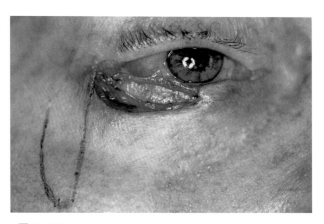

图 15.12a

右下睑外侧 2/3 缺损，后层以睑板移植修复，画线标记颊部皮瓣

15.12b

供区切口分两层拉拢缝合。

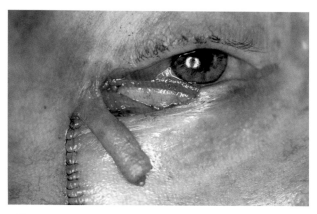

图 15.12b

于皮下脂肪层分离掀起皮瓣，供区已缝合

15.12c

修整皮瓣尖端，使之与缺损鼻侧边缘对合，将皮瓣缝合固定。如前文所述，只有皮瓣上缘与后层组织贴合不够紧密时，才需要沿睑缘进行缝合（15.10e），多数情况下并不需要（15.12g）。

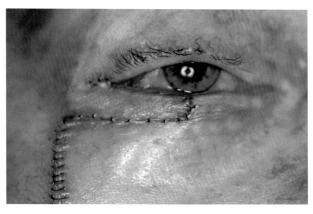

图 15.12c

颊部皮瓣转位至缺损区修复完毕

15. 12d~15. 12f

　　较大的缺损需要较宽的皮瓣进行修复,当皮瓣较宽时,在皮下脂肪层的分离应该更深一些。

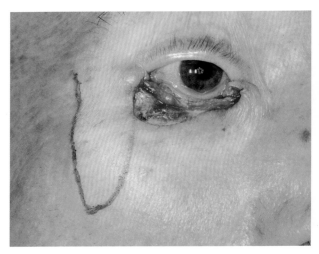

图 15. 12d
下睑缺损区较大,累及面颊上部,设计较宽皮瓣进行修复

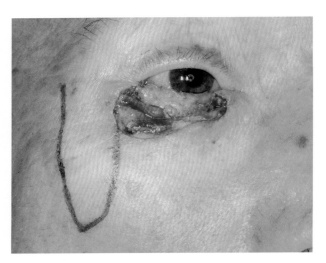

图 15. 12e
后层缺损采用口腔黏膜重建

15. 12g

　　该患者皮瓣上缘与后层组织贴合紧密,未做缝合。另见 16.6。

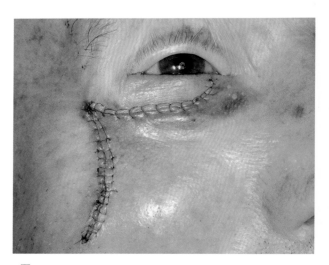

图 15. 12f
皮瓣转位固定,供区分层缝合

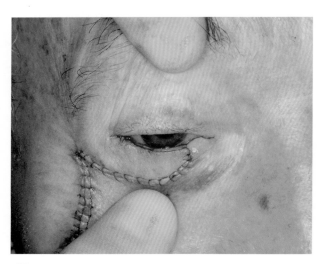

图 15. 12g
皮瓣上缘与后层组织贴合紧密,睑缘无须缝合

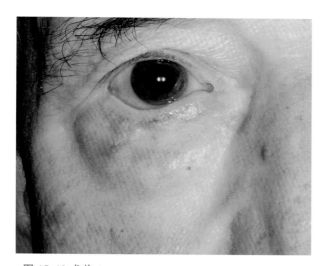

图 15.12 术前 A
肿物位于右下睑,累及面颊上部

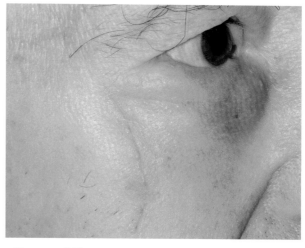

图 15.12 术后 A
颊部皮瓣联合口腔黏膜修复术后 6 周

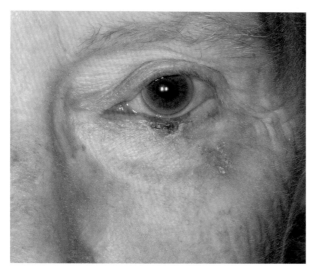

图 15.12 术前 B
左下睑复发性肿物

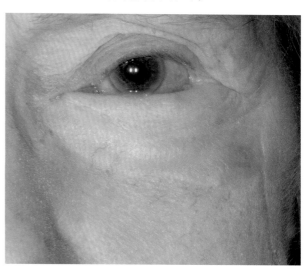

图 15.12 术后 B1
颊部皮瓣联合口腔黏膜修复术后 4 个月

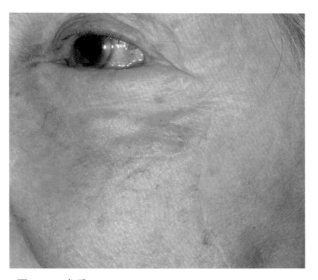

图 15.12 术后 B2
侧面观

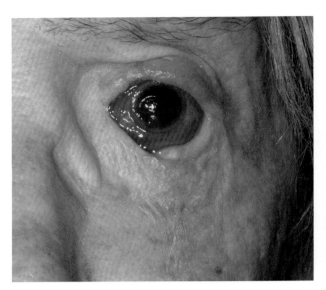

图 15.12 术前 C1
肿物多次复发,完全切除后角膜暴露

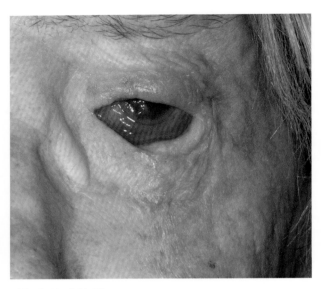

图 15.12 术前 C2
眼睑严重闭合不全

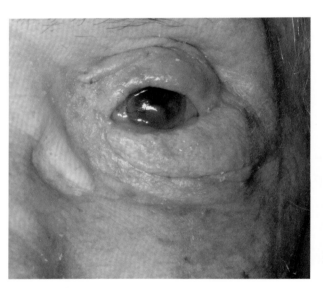

图 15.12 术后 C1
颊部皮瓣联合口腔黏膜修复术后 3 个月

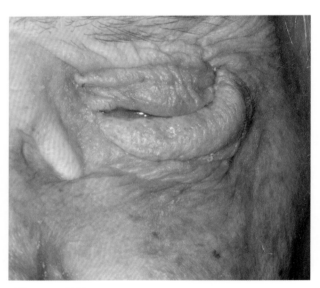

图 15.12 术后 C2
术后眼睑可闭合,角膜得到保护

并发症及处理

并发症及处理与鼻颊沟皮瓣相同。

15.13 菱形易位皮瓣

▶ (视频 26)

　　菱形是带有斜角的等边平行四边形,病变切除后形成菱形缺损时可采用菱形皮瓣进行修复。该皮瓣的设计方法见示意图 15.3。四菱形状的皮瓣可以修复任意的菱形缺损。皮瓣的一条边为菱形短对角线的延长线,另一条边与菱形的任一条边平行。具体选择哪个方向的皮瓣,应根据缺损周围皮肤的松弛程度来决定。皮瓣的最大张力方向垂直于其基底部(示意图 15.3),选取皮瓣的张力方向应平行于局部皮肤的松弛张力线,这样可以减轻瘢痕,并且减少对附近眼睑的牵拉。

　　菱形皮瓣适用于眦角附近的缺损修复,特别是内眦。

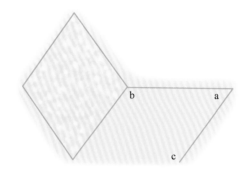

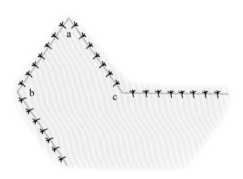

示意图 15.3
菱形皮瓣的设计原则

15.13a

肿物切除完毕,评估缺损区是否适合采用菱形皮瓣修复。缺损应该能被框在一个菱形之内,沿其短对角线做延长线,长度与短对角线相同;第二条线平行于菱形的边,长度与第一条线相同,方向取决于皮瓣的选取方向。

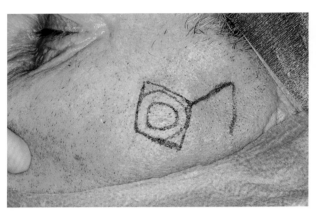

图 15.13a
面颊部病灶,设计菱形皮瓣

15.13b

沿画线切开,于皮下脂肪层分离制作皮瓣,缺损区周围皮下分离。

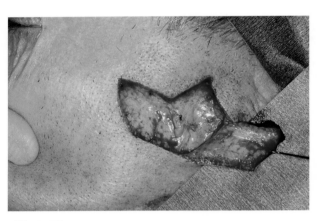

图 15.13b
病灶切除,皮瓣制作完成

15.13c、15.13d

将皮瓣转位至缺损区,必要时以 6/0 不可吸收线将皮瓣中部与深部组织固定,用 6/0 缝线分两层缝合切口。

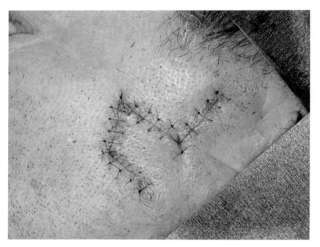

图 15.13c
皮瓣转位,缝合完毕

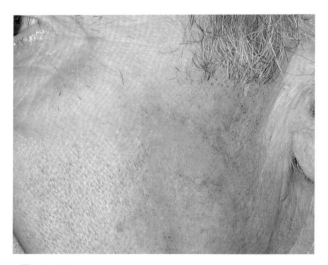

图 15.13d
菱形皮瓣修复后 9 个月

15. 13e

在内眦部,缺损的长轴常处于垂直方向,设计皮瓣时沿其短对角线延长画第一条线,然后沿皮肤松弛度最大的方向画第二条线,皮瓣通常位于眉间区域。

15. 13f、15. 13g

分离皮瓣及邻近皮肤边缘,将皮瓣转位至缺损区,缝合切口,必要时将皮瓣中部与深部组织固定。如缺损与睑裂相连,将眼睑断端与皮瓣缝合复位。

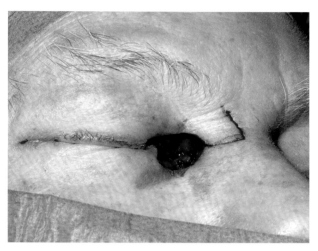

图 15. 13e
内眦部缺损与睑裂相连,菱形皮瓣已切开

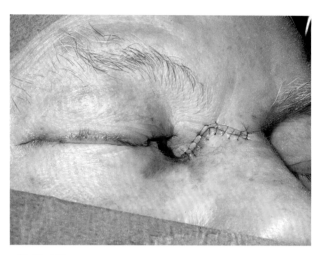

图 15. 13f
皮瓣转位,缝合固定

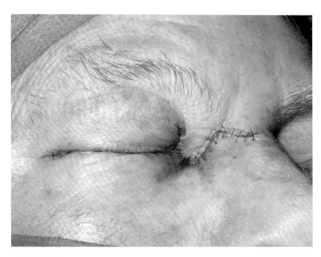

图 15. 13g
眼睑与皮瓣边缘缝合复位

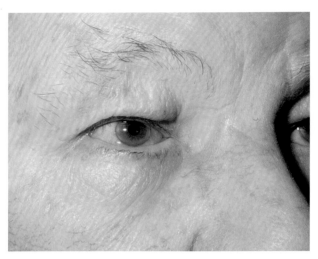

图 15.13 术后 A
菱形皮瓣修复后 2 个月

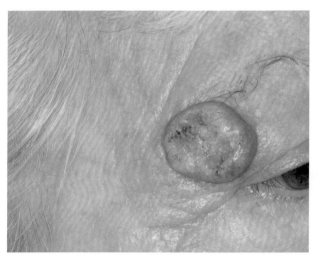

图 15.13 术前 B
肿物位于右眼眉外侧端

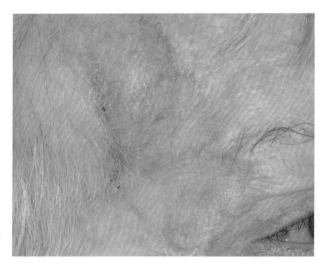

图 15.13 术后 B
菱形皮瓣修复后 6 个月

15.14 双叶形易位皮瓣

　　该皮瓣适用于中等以下皮肤缺损。设计第一个皮瓣,大小约为缺损区直径的 75%;再设计第二个皮瓣,大小约为第一个皮瓣直径的 50% ～ 60%(示意图 15.4)。皮瓣应位于皮肤相对比较松弛的区域。皮瓣转位一般不超过 60°～70°,虽然某些情况下最多可转 90°。当缺损区周围皮肤较紧,而外围皮肤较富余时,此皮瓣尤为适用,例如内眦部的较小缺损。组织的张力位于缺损区与两个皮瓣的轴线方向上(示意图 15.4),此线应与皮肤的松弛张力线平行。

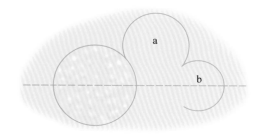

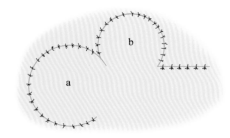

示意图 15.4
双叶形易位皮瓣的设计原则

15.14a、15.14b

　　画线标记皮瓣,切开深度至皮下脂肪层。

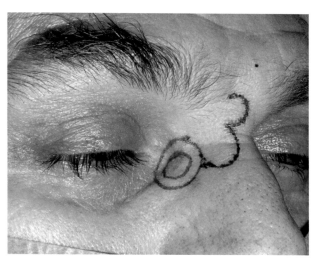

图 15.14a
内眦部缺损未累及睑裂,画线标记双叶皮瓣

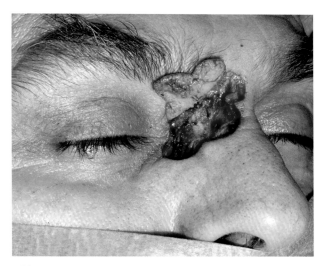

图 15.14b
切开并掀起皮瓣

15.14c

将皮瓣转位,以 6/0 不可吸收缝线将皮瓣的皮下组织与深部组织固定一两针,使其皮瓣固定更佳,两个皮瓣分别以 6/0 线分两层固定缝合。

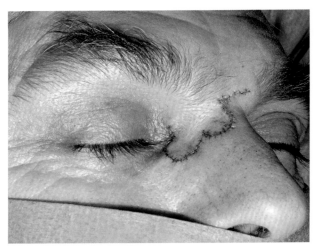

图 15.14c
皮瓣转位,缝合完毕

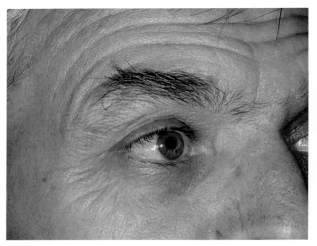

图 15.14 术后
双叶形易位皮瓣修复后 2 个月

眉间皮瓣

内眦部皮肤缺损如较浅,可采用游离皮片移植。如缺损较深,建议采用眉间皮瓣修复。此处无须额外修复深层组织。小的缺损,如之前病例所示,可采用菱形或双叶皮瓣修复(15.13 和 15.14)。为预制眉间皮瓣,先在眉间区域做倒 V 字形切开,将皮肤分离后向下推进修复缺损,上方形成倒 Y 字形缝合。如果缺损较小(15.15),眉间皮瓣作为滑行皮瓣使用,多余的尖端可以修去。如果缺损较大(15.16),皮瓣作为易位皮瓣使用,无须过多修整。如果缺损累及上睑或下睑,可能需联合眼睑缺损修复(15.17 和 15.18)。

15.15 眉间 V-Y 滑行皮瓣

15.15a

自前额正中部向下做倒 V 字形,其中一条臂延伸至内眦部缺损的外侧边界,另一条臂向下延伸至对侧眉的眉头处。

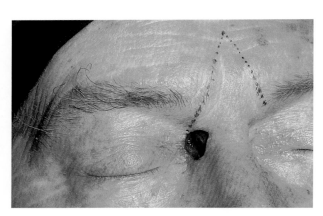

图 15.15a
内眦韧带上方一处较小且深的缺损,眉间皮瓣已画线标记

15.15b

于皮下脂肪层分离皮瓣,其边界以外的分离可以使其更容易到达缺损区并减少张力。

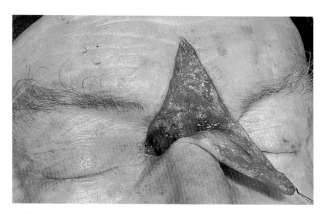

图 15.15b
眉间皮瓣切开,并于皮下脂肪层分离皮瓣

15.15c

皮瓣滑行到位后,以 4/0 不可吸收缝线将皮瓣的皮下组织与深部组织固定一两针,额部切口两侧进行皮下分离,减小张力,分两层拉拢缝合眉上部分。

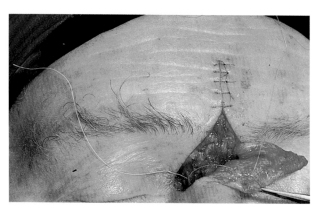

图 15.15c
额部切口已缝合,将皮瓣的皮下组织与内眦部深层组织缝合固定

15.15d

皮瓣与内眦部深层组织缝合固定,标记多余皮肤。

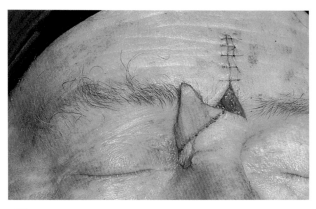

图 15.15d
皮瓣修复缺损区

15.15e

修整去除皮瓣上多余的皮肤。

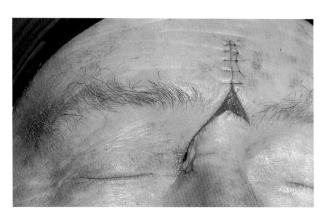

图 15.15e
皮瓣修整完毕

15. 15f

　　将皮瓣缝合至缺损区,皮下缝合用 6/0 可吸收缝线,皮肤缝合采用 6/0 不可吸收缝线。如果皮瓣与前额之间的三角形区域不能直接缝合,可将修整皮瓣时切除的皮肤移植在此处。完成前额部所有缝合。1 周后拆除所有缝线。

15. 15g、15. 15h

　　眉间皮瓣适用于位于内眦韧带上方的较大缺损,如缺损主要位于内眦韧带下方,建议采用全厚皮片移植修复(15.3)。

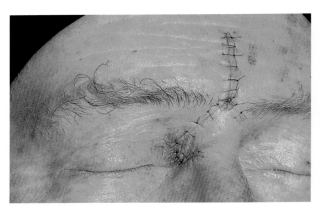

图 15. 15f
皮瓣和前额切口缝合完毕

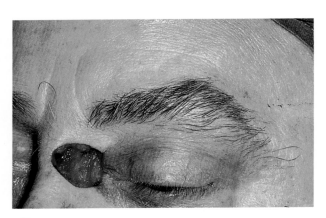

图 15. 15g
内眦部中等大小缺损

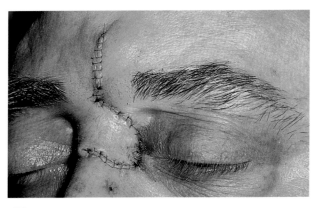

图 15. 15h
眉间滑行皮瓣修复

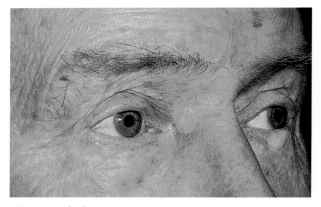

图 15. 15 术后
眉间皮瓣修复术后 3 个月

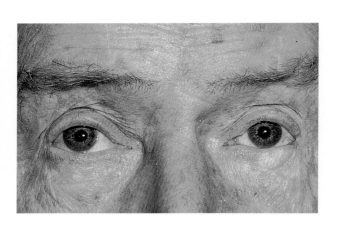

并发症及处理

鼻背处可能出现"狗耳"或皮肤皱褶,特别是缺损较大时,手术时可暂不处理,6周后视情况进行修复。由于正常内眦部呈凹陷形态,手术时应将皮瓣与深部组织仔细固定,避免出现异常隆起或眦角畸形。

15.16 眉间易位皮瓣

如果内眦部缺损很大,特别是累及上睑时,眉间皮瓣保留其尖端转位重建。

15.16a

标记缺损范围,评估单用眉间皮瓣是否足够修复眼睑及内眦缺损。

15.16b

肿物切除完毕,将眼睑断端向鼻侧牵拉,估算修复所需皮瓣大小,设计一个较大的眉间皮瓣,上方尖端达前额上部,设计原则同前所述(15.15a)。

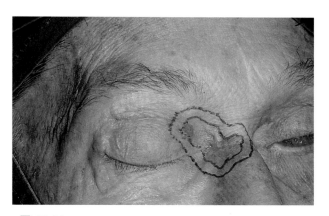

图 15.16a
内眦部巨大肿物

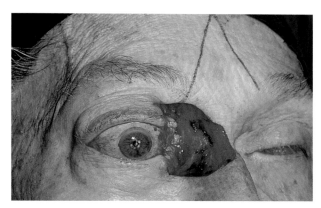

图 15.16b
肿物切除完毕,画线标记眉间皮瓣

15.16c

于皮下脂肪层分离,掀起皮瓣,前额部切口两侧也做皮下分离,减少拉拢缝合时的张力。

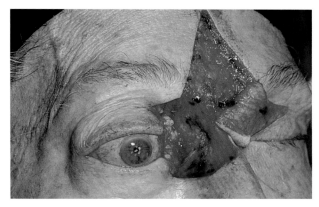

图 15.16c
眉间皮瓣切开,并于皮下脂肪层分离皮瓣

15. 16d

分两层拉拢缝合前额部切口眉上部分。皮瓣滑行到位后,以 4/0 不可吸收缝线将皮瓣的皮下组织与内眦处深部组织固定一两针。上下睑缘可做临时缝合,以保持皮瓣稳定。

15. 16e

分两层将皮瓣缝合至缺损区。眼睑断端可固定于内眦深部组织,但多数情况下眼睑断端与皮瓣直接缝合,形成一个新的内眦。

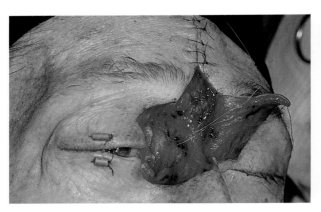

图 15. 16d
额部切口已缝合,将皮瓣的皮下组织与内眦部深层组织缝合固定

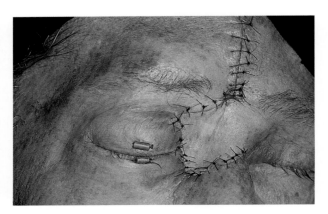

图 15. 16e
皮瓣转位至缺损区,分层缝合完毕

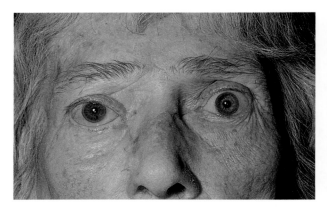

图 15. 16 术后 A
眉间皮瓣修复术后 6 个月

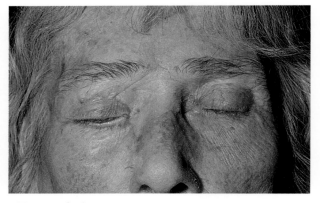

图 15. 16 术后 B
闭眼像

并发症及处理

并发症及处理与眉间滑行皮瓣相同。

15.17 眉间皮瓣联合 Cutler-Beard 桥状皮瓣

15.17a

这种联合皮瓣适用于内眦韧带上方较深的缺损合并上睑较大缺损者。将肿物完全切除后，评估单纯使用眉间皮瓣是否足够修复，如果不能，先设计眉间皮瓣。

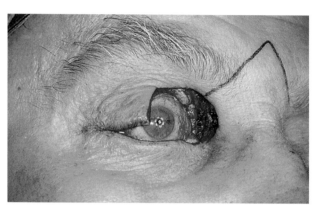

图 15.17a
内眦部及上睑较大缺损。画线标记眉间皮瓣

15.17b

分离后掀起眉间皮瓣，适当修整（15.15a～15.15e）。

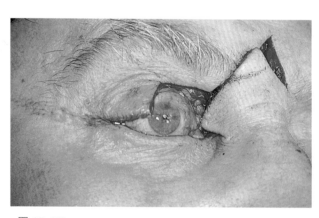

图 15.17b
预制眉间皮瓣，将其滑行至内眦缺损区

15.17c

设计并制作下睑 Cutler-Beard 桥状皮瓣（17.1c～17.1g）。

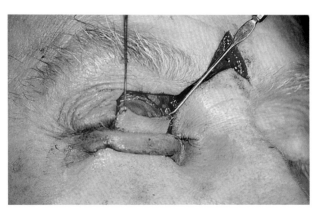

图 15.17c
预制下睑 Cutler-Beard 桥状皮瓣，将其拉至上睑缺损区

15.17d

眉间皮瓣修复内眦部缺损（15.15f），桥状瓣缝合至上睑残存缺损区。

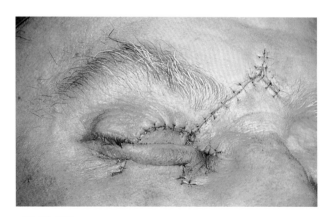

图 15.17d
一期手术完成

15.17e

大约 6 周后将下睑桥状皮瓣断开。

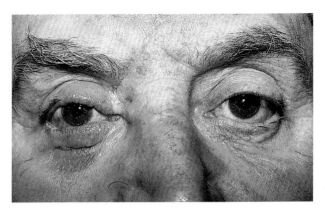

图 15.17e
二期手术断开下睑桥状皮瓣

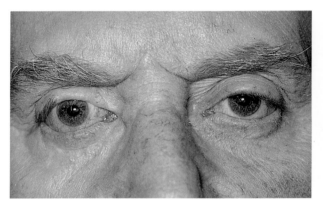

图 15.17 术后 A
眉间皮瓣联合 Cutler-Beard 桥状皮瓣修复术后 1 年

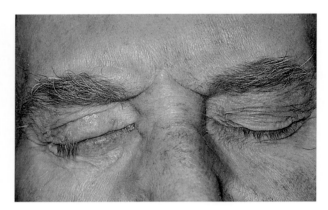

图 15.17 术后 B
闭眼像

15.18 眉间皮瓣联合 Hughes 睑板结膜瓣

这两种组织瓣联合可用于内眦部缺损合并下睑较大缺损的修复。

15.18a

常规标记肿物切除范围。

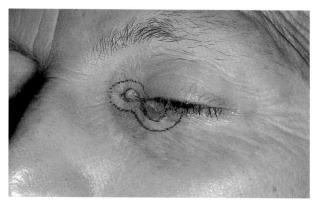

图 15.18a
累及内眦下睑及内眦的肿物

15.18b

将肿物切除干净,评估单纯使用眉间皮瓣是否足够修复,如果不能,先设计眉间皮瓣(15.15a 和 15.15b)。

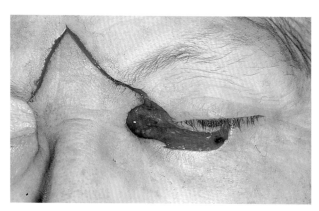

图 15.18b
肿物切除完毕,眉间皮瓣切开

15.18c

完成眉间皮瓣(15.15c～15.15f),以 Hughes 睑板结膜瓣重建下睑缺损区的后层(16.4)。

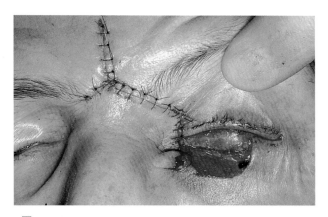

图 15.18c
眉间皮瓣滑行修复内眦缺损,Hughes 睑板结膜瓣修复下睑后层缺损

15.18d

下睑前层缺损用全厚皮片移植修复(16.4),也可用皮瓣修复。

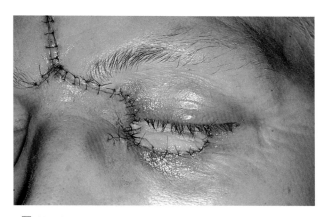

图 15.18d
下睑前层缺损采用全厚皮片移植修复

15. 18e

术后 3 周左右行睑裂切开(16.4)。

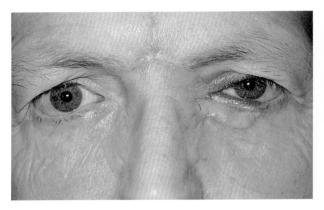

图 15. 18e
睑裂切开术后 1 天

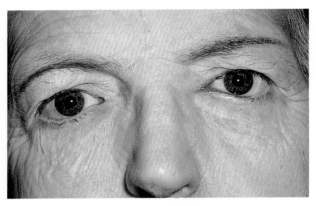

图 15. 18 术后
眉间皮瓣联合 Hughes 睑板结膜瓣修复术后 3 个月

可选择的方法

15. 19 前额中部皮瓣

该皮瓣适用于累及内眦和面颊上部的较大缺损。皮瓣需跨越正常皮肤区域到达缺损区,后期皮瓣存活后再作断蒂处理。相比之前介绍的上睑至下睑的易位皮瓣(15.9 和 15.10),前额中部皮瓣的制作需更加小心,因为前额部皮肤更厚,旋转角度更大。皮瓣设计的基本原则参见易位皮瓣章节(示意图 15.2)。为确定皮瓣尺寸,可以裁剪一个纸条,一端置于皮瓣蒂部,另一端在前额和缺损区之间来回比对,调整大小及形状合适后,在前额部标记皮瓣范围。皮瓣尖端做成锐角,便于供区缝合。

皮下分离,掀起皮瓣,将其转位至缺损区。如果皮瓣尖端过厚,后期皮瓣存活后可行削薄处理。如有必要,先修复下睑后层缺损(参见第十六章),然后将皮瓣转位至缺损区缝合固定。睑缘以 6/0 单编织缝线做连续缝合,对合皮肤与后层黏膜。

睑缘以外部位用 6/0 线间断缝合。如果皮瓣跨越正常皮肤,必要时可在两者之间垫一个小油纱卷。

如果可能的话,分两层拉拢缝合前额部供区,深层缝线采用 4/0 肠线,皮肤缝线采用 6/0 丝线。供区两侧做皮下分离可减少张力,有助于关闭切口。注意缝合时应使皮缘略外翻,否则可能形成凹陷性瘢痕。5 天拆除所有缝线。

如果供区缺损过大无法直接缝合,可切取刃厚皮片(2.11)移植至缺损区,如演示病例所示。

如果皮瓣跨越正常皮肤,可于 2~3 周后断蒂,皮瓣断端与下睑缺损上缘对合,修整蒂部残端,如果能轻易转回眉间区域,可将其转回后分两层缝合。如果深层纤维组织增生明显,蒂部可呈管状,应将增生组织去除,以便将皮瓣蒂部铺平后缝合,否则可能出现枕状畸形。

15.19a、15.19b

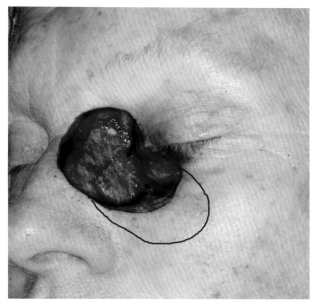

图 15.19a

左侧面颊肿物广泛性切除后,蓝色线条为冰冻监测后最终的切除边界

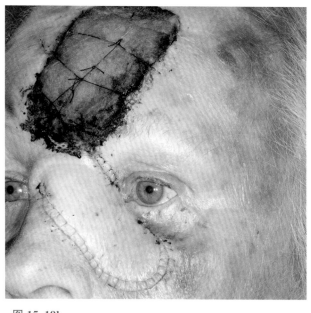

图 15.19b

前额中部皮瓣修复术后 3 天。前额部供区刃厚皮片移植

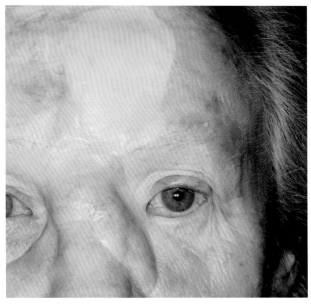

图 15.19 术后

术后 3 年,肿瘤无复发

并发症及处理

由于前额部较上睑皮肤厚,皮瓣常显得臃肿,必要时可在完全愈合后进行削薄处理。

15.20 前额外侧皮瓣

这种易位皮瓣适用于上睑外侧大范围缺损，尤其是累及外眦者。还可以用于眶内容摘除术后覆盖创面（12.6）。皮瓣设计的注意事项与前额中部皮瓣相同，皮瓣设计的方法与基本原则参见易位皮瓣章节（示意图15.2）。皮下分离，掀起皮瓣，转位至缺损区，分两层缝合固定。前额供区较窄时可直接拉拢缝合，多数情况下需刃厚皮片移植。5天后拆除所有缝线。

并发症及处理

该皮瓣常显得臃肿，可在完全愈合后进行削薄处理。

修复效果不满意的主要原因是皮瓣设计问题。

（侯志嘉，李冬梅）

拓展阅读

Andrews BT, Lin SJ, Rubin PA 2009 Lateral canthal reconstruction after head- neck or periocular cutaneous malignancy: Oculoplastic and facial plastic surgery techniques. Int Ophthalmol Clin 49:195-206

Madge SN, Malhotra R, Thaller VT, Davis GJ, Kakizaki H, Mannor GE, Selva D 2009 A systematic approach to the oculoplastic reconstruction of the eyelid medial canthal region after cancer excision. Int Ophthalmol Clin 49:173-194

Maloof AJ, Leatherbarrow B 2000 The glabellar flap dissected. Eye 14:597-605

McGregor AD 2000 Fundamental techniques in plastic surgery, 10th edn, Churchill Livingstone, Edinburgh

Meadows AE, Rhatigan M, Manners RM 2005 Bilobed flap in ophthalmic plastic surgery: Simple principles for flap construction. Ophthalm Plast Reconstr Surg 21:441-444

第十六章

眼睑后层的重建

简介

眼睑的后层为前层提供了有力的支撑,因此在重建上睑或下睑全层时,眼睑后层的重建至关重要。相比于下睑,眼睑后层被覆的黏膜在上睑发挥着不可或缺的作用。如果眼睑前层用局部皮瓣修复,那么后层可利用组织瓣或游离植片重建。但是,一旦采用游离皮片修复前层,后层必须用带血管蒂组织瓣进行重建。

将缺损眼睑的两侧向中央轻轻拉紧以消除水平向松弛,估计后层缺损的范围(即重建所需的组织量)。

分类

移植物

- 口腔黏膜
- 睑板
- 硬腭
- 鼻中隔软骨
- 睑缘植片

组织瓣

- Hughes 睑板结膜瓣
- 外侧骨膜瓣
- 转位睑板瓣(Hewes)

游离植片重建眼睑后层

手术方式的选择

在上睑可利用的移植物包括:同侧或对侧上睑板、口腔黏膜、硬腭或睑缘植片。

在下睑,由于重力作用,后层必须提供足够的支撑力。虽然单纯口腔黏膜不足以支撑菲薄的皮瓣,作为移植物并不理想,但却可充当较厚皮瓣的衬里。一般来说,睑板、硬腭、巩膜或软骨是更理想的移植物。

重建的眼睑需要来自眦部韧带的支撑。一旦手术累及眦部韧带,则需要用下述方法进行重建。

移植物的准备

口腔黏膜、耳软骨、睑板、硬腭和巩膜的准备方法参见第二章第四节内容。带黏膜软骨膜的鼻中隔软骨和睑缘植片的准备方法分别参见本章 16.2 和 16.3。

16.1 游离植片替代眼睑后层

眼睑后层的植片需用 6/0 可吸收线间断或连续缝合固定于植床的睑板或眦部韧带(图 15.10d 和图 15.11b)。

如果内眦组织缺失,植片则应用 4/0 或 5/0 不可吸收线缝合两针固定于正常内眦韧带止端后方泪后嵴的眶骨膜上。

外眦韧带的重建可以用骨膜瓣(16.5)或从上睑转位的睑板瓣。

眼睑后层的植片必须保证有足够的垂直量,不应增加前层张力。过多的黏膜覆盖重建的下睑缘可能引起睑缘持续充血(15.18e 术后),在缝合前修剪黏膜使之与睑缘平齐可避免出现这种情况。术毕时如果确定后层在睑缘处稳定牢靠,则可以不用缝合。

并发症及处理

所有后层植片都可能发生一定程度收缩。对于没有黏膜内衬的移植物如巩膜在发生上皮化前可能引起刺激症状。

可选择的方式

16.2 带黏膜软骨膜的鼻中隔软骨

这种软骨植片内衬的黏膜虽然比较厚,但是仍然优于耳软骨(2.18)。另外,鼻中隔软骨也比耳软骨厚,一些情况如 Mustardé 颊部旋转皮瓣则可提供有力的支撑。

术前在麻醉室用 4% 可卡因浸润的鼻纱条填塞鼻腔可帮助止血。术中在一侧鼻中隔黏膜下注射 1∶200 000 肾上腺素,自另一侧鼻腔置入鼻扩张器以充分暴露术野。必要时可以在鼻翼基底做切口打开鼻外侧壁。

在鼻腔内自皮肤黏膜交界上方平行切开鼻中隔黏膜。向下至中隔软骨做一个非穿透切口。

用 Rollett 咬骨钳切取剩下的软骨。注意不要穿透对侧的软骨膜和黏膜。一旦切口穿透可用 6/0 肠线缝合。

用骨膜剥离子(例如 MacDonald 剥离器)自对侧的软骨钝性分离黏膜软骨膜。

用钝头分离器保护黏膜软骨膜,自切口处剪下软骨和附着的黏膜。

用弯剪或刀片切断复合植片的近端。必要时根据植床需要的厚度修剪软骨。

缝合鼻翼基底部切口。

术毕从无菌手套上剪下两个指套,每个里面填塞石蜡纱布并用液体石蜡润滑表面。两侧鼻腔各置入一个指套,于术后第 1 天取出。术后 1 个月鼻腔用抗生素和血管收缩鼻喷剂。

并发症及处理

一旦伤及对侧鼻腔黏膜,可用 6/0 可吸收线间断缝合伤口。

16.3 睑缘植片

　　小于眼睑全长 1/4 的睑缘缺损可直接拉拢缝合,因此,采用相同大小带有睑缘的游离植片重建上睑或下睑缺损时,这种植片可以从一个或多个正常眼睑获取。去除植片表面的皮肤和眼轮匝肌,并保留睑缘和睫毛。将带睑缘的睑板植片用于重建缺损眼睑的后层,前层则利用局部皮瓣修复(示意图 16.1)。应该尽可能减少植床和植片的张力。5 天拆除皮肤缝线,睑缘缝线保留至 7 天。

　　由于皮瓣有血供,因此两个甚至三个带睑缘的睑板植片可联合用于修复重度缺损。

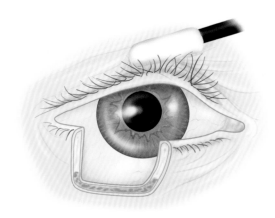

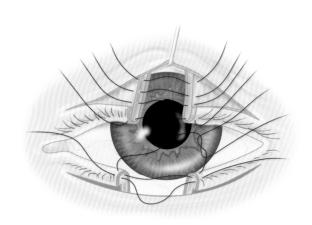

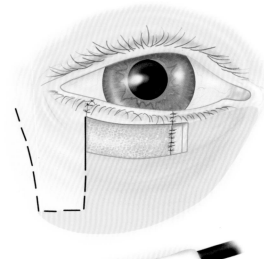

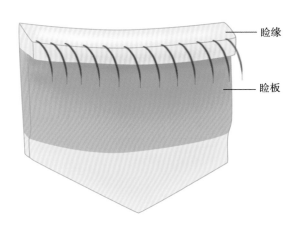

睑缘

睑板

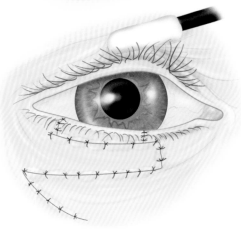

并发症及处理
一旦张力过大可能导致植片发生坏死。由此造成的凹角畸形需要等 3 ~ 6 个月再行修复,二期采用其他方法重建缺损区。

示意图 16.1

组织瓣重建眼睑后层

手术方式的选择

替代眼睑后层唯一的组织瓣是带结膜血供的睑板。由于下睑的睑板宽度不足以移植到上睑,因此多以上睑作为供区。最常用的 Hughes 睑板结膜瓣(16.4)在实际应用时可以有一些变化,如修复眼睑颞侧的 Hewes 转位瓣(16.6)。这些术式适用于不超过全眼睑高度的下睑缺损。上述方法联合另外的游离植片或组织瓣也可用于修复累及颞部或眦角的大面积缺损。

外眦重建可通过设计眶外缘的骨膜瓣替代外眦韧带(16.5)。前面提及的 Hewes 瓣也是一种方法。内眦重建需要直接固定于眶骨膜(7.7 和 7.8)或利用穿过鼻骨的钢丝间接固定(18.3)。

16. 4 Hughes 睑板结膜瓣

▶ （视频 27）

　　Hughes 瓣适用于高度不超过睑板下缘的下睑缺损。利用上睑带蒂睑板结膜瓣重建下睑后层。前层可用游离皮片（16.4g）或局部皮瓣修复。于术后数周行蒂部切开。

16. 4a

　　切除病灶。当下睑缺损高度部不超过睑板下缘时可采用 Hughes 瓣修复。

16. 4b

　　翻转上睑。4/0 丝线在上睑缘处穿过睑板做悬吊缝线，眼睑拉钩辅助下翻转上睑。向中央轻轻牵拉缺损区两侧，估计后层缺损的长度。距离上睑缘 4mm 处向两侧做平行于睑缘的标记线。

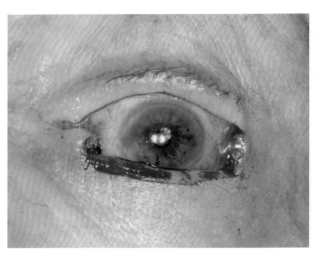

图 16.4a
肿瘤切除后下睑全层缺损

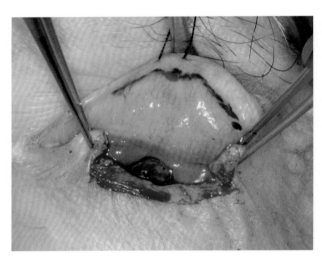

图 16.4b
估计下睑缺损长度。标记上睑板切开的范围

16.4c、16.4d

　　水平切开上睑板后可轻松进入睑板前间隙。向两侧扩大睑板切口。垂直切开至睑板上缘,在睑板前间隙锐性分离后向下翻转睑板,保留睑结膜和附着在睑板瓣上方的 Müller 肌。

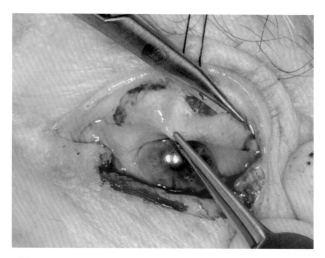

图 16.4c
睑板全层切开制作组织瓣

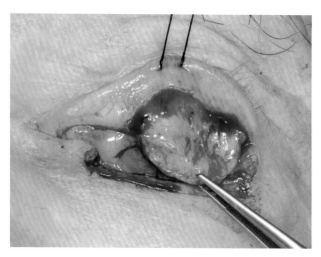

图 16.4d
向下翻转睑板结膜瓣

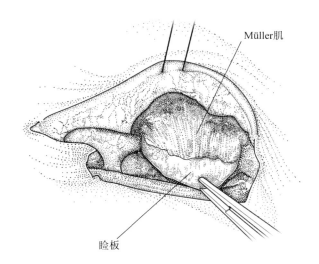

重要示意图 16.4d

16.4e

将睑板瓣缝合固定于下睑缺损区,使转位睑板上缘与下睑缘平齐。

16.4f

确认睑板瓣上缘的 Müller 肌。将 Müller 肌与睑板分离使之充分后徙,可降低术后发生上睑退缩的风险,注意不要损伤结膜。另外一种方法是一期不处理 Müller 肌,待二期再行后徙,以增加组织瓣的血供。松解结膜 Müller 肌复合体可使组织瓣垂直向延长 3~4mm。当睑板结膜瓣固定好后测量需要移植游离皮片的大小。

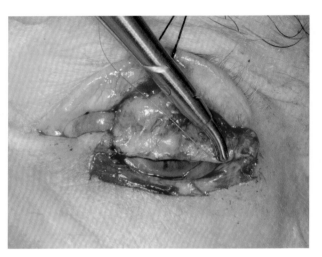

图 16.4e
将睑板结膜瓣缝合于缺损区

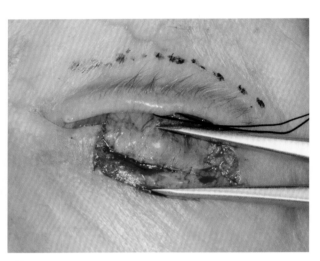

图 16.4f
测量需要移植皮片的大小

16.4g

取全厚皮片重建眼睑前层(2.8 和 2.9)或采用局部皮瓣。本例中采用上睑游离皮片。皮片应比缺损范围略大,使之没有张力贴附于睑板上。当睑板瓣蒂部切开时皮片将变得平坦。

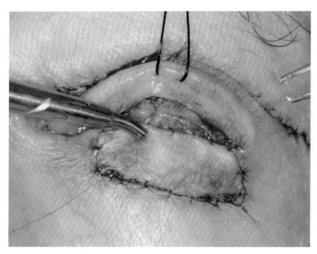

图 16.4g
将皮片缝合于缺损区。皮片上缘缝合固定于睑板结膜瓣

16.4h、16.4i

皮片可用敷料加压包扎 5 天保持稳定。另一种方法如图所示,利用褥式缝线使皮片固定于植床,2 天后去除敷料。

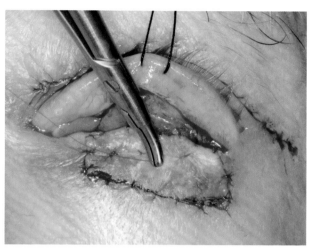

图 16.4h
褥式缝合固定皮片

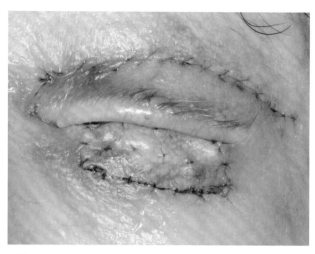

图 16.4i
皮片和褥式缝线在位

16.4j

术后保持上下睑之间粘连 3 周。

16.4k

术后 3 周在距离下睑板瓣和皮片上缘 2～3mm 处切开睑裂,注意上睑内面没有皮肤残留。修剪下睑黏膜边缘,使之与睑缘的皮片边缘平齐。通常不需要在睑缘处做缝合。

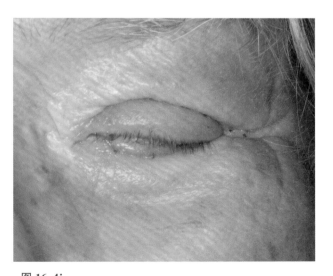

图 16.4j
一期术后 2 周外观

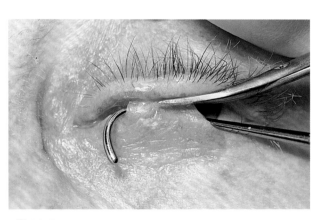

图 16.4k
睑裂区结膜蒂部切开

　　手术可导致上睑缩肌前移,因此,必须使之后徙才能防止上睑退缩。在结膜和上睑缩肌之间分离松解,直至上睑的位置满意。使邻近结膜充分回缩。必要时可在上睑做吊线向下牵拉眼睑 24 小时。

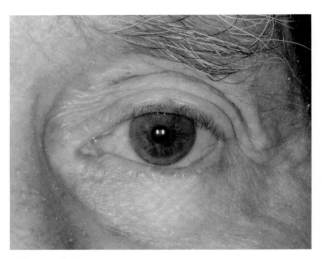

图 16.4 术前 A
左下睑缘肿瘤

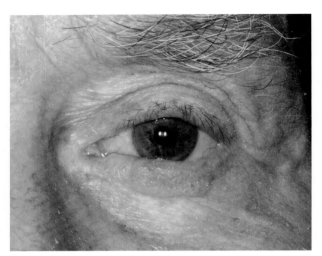

图 16.4 术后 A
Hughes 法二期睑裂切开后 6 周。下睑皮片略显臃肿

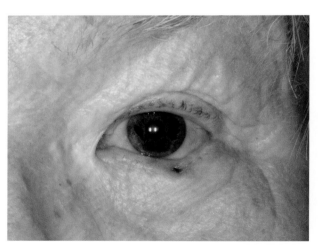

图 16.4 术前 B
左下睑缘肿瘤

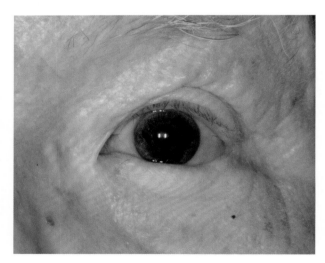

图 16.4 术后 B
Hughes 术后 6 个月

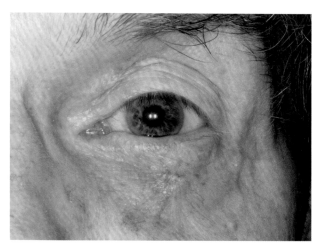

图 16.4 术前 C
左侧颞部肿瘤侵及下睑缘附近

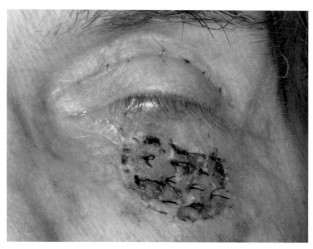

图 16.4 术后 C1
采用对侧眼睑全厚皮片重建颞部术后 1 个月。**Hughes**
瓣一期重建下睑术后

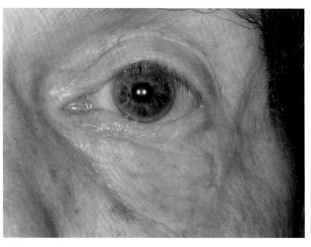

图 16.4 术后 C2
Hughes 术二期睑裂切开后 2 个月

并发症及处理

如果一期术中上睑组织没有充分分离释放，二期可能发生上睑退缩。在睑结膜与上睑缩肌之间充分分离，直到眼睑恢复正常位置。

16.5 外侧骨膜瓣

16.5a

该术式适用于修复上睑或下睑或上下睑的颞侧，以替代外眦韧带。无论是眼睑重建需要将后层固定于颞侧，还是任何原因引起的外眦韧带松弛或缺失导致外眦韧带向鼻侧移位时（如图例所示），外侧骨膜瓣都可发挥有效作用。

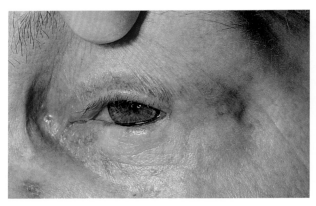

图 16.5a
眼睑重建后外眦韧带向鼻侧移位

16.5b

在外眦做水平切口以暴露外侧眶缘。在外眦韧带水平的眶骨膜上标记两条距离 8～10mm 的平行线，自眶外缘的鼻侧至颞肌筋膜。如果上下睑同时需要修复，则可切取更宽的骨膜瓣。连接两条标记线的外侧端做一条垂直线。

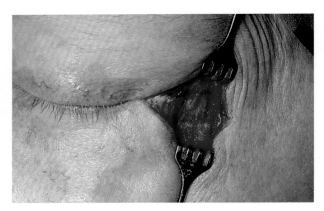

图 16.5b
暴露眶外缘，标记眶骨膜瓣

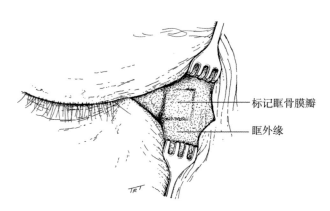

重要示意图 16.5b

16.5c

　　沿标记线切开骨膜瓣,保留鼻侧端,用剥离子分离骨膜瓣。使瓣的基底附着于眶外缘内的骨膜上。

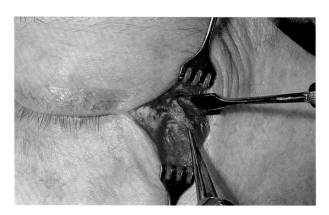

图 16.5c
以鼻侧为基底分离骨膜瓣

16.5d

　　用双针 5/0 不可吸收缝线将外眦组织或重建的眼睑后层固定于眶骨膜瓣。

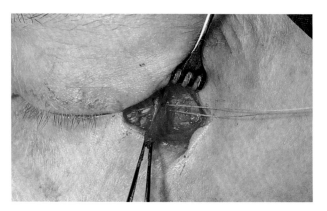

图 16.5d
缝线穿过外眦组织和眶骨膜瓣

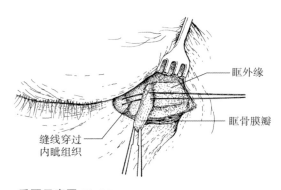

重要示意图 16.5d

16.5e

结扎缝线以支撑眼睑组织。应该尽可能减少水平向眼睑松弛。如果同时需要修复上下睑，则可将较宽的眶骨膜瓣分为上下两支分别与上下睑后层进行固定缝合。

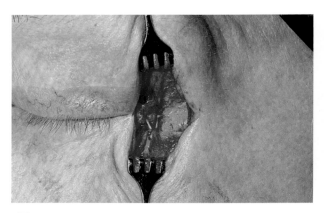

图 16.5e
缝线固定外眦组织

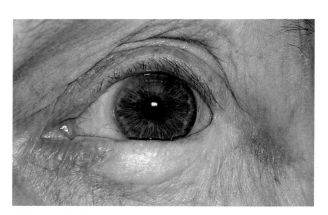

图 16.5 术后
骨膜瓣修复术后 4 个月

16.5f

分层缝合切口。由于骨膜瓣的血供有限，因此当需要同时重建颞侧眼睑前层时，应尽可能利用局部皮瓣而非游离皮片。

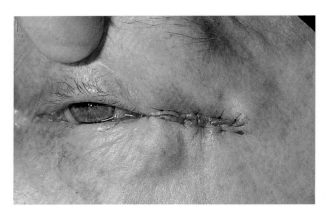

图 16.5f
缝合切口

并发症及处理

在设计骨膜瓣时需要注意外眦应位于合适的位置。术后骨膜瓣可能发生一定程度的松弛。

16.6 Hewes 睑板转位瓣

利用上睑颞侧的睑板结膜瓣修复下睑。最适用于涉及外眦部但外眦韧带上支尚未受累的下睑缺损。也可用于其他类型的下睑缺损,例如外眦韧带离断、Tenzel 瓣、McGregor 瓣或 Mustardé 颞部旋转皮瓣等情况需要增加颞侧支撑力的情况。

16.6a、16.6b

翻转上睑。在上睑缘后 4mm 自外眦到比下睑缺损长度短 2mm 处标记睑板。切开睑板和睑结膜,在 Müller 肌与睑板之间做锐性分离。保证颞侧睑板附着于外眦韧带和邻近眼轮匝肌。

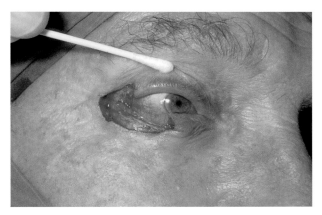

图 16.6a
下睑全层缺损合并上睑前层缺损

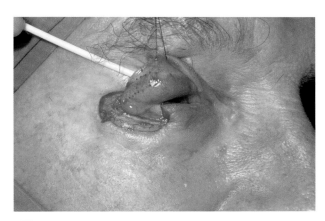

图 16.6b
翻转上睑,标记 Hewes 瓣

16.6c

自下方提上睑肌腱膜和腱膜后间隙分离睑板结膜瓣。上睑缺损无须缝合。

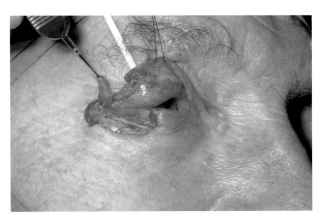

图 16.6c
切开睑板结膜瓣——长度较标记线略短

16.6d、16.6e

　　将上睑组织瓣转位至下睑,使结膜表面与眼球贴附。必要时调整长度使下睑保持足够的张力。6/0 或 7/0 可吸收线用于 Hewes 瓣与下睑板和穹窿结膜的缝合。

　　通常采用局部皮瓣修复前层缺损。尽管 Hewes 瓣对前层的血供有限,仍然有游离皮片移植成功的报道。如果条件允许,局部皮瓣是更好的选择。

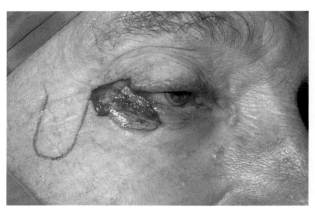

图 16.6d
Hewes 瓣缝合固定于下睑鼻侧残端修复后层。标记颞部转位皮瓣

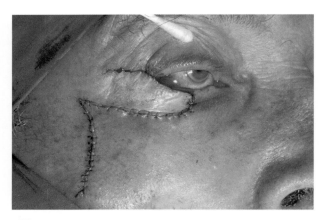

图 16.6e
颞部皮瓣转位并缝合

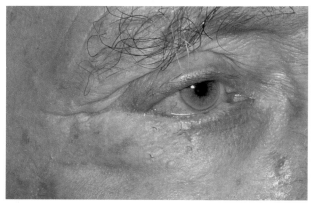

图 16.6 术后
Hewes 瓣术后 12 个月。注意外眦可见轻度蹼状畸形

并发症及处理

　　睑板结膜瓣过长可能引起下睑水平向过度松弛。Hewes 瓣在外眦角可能表现为蹼状畸形。在外眦切口充分愈合瘢痕稳定后方可进行修复。

（丁静文,李冬梅）

拓展阅读

Hewes EH, Sullivan JH, Beard C 1976 Lower eyelid reconstruction by tarsal transposition. Am J Ophthalmol 81:512-514

Leibovitch I, Selva D 2004 Modified Hughes flap: Division at 7 days. Ophthalmology 111:2164-2167

McClellan WT, Rawson AE 2011 Wendell L Hughes' life and contribution to plastic surgery. Plast Reconstr Surg 128:765e-772e

第十七章

眼睑前后层联合重建

简介

眼睑全层缺损可分层或利用复合瓣同时重建。后者只适用于下睑组织瓣修复上睑。

手术方式的选择

介绍的两种手术方式用于超过眼睑全长 1/3 的眼睑缺损。最常用的术式为 Cutler-Beard 桥状瓣（17.1）。另一种不常用的交叉瓣（17.2）可保留大部分睫毛，有效重建上睑大范围缺损，但是需要二期修复下睑（包括睑缘）。两种术式由于在上下睑之间形成桥状连接，因此，它们的局限性在于眼睑需闭合数周。

17. 1 Cutler-Beard 瓣

该方法分两期手术,适用于上睑大范围全层缺损。对于较大的鼻侧缺损可能需要联合眉间皮瓣(15.17)。

17. 1a ~ 17. 1c

切除肿瘤。轻拉眼睑两侧残端估计缺损大小,等同于桥状瓣的水平向宽度。在下睑睫毛下方5mm 平行于睑缘画一条水平线。标记组织瓣所需宽度画两条垂直线到眶下缘。

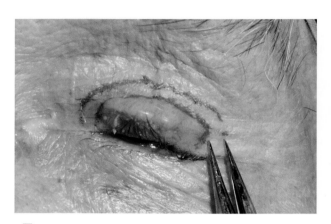

图 17. 1a
上睑基底细胞癌边缘 **4mm** 做标记

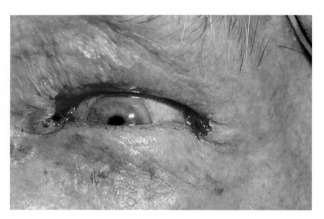

图 17. 1b
冰冻切片监控下肿瘤切除

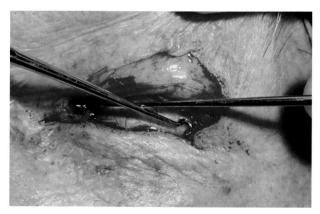

图 17. 1c
牵拉两侧残端以估计所需组织瓣的大小

17. 1d～17. 1f

　　沿下睑水平标记线切开皮肤。在组织瓣两端做切口穿透眼睑全层。用眼科剪在两穿刺切口之间彻底打开下睑切口。自切口两端垂直向下至下穹窿结膜形成一个倒 U 形瓣。在下睑缘后方向上牵拉组织瓣。

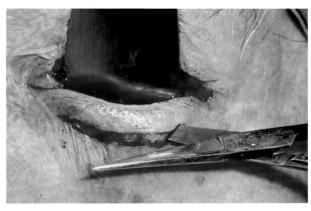

图 17. 1d
在睑板下方用眼科剪切开下睑全层,切口宽度与上睑缺损一致

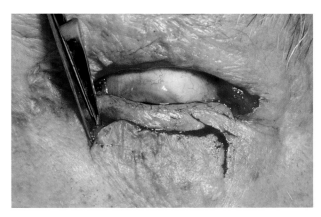

图 17. 1e
向下做全层垂直切口至下穹窿水平

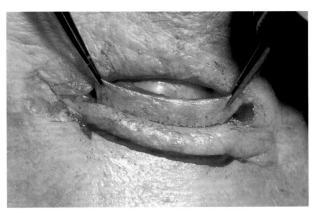

图 17. 1f
在下睑缘后方向上推进组织瓣修复上睑缺损

17.1g~17.1i

组织瓣分三层缝合于上睑缺损区。用 6/0 或 7/0 可吸收线将上下睑结膜、下睑轮匝肌与上睑提上睑肌和轮匝肌做间断缝合，最后用 6/0 缝线间断缝合皮肤。如果上穹窿结膜量不足，必要时可取少量口腔黏膜替代。术后 5 天可拆除皮肤缝线。

术后 6 周判断组织瓣是否还存在垂直向张力。如果张力较大则可再观察 3 周。当组织瓣无明显

张力时，即可切开睑裂重建上睑缘。在组织瓣后方置入斜视钩，小心向下弧形切开，使组织瓣有回缩的余地，并保留多余的结膜。

如果新的上睑缘稳定，则不需要将结膜缝合到皮肤。必要时可修剪结膜与睑缘皮肤平齐，用 6/0 单丝缝线连续缝合。第 5 天拆除缝线。将桥状瓣蒂部复位，分层修复下睑缺损避免形成眼睑瘘管（图15.17）。

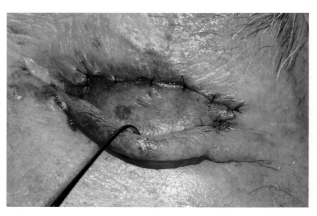

图 17.1g
组织瓣分层缝合修复上睑缺损

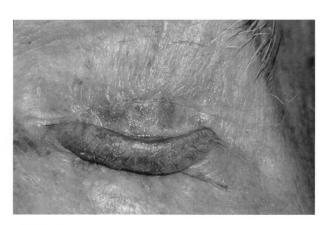

图 17.1h
肿瘤切除眼睑重建后 1 个月

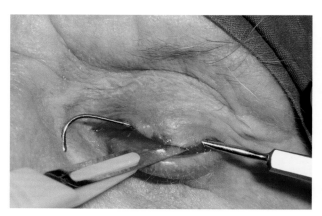

图 17.1i
组织瓣切开

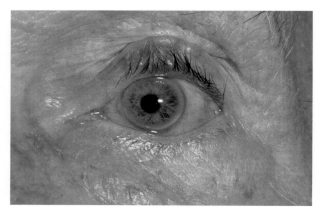

图 17.1 术前（不同病例）
上睑肿瘤

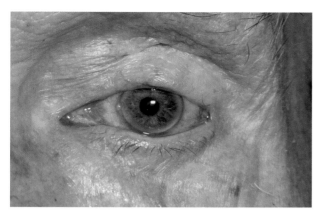

图 17.1 术后 A
Cutler-Beard 方法重建后 9 个月

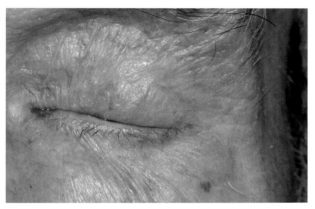

图 17.1 术后 B

并发症及处理

当睑裂切开时,如损伤睑缘动脉可能导致下睑缘发生坏死。待二期再缝合尚存活的睑缘组织,必要时联合眦部松解或其他手术方式。重建的上睑缘不稳定容易引起睑内翻,皮肤的毛发可引起刺激症状。必要时,二期可在组织瓣中间填充移植物如异体巩膜,有利于改善上睑稳定性。皮肤毛发内卷可采用冷冻方法矫正(参见第八章)。

桥状瓣的边缘不规则可能影响睑缘形态,必要时待眼睑愈合后再切除凹角二期修复。

可选择的方式

17.2 交叉瓣修复上睑

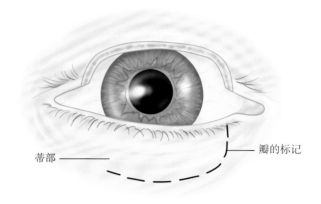

蒂部 ———— ———— 瓣的标记

示意图 17.1
交叉瓣的设计

该方法将下睑全层组织连同睫毛转位修复上睑缺损。虽然下睑的睫毛较上睑短,但是聊胜于无。手术分为两期,二期切开蒂部并重建下睑。

将缺损上睑两侧残端轻轻向中央牵拉以估计缺损大小。在下睑标记相同大小的组织瓣。保证瓣的蒂部与泪点距离至少 2mm(示意图 17.1)。

瓣蒂部的定位可影响最终美容效果。原则是一期进行组织瓣与上睑缝合不容易形成瘢痕,而二期修复再缝合上睑产生的瘢痕更明显。因此,交叉瓣和上睑缝合的位置应该接近上睑中央。为了达到这个目的,蒂部应位于交叉瓣的颞侧,只有当上睑缺损发生在鼻侧时蒂部才可以设计在鼻侧。

一旦确定了蒂部的位置,Mustardé 建议对于不超过 1/2 眼睑全长的组织瓣蒂部宽度应设计为 5mm,如果瓣长度超过 1/2 眼睑全长,则蒂宽应为 7mm。自蒂部对侧开始小心切开组织瓣,避免影响蒂部的血供。

如果下睑组织瓣转位后残留缺损不超过下睑全长的 1/4,那么可以直接拉拢缝合。在一期尽可能缝合,以免影响蒂部的血供。如果缺损超过 1/4,则二期再行下睑重建(示意图 17.2)。

尽量用常规方法将组织瓣与上睑缝合,避免损伤蒂部。

2~3 周后切开蒂部。修剪组织瓣使其与上睑正确对位分层缝合(示意图 17.3)。

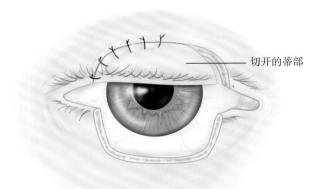

切开的蒂部

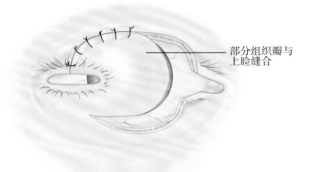

部分组织瓣与上睑缝合

示意图 17.2
交叉瓣缝合修复上睑缺损

示意图 17.3
二期蒂部切开

下睑缺损修复

如果可以直接缝合,则在一期就修剪暴露的组织边缘彻底缝合。如果无法直接缝合,可以采用合适的术式进行修复(第十四章~第十六章)。由于上睑组织不可利用,因此可选择的方法有限。通常来说,颞侧的皮肤量较多,小范围缺损可做外眦松解,较大的缺损可采用 Tenzel 旋转皮瓣或颞部皮瓣(14.7、15.8、15.11)。

并发症及处理

蒂部血管供应受损会导致组织皮瓣缺血。一旦发生缺血,应切开组织瓣使之复位至下睑,待 1 周后再将皮瓣旋转至上睑。晚期缺血可能不会引起组织皮瓣完全缺血坏死,可以选择合适的时间再切开蒂部。

重建后上睑水肿很常见,但通常会在几周内消退。

上睑切口挛缩可能导致凹角畸形,6 个月后可切除凹角行二期修复(14.1)。

(丁静文,李冬梅)

拓展阅读

Cutler NL, Beard C 1955 A method for partial and total upper lid reconstruction. Am J Ophthalmol 39:1

Hsuan J, Selva D 2004 Early division of a modified Cutler-Beard flap with a free tarsal graft. Eye (Lond) 18:714-717

Mustardé JC 1991 Repair and reconstruction in the orbital region, 3rd edn, Churchill Livingstone, Edinburgh

第十八章

其他畸形

内眦赘皮和/或内眦间距增宽

手术方式的选择

可采用 Mustardé 双 Z 成形术纠正较重的内眦赘皮(18.1)。轻微的内眦赘皮可用简单的 Y-V 成形术来矫正(18.2)。先天性内眦间距过宽患者的内眦韧带较正常长,从而导致内眦间距较宽。正常的内眦间距约为瞳孔间距的一半。为矫正先天性内眦间距过宽,须重新在鼻侧固定缩短内眦韧带。最

理想的固定位置位于泪后嵴区域。如果骨骼解剖正常,将韧带固定在原始止点后的骨膜上(18.1e)或泪后嵴骨膜上。如果手术处的骨质存在先天畸形或创伤受损,可应用经鼻钢丝(18.3)、微板或螺钉将韧带固定在邻近完整的骨上。

18.1 Mustardé 双 Z 成形术

此术式可用于矫正内眦赘皮和/或内眦间距过宽。存在内眦间距过宽的眼（和眼眶）眼位正常。矫正内眦赘皮伴内眦间距过宽的方法如以下插图所示，该方法也可单独应用于这两种情况之一。任何中面部先天异常，在软组织手术前应寻找并矫正潜在的颅面骨性异常。像"飞人"一样的 Mustardé 瓣须先在内眦皮肤上标记好。可在手术台上用纸制作一个小型量角器协助测量角度。

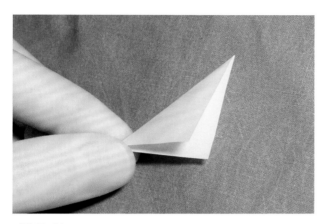

图 18.1A
用一张正方形的纸沿对角线折叠

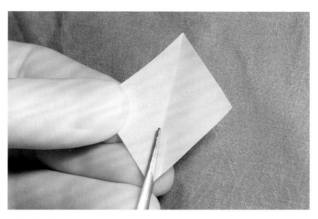

图 18.1B
沿折痕裁剪成 **45°角**

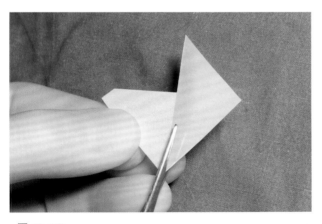

图 18.1C
沿折痕与纸边缘间夹角的 **1/3** 剪成 **60°角**

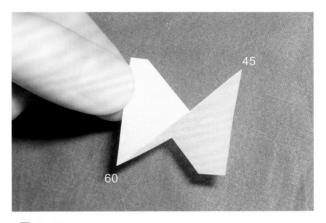

图 18.1D
Mustardé 双 Z 成形术的量角器完成

18.1a

在双眼内眦处画标定点(A)(示意图 18.1a)。标定点之间的距离应为瞳孔间距的一半。如无内眦间距过宽,标定点直接标记于现存内眦角对应的内眦赘皮表面。如存在内眦间距过宽,标定点标记于现存内眦角的鼻侧。

分别将两侧皮肤沿中线拉直,以消除内眦赘皮褶皱并标记现有内眦点(B)。连接 A、B 两点(示意图 18.1a)。将 A—B 线等分,画两条比 A—B 线短 2mm 与之成 60°角(b 角和 c 角)的短线。自其止端画同样长度夹角为 45°(a 角和 d 角)的线。最后自 B 点画两条同样长度紧贴上下睑缘的线。

18.1b

沿线切开皮肤(示意图 18.1b)。

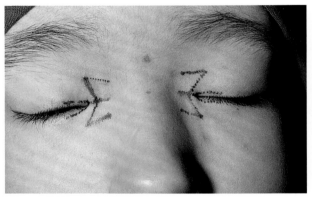

图 18.1a
双 Z 成形术标记

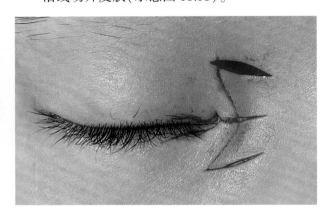

图 18.1b
切开皮肤

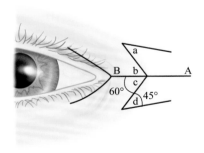

示意图 18.1a
Mustardé 双 Z 成形术

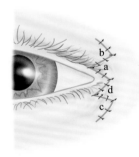

示意图 18.1b
Z 形皮瓣转位,缝合伤口

18. 1c

分离皮瓣,预置牵引缝线。

18. 1d

仔细切除暴露的皮下组织,包括眼轮匝肌和皮下深层脂肪,以暴露内眦韧带,向内侧暴露鼻侧骨膜。可见内眦静脉,尽量予以保留。

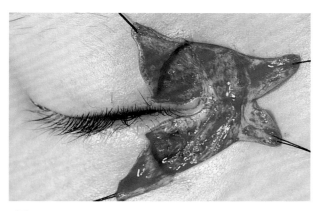

图 18. 1c

分离皮瓣并牵开

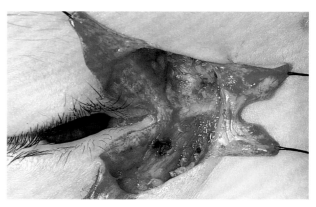

图 18. 1d

局部切除眼轮匝肌和脂肪,暴露内眦韧带

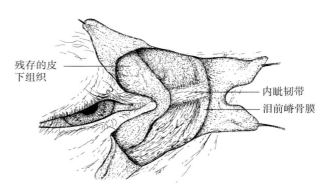

重要示意图 18. 1d

残存的皮下组织

内眦韧带

泪前嵴骨膜

18. 1e

　　如果存在内眦间距过宽,那么应小心剪断内眦韧带不要损伤下方的泪器,可用探针进行辨识。用4/0 或 5/0 不可吸收双针缝线从内眦韧带颞侧断端由后向前穿出,切除靠近内眦角的部分内眦韧带,用针从原来的鼻侧内眦韧带下方骨膜穿出,两针在前方结扎固定。这样可以确保内眦不会向前移位。

18. 1f

　　系紧缝线(箭头)使内眦组织向鼻侧牵拉。如无内眦间距过宽,内眦韧带不用处理。

　　另一种鼻侧固定的方法是通过解剖泪器后缘以辨别泪后嵴。用针穿入骨膜(图 7.8d)进入原内眦韧带附着处固定。这样可以牵拉内眦韧带更靠后,但会有泪小管损伤的风险。

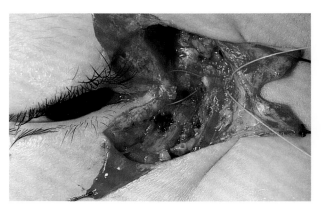

图 18. 1e
内眦韧带切除及固定的缝合部位

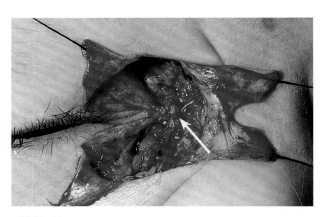

图 18. 1f
内眦韧带固定

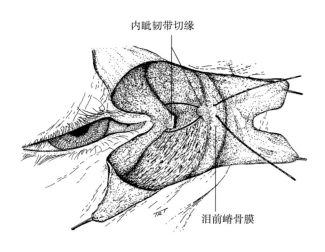

重要示意图 18. 1e

18.1g

交换皮瓣 a 和 b、c 和 d 的位置(示意图 18.1b)。可能需要适量修剪皮瓣至更合适的大小,但注意不要修剪过多。皮肤用 7/0 或 8/0 可吸收缝线缝合。成人可用 6/0 或 7/0 不可吸收缝线缝合,5 天拆线(9.7B 术前和术后)。

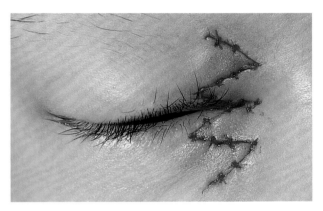

图 18.1g
皮瓣转位,缝合伤口

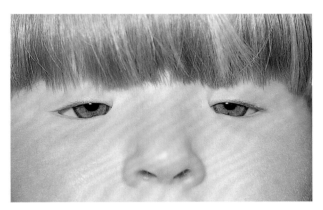

图 18.1 术前
小睑裂综合征可见内眦间距过宽和内眦赘皮

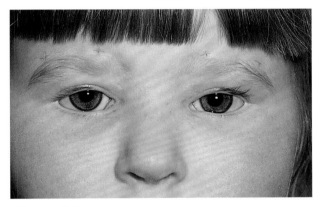

图 18.1 术后
Mustardé 双 **Z** 成形术后 **9** 个月,自体阔筋膜悬吊术后 **2** 周

并发症及处理

通常术后几个月瘢痕都很明显,但随着时间的推移,瘢痕软化并与周围皮肤相融合。内眦间距过宽矫正不足或术后内眦向外移位时,可通过经鼻钢丝固定矫正。

18.2 Y-V 成形术

如果内眦赘皮较轻,此法可代替双 Z 成形术。

18.2a、18.2b

标记新的内眦点(示意图 18.2a A 点)和原内眦点(示意图 18.2a B 点)。连接两点,从 B 点画两条与 A—B 等长的贴近上下睑缘标记线(示意图 18.2b)。

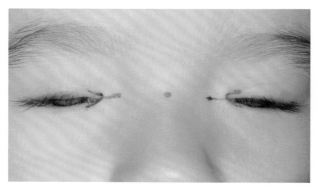

图 18.2a
Y 形标记

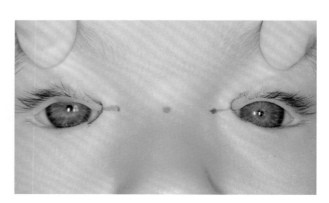

图 18.2b

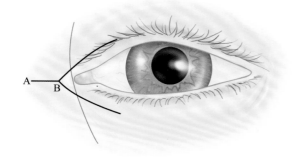

示意图 18.2a
Y-V 成形术

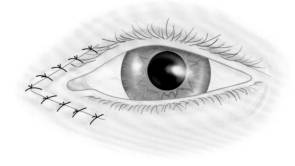

示意图 18.2b
V 形缝合

18.2c

切开标记线并用缝线固定牵拉皮瓣。

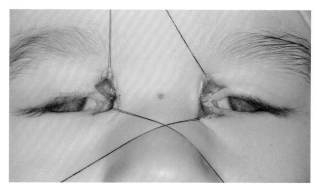

图 18.2c
Y 形切开及皮瓣缝线牵拉

18.2d、18.2e

去除多余的皮下组织（18.1d）暴露内眦韧带。
如前所述缩短韧带。

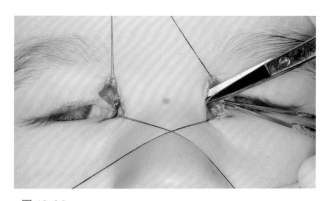

图 18.2d
去除皮下组织

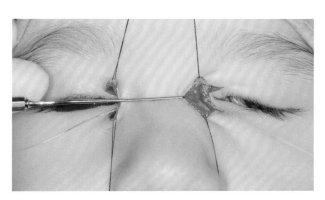

图 18.2e
内眦韧带缩短并固定

18.2f、18.2g

Y 形切口 V 形缝合。如果发现新的内眦点明显位于 A 点后方,可能需要行 Y 形缝合关闭切口。

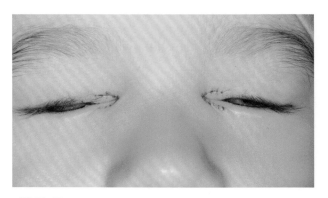

图 18.2f
Y 形切口 V 形缝合

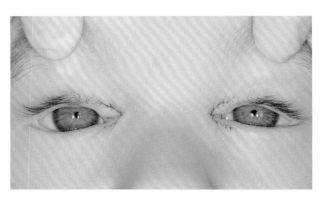

图 18.2g

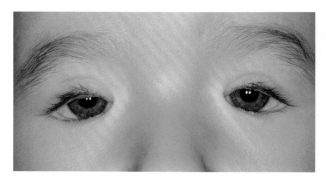

图 18.2 术前
小睑裂综合征。曾因弱视行暂时性硅胶条额肌悬吊上睑下垂矫正。现上睑下垂复发

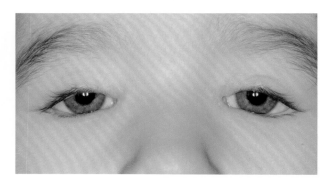

图 18.2 术后
双侧 Y-V 成形内眦间距过宽矫正 9 个月后。上睑下垂采用自体阔筋膜悬吊矫正

18.3 经鼻内眦韧带固定术

如其他方法不满意,经鼻钢丝固定可作为一种较为安全的固定一侧或双侧内眦的方法。儿童尽量避免使用该方法。双 Z 形成术、Y-V 成形或垂直切口均可能应用。

单侧病例经鼻钢丝可锚定在健侧内眦韧带处,作为患侧的锚定点。双侧病例,经鼻钢丝固定锚定两侧内眦组织,这样可穿过鼻部双侧拉紧。

术前确认筛状板位置是否正常(图 18.3A 和图 18.3B,箭)非常重要。如果筛状板位置较低钢丝会穿入颅前窝导致脑脊液漏,那么这种情况应该选择其他方法固定。

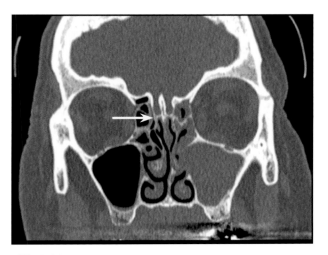

图 18.3A
低位筛状板

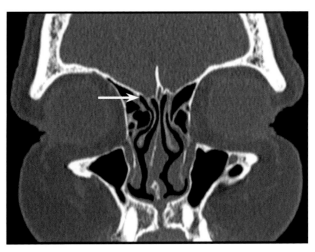

图 18.3B
正常位筛状板

18.3a

对单眼受累患者,标记并切开皮肤(18.3 关于切口的描述),如有必要去除皮下组织暴露内眦韧带(图 18.1a～图 18.1d)。在创伤病例,内眦韧带可能已经损坏。图示为左侧内眦距增宽病例,同时做了左侧泪囊鼻腔吻合术和双侧垂直切口。

在双眼受累病例中,另一侧重复上述步骤。

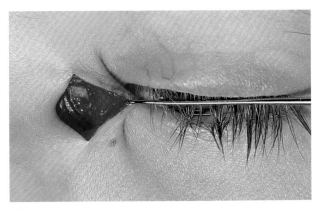

图 18.3a
垂直切口暴露内眦韧带

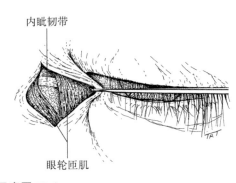

重要示意图 18.3a

18.3b

单眼受累病例切开泪前嵴骨膜,将骨膜与内眦韧带及泪囊向外侧分离,直到泪囊窝清晰显露。在泪囊窝的底部做一个直径 10～15mm 大孔,切除部分泪前嵴以做泪囊鼻腔吻合术。如果有指征,泪囊鼻腔吻合术可于此步骤时进行。

通过泪囊鼻腔吻合术切口在对侧暴露内眦韧带但不要切断。切开内眦韧带下方泪前嵴表面骨膜,将其和泪囊一起向颞侧掀起暴露泪囊窝,保护好内眦韧带。围绕内眦韧带预置一条固定缝线。

双眼受累病例剪断内眦韧带,显露泪囊,在泪囊窝底部做一个大孔,双侧修剪泪前嵴。

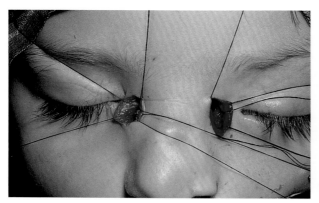

图 18.3b
暴露内眦韧带并标记,缝线牵拉皮瓣

18.3c

取 15cm 长的钢丝(36g,直径 0.16mm 较合适)和 4/0 单股尼龙线穿入 Mustardé 锥的锥孔。两端夹住。

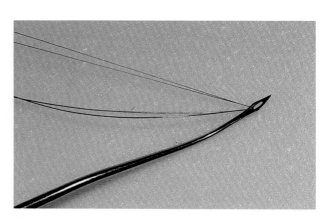

图 18.3c
穿入了钢丝和尼龙缝线的穿刺锥

18.3d

单眼受累病例在患侧放置一个脑压板用以保护眼球。从健侧将穿刺锥尽可能向后穿过泪囊窝底部的骨孔。

双眼受累病例,钢丝从任何一侧进入均可。

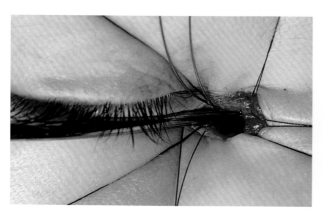

图 18.3d
穿刺锥在穿过鼻子之前尽量置于泪囊窝的后方

18.3e

穿刺锥直接从鼻后部穿过,再从另一侧泪囊窝底部顶着对侧保护眼球的脑压板穿出。

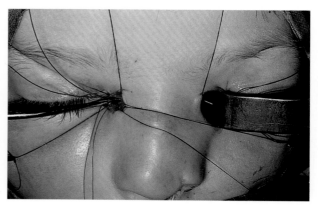

图 18.3e
穿刺锥穿过鼻子

18.3f

拉出未夹住端的尼龙线并夹住。这根缝线现在可自由地穿过鼻部，两端均夹住。在穿刺锥孔内穿入一根新的尼龙线，夹住一端。

用血管嵌紧紧地夹住钢丝折叠套环根部固定，小心地将穿刺锥从鼻部退回。在钢丝折叠套环放置一个夹子。

拉出未夹住的第二根尼龙线一端之后夹住，同样这根线也可以自由地穿过鼻部。从钢丝未夹住端取下穿刺锥。

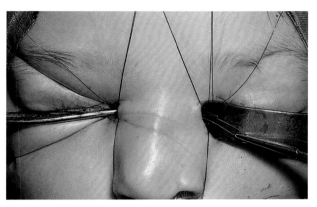

图 18.3f
用血管钳夹住钢丝折叠套环；尼龙线拉出

18.3g

单眼受累病例，沿鼻部退回穿刺锥，在正常侧，将一根钢丝放置于内眦韧带下，一根在上，使两根钢丝位于内眦韧带的两侧。

双眼受累病例，将动脉钳的尖端置于两根金属丝之间，在泪囊窝孔口将钢丝拧紧。

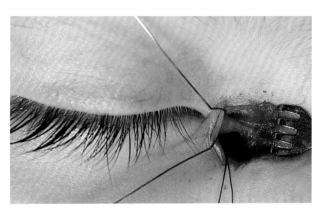

图 18.3g
正常侧钢丝两端放在内眦韧带两侧

18.3h

单眼受累病例，健侧两钢丝断端包绕内眦韧带拧紧。

双眼受累病例，把两根钢丝断端在动脉夹表面拧到一起，形成一个套环。这时不要拧紧。

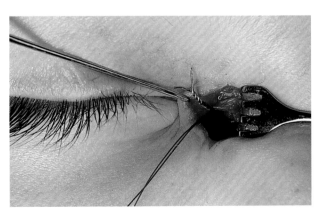

图 18.3h
钢丝根部在内眦韧带表面拧在一起

18.3i

单眼受累病例，下泪小管插入探针。用一或两根单股 4/0 尼龙线或编织不锈钢丝缝线穿过内眦组织，穿过经鼻钢丝套环（箭头）。扎紧这些缝线。

双眼受累病例对侧同样操作。

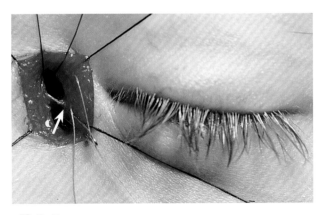

图 18.3i
缝线在扎紧之前经过内眦和套环

18.3j

现在可以将钢丝止端拧得更紧些,直到内眦间距达到满意效果。在此操作过程中,内眦韧带或眦部缝线必须不受金属丝转动影响。修剪钢丝末端,把末梢扭转到鼻侧。

使用一个带眼的弯针,将尼龙缝线的末端穿过针眼在从切口后缘靠近内眦部皮肤面穿出。应用6/0缝线间断缝合皮肤。

18.3k

两侧尼龙线绕过棉枕固定,用于维持新内眦形态。

术后5天去除棉枕和皮肤缝线。

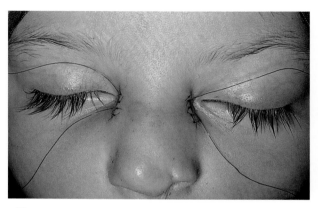

图 18.3j
经鼻钢丝拧紧及闭合切口。尼龙线处用于放置棉枕

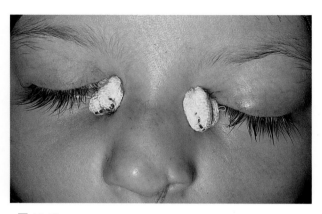

图 18.3k
尼龙缝线包绕固定棉枕支撑内眦

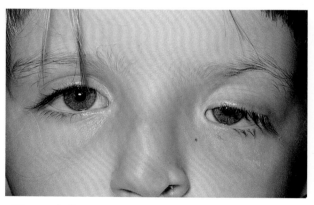

图 18.3 术前
与眶面裂有关的内眦间距过宽合并上睑下垂

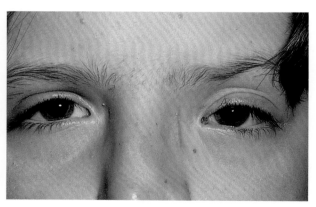

图 18.3 术后
经鼻钢丝固定,泪囊鼻腔吻合置管及上睑下垂矫正术后2年。内眦钢丝再一次调整拧紧

并发症及处理

钢丝应尽量从鼻后部经过,否则内眦位置太靠前。有时随着时间推移,内眦可能会向颞侧移位。

垂直向眦角移位

18.4 垂直向外眦移位矫正术

相对轻度的眦角移位可以按照第十章第二节中手术方式的选择所述矫正。严重的眦角移位需要应用 Z 成形方法交换皮瓣和皮下组织矫正。图中为一名患有特雷彻·柯林斯综合征（Treacher Collins syndrome）下颌骨颜面部发育不全综合征）的儿童。

18.4a

标记上睑重睑线。延长重睑线超过外眦角，直到下睑睫毛下线。

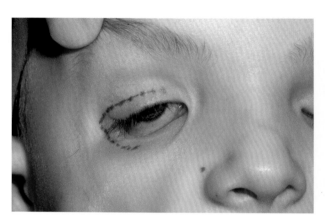

图 18.4a
标记切口

18.4c

重新固定外眦韧带后会出现下睑外侧皮肤缺损和上睑皮肤多余。从上睑切口最鼻侧向颞侧画上睑多余皮肤的切口线。

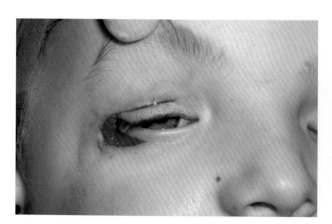

图 18.4c
外眦韧带眶缘复位

18.4b

做切口并深达眼轮匝肌。在外眦韧带水平暴露外侧眶缘骨膜，识别外眦韧带并横向切开。如果下睑过长就需要做外眦睑板条以缩短和固定下睑，也可以用于任意外眦韧带附着再固定。沿下眶缘松解骨膜，直到下睑可以自由提升到正常位置。在外眶缘的较高位置颧骨结节水平或稍高处固定外眦韧带。

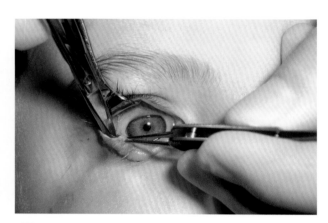

图 18.4b
剪断外眦韧带下支

18.4d

切开并分离皮瓣，将其转位到下睑缺损处。用7/0 可吸收缝线缝合肌肉，闭合皮肤。

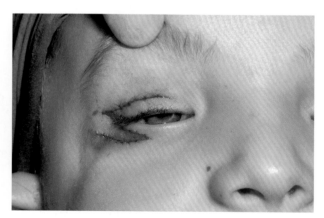

图 18.4d
上睑至下睑的皮瓣换位

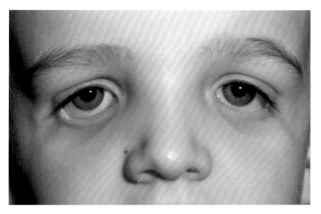

图 18.4 术前
下颌骨颜面部发育不全综合征患儿外眦下移

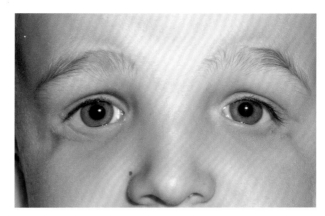

图 18.4 术后
外眦韧带复位术后 4 个月

18.5 垂直向内眦移位矫正术

通常发生在内眦外伤后。如泪器损伤,此法可能需要联合应用 Lester Jones 管。尽管如此,通常还是需要内眦完全愈合后再手术才安全。通过经鼻钢丝固定内眦。

图中所示为双侧外伤所致眼球内陷,伴中面部 1/3 多发骨折已行一期整复患者。

18.5a

标记现内眦点和新内眦点。基于这两点做 Z 瓣。试探通泪小管并用注射器冲洗泪道判断是否通畅。

18.5b

切开 Z 瓣及其皮下组织,皮下分离以利皮瓣换位。对于外伤病例可能常常会有广泛的瘢痕组织,有些需要去除才能有利于内眦的复位。如果泪道系统受累,在进行分离时需在泪小管放置探针。

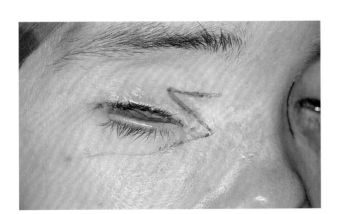

图 18.5a
外伤性双侧无眼球伴右眼内眦移位患者。Z 瓣成形标记线

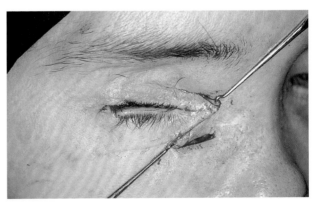

图 18.5b
交换皮瓣提升内眦

18.5c

可应用经鼻钢丝使内眦固定于新的位置（图
18.3）。

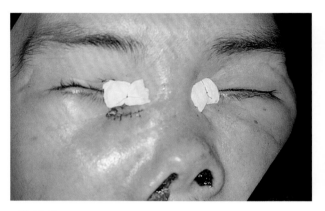

图 18.5c
经鼻钢丝

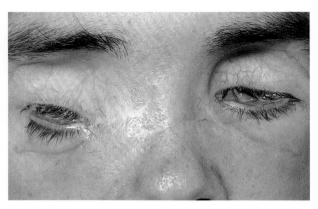

图 18.5 术前
由于中面部多发骨折造成内眦移位和双侧无眼球

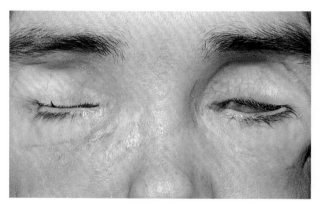

图 18.5 术后 A
右眼内眦 Z 成形联合经鼻钢丝固定术后 6 个月

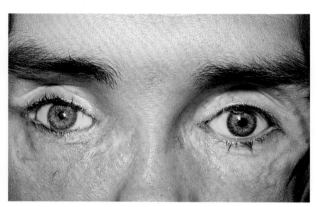

图 18.5 术后 B
配戴义眼后

并发症及处理

　　如皮瓣换位困难容易造成眦角变形。如果
泪器损伤会影响其功能。

其他

18.6 自体脂肪切取
（Coleman 技术）

此法获取的自体脂肪可以作为嘴唇、鼻唇沟或眼睑的填充物,例如可用来填充凹陷的瘢痕或面部萎缩。此方法亦可有效地用于眼球摘除术后肌锥内脂肪的增量。

18.6a～18.6c

从腹壁获取脂肪。在脐下边缘做小切口,用含肾上腺素和透明质酸酶加麻药的溶液对下腹部皮下脂肪进行局部浸润。配制上述溶液可将 1ml 的 1:1 000 肾上腺素和 1 500IU 的透明质酸酶加入 500ml 的生理盐水或乳酸林格氏溶液中,还可加入 20ml 0.5% 布比卡因/肾上腺素(马卡因)。

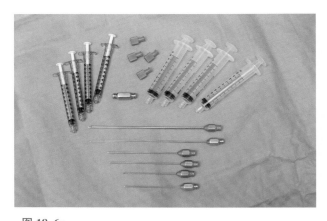

图 18.6a
吸脂管、注射器和连接器

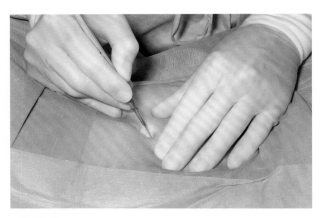

图 18.6b
脐下缘切口

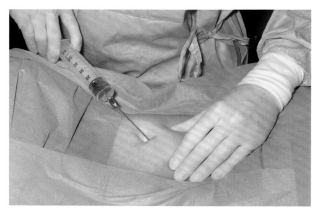

图 18.6c
浸润稀释的局部麻药

18. 6d、18. 6e

插入一个底部有两个孔的钝头吸脂管,用连接头与一个 10ml 注射器连接。轻轻捏起腹壁组织,提供一个脂肪与下层肌肉分界清晰的通道,与皮肤平行方向推进吸脂管。在脂肪内前后移动吸脂管并用注射器持续抽吸。根据需要获取约 5 管 10ml 脂肪。用 5/0 或 6/0 可吸收缝线闭合皮肤切口。

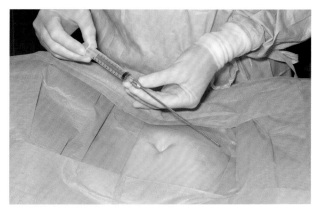

图 18. 6d
吸脂管

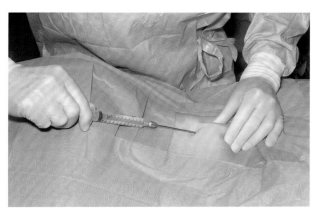

图 18. 6e
获取脂肪

18. 6f ~ 18. 6h

　　拔出活塞在注射器末端盖上螺旋帽。将其转移到离心机内,以 3 000r/min 的速度旋转 3 分钟。离心后管内可分为三层:最上面的油层是由脂肪颗粒破裂形成的,有用的脂肪颗粒在中层,血液产物和注入的溶液在最底层。

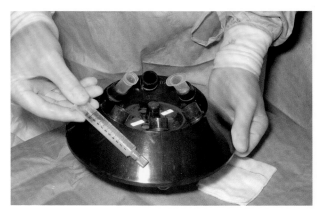

图 18.6f
注射器盖好盖子放入离心机

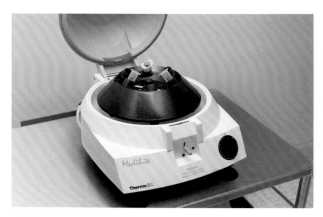

图 18.6g
装入离心机

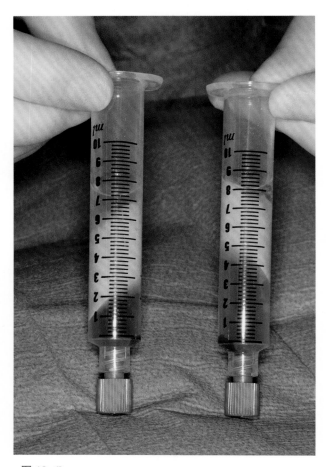

图 18.6h
离心后分层

18. 6i、18. 6j

　　从上方倒出油层,血性成分从下方滴出。

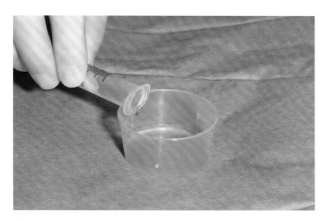

图 18. 6i
倾倒油层

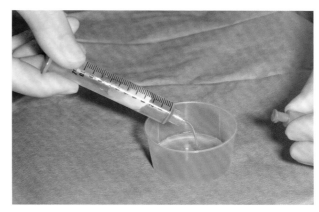

图 18. 6j
弃去血清层

18. 6k、18. 6l

　　每个注射器头部接一个连接器代替吸脂套管。把脂肪转移到用于注射的带旋扣接头的 1ml 注射器中。眼周注射大约需要 10 个这样的注射器,面部注射需要的更多。

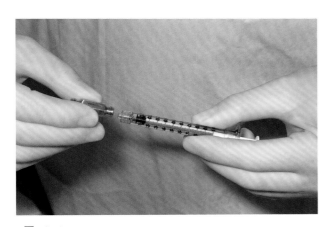

图 18. 6k
带连接器的 1ml 注射器

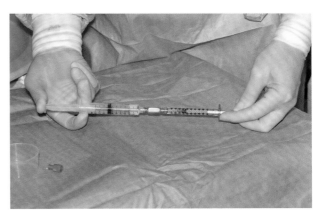

图 18. 6l
把脂肪转移到 1ml 注射器中

18.6m、18.6n

把脂肪作为填充物注入面部,眼窝或其他任何需要的地方。一个钝头有侧孔的17G套管比针头更安全。注射方法至关重要,使脆弱的脂肪达到最大存活率。轻推注射器活塞同时后退插管,让"小块脂肪"每次被推出时沉积下来。应用多通道逐渐增加脂肪容量,这样可以最大限度地获得局部血液供应。肌锥内注射脂肪以填充眼窝凹陷。注射脂肪填充其他部位的技术细节因填充物的适应证而异。

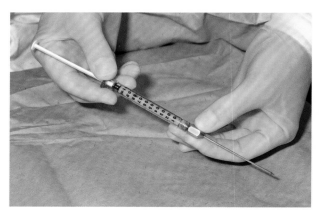

图 18.6m
注射套管连接

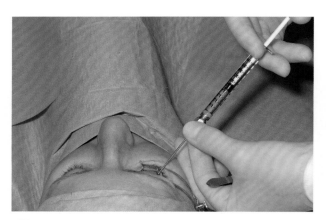

图 18.6n
肌锥间隙脂肪注射

并发症及处理

最严重的罕见并发症为单侧视力丧失和脑梗塞,也有报道腹腔穿孔者。Coleman脂肪沉积法比真皮脂肪移植更持久。在一些部位包括下睑,脂肪沉积可以触及,坚硬并可见。难看的脂肪沉积可以通过手术去除。

18.7 眼轮匝肌条

该手术用于治疗不能用肉毒毒素或辅助药物控制的特发性眼睑痉挛。这是一类较大的手术,必须与患者充分沟通。眼睑轮匝肌条术后即使眼睑痉挛复发也不会很重,如果复发,此类病例对肉毒毒素反应也较好。去除上睑、眉部和眦部轮匝肌,下睑轮匝肌不要去除。

18.7a、18.7b

标记上睑皮肤皱襞并在眉上做一个椭圆弧形标记。切除眉部椭圆弧形皮肤和皮下脂肪。切除下方的额肌,小心辨别和保留眶上神经和血管。在眉部切口做一根预置缝线有助于下一步的分离。

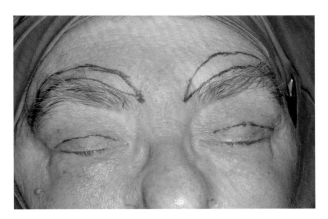

图 18.7a
切口标记线

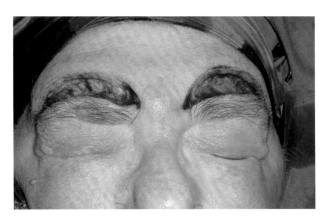

图 18.7b
切除前额组织

18.7c、18.7d

在上睑做皮肤皱襞切口。向上分离皮肤和下方的轮匝肌。继续深达眉部脂肪，直到使眼睑与眉部切口贯通。

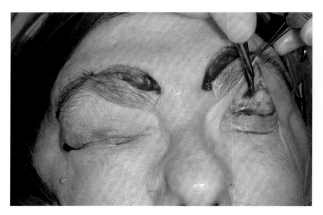

图 18.7c
从眼轮匝肌上分离皮肤

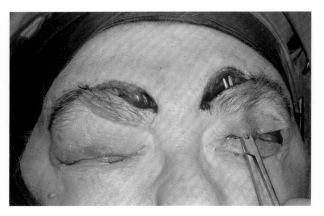

图 18.7d
位于眼轮匝肌表面层次

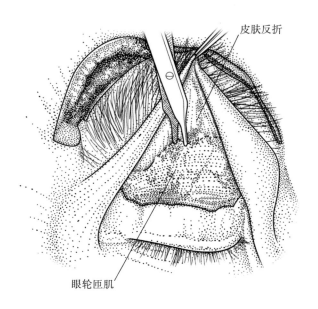

重要示意图 18.7c

18.7e、18.7f

分离皮肤皱襞下方的皮肤和睑板前轮匝肌,此时充分暴露全部眼轮匝肌。从睑板起将此肌层在眶隔前向上分离越过眶缘,直到前额肌肉上缘游离。

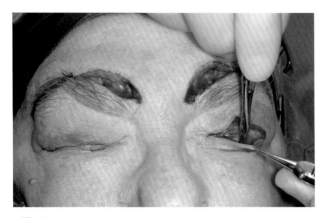

图 18.7e
分离轮匝肌层

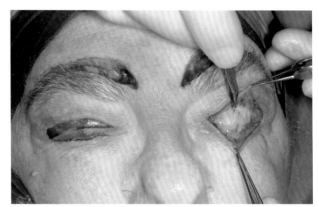

图 18.7f
分离轮匝肌和眶隔

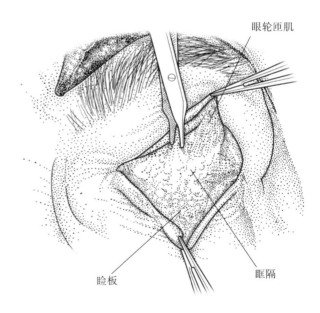

重要示意图 18.7f

18.7g、18.7h

此时上睑所有的眼轮匝肌充分游离并可去除。

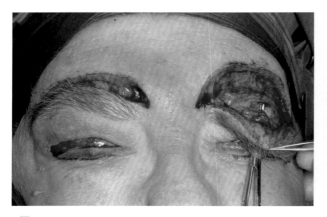

图 18.7g
深达眼轮匝肌层次

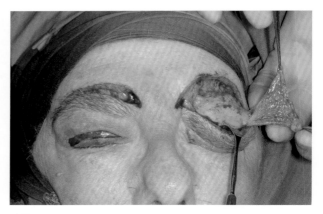

图 18.7h
去除眼轮匝肌

18.7i、18.7j

小心分离深达眉部皮肤,游离并去除皱眉肌和降眉间肌。注意附近的眶上和滑车神经以及血管。

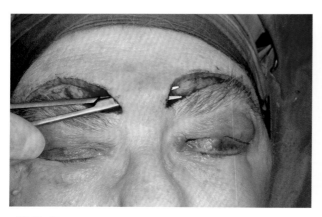

图 18.7i
深达眉部皮肤

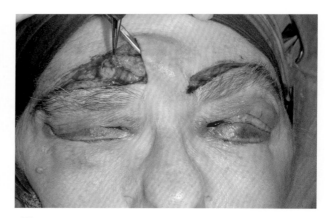

图 18.7j
去除皱眉肌和降眉间肌

18.7k、18.7l

分两层缝合皮肤,在缝合皮肤前用第一根线小心缝合真皮层。闭合上睑皮肤切口时常规行深部固定。

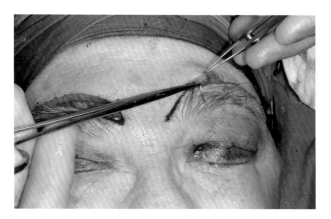

图 18.7k
缝合皮下脂肪和真皮

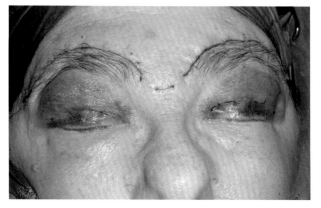

图 18.7l
缝合切口

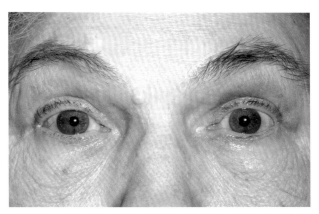

图 18.7 术后 A
(不同患者)轮匝肌条术后 6 个月

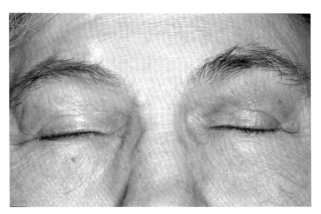

图 18.7 术后 B
尽管切除了几乎全部眼轮匝肌,角膜仍保护得很好

并发症及处理

术后会立即出现大范围淤青。值得注意的是,尽管眼轮匝肌被广泛切除,但仍保留了很大的闭合力。任何角膜暴露均可用润滑剂治疗。眼轮匝肌不完全去除会导致残存的眼睑痉挛,几个月后眼睑痉挛可能复发,可应用肉毒毒素治疗。

(罗丽华,李冬梅)

拓展阅读

Coleman WP 1999 The history of liposuction and fat transplantation in America. Dermatol Clin 17:723-727

Kim TG, Chung KJ, Kim YH, Lee JH, Lee JH 2014 Medial canthoplasty using Y- V epicanthoplasty incision in the correction of telecanthus. Ann Plast Surg 72:164-168

Mustardé JC 1991 Repair and reconstruction in the orbital region, 3rd edn, Churchill Livingstone, Edinburgh

Pariseau B, Worley MW, Anderson RL 2013 Myectomy for blepharospasm. Curr Opin Ophthalmol 24:488-493

Shore JW, Rubin PAD, Bilyk JR 1992 Repair of telecanthus by anterior fixation of cantilevered miniplates. Ophthalmology 99:1133, 1992

Strong AL, Cederna PS, Rubin JP, Coleman SR, Levi B 2015 The current state of fat grafting: A review of harvesting, processing and injection techniques. Plast Reconstr Surg 136:897-912

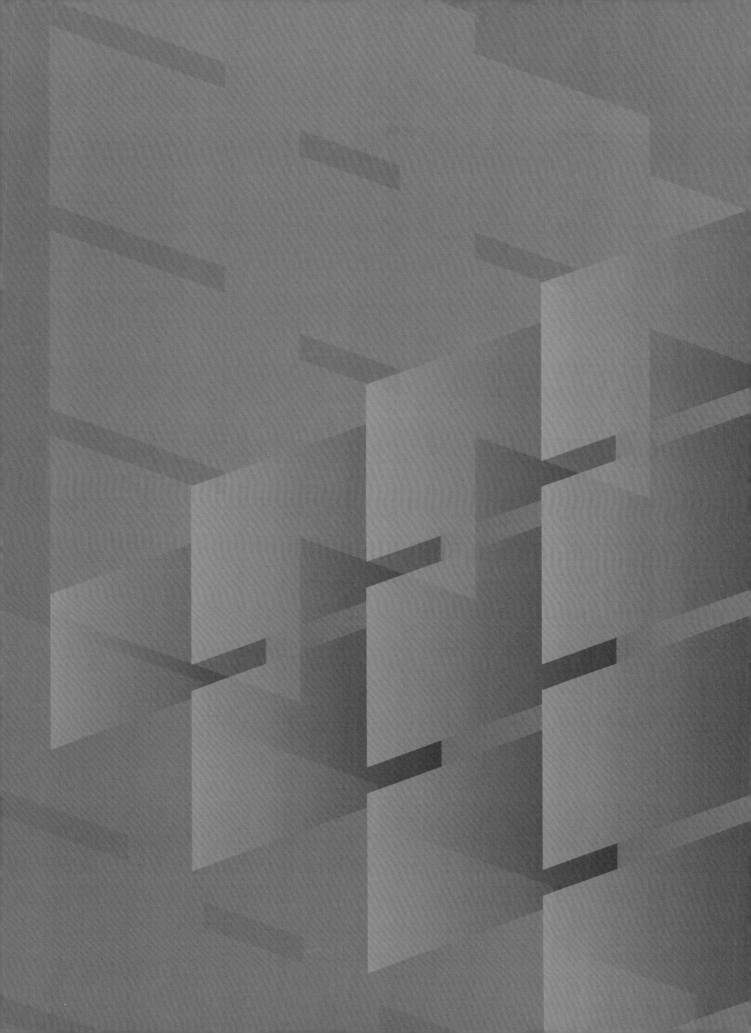

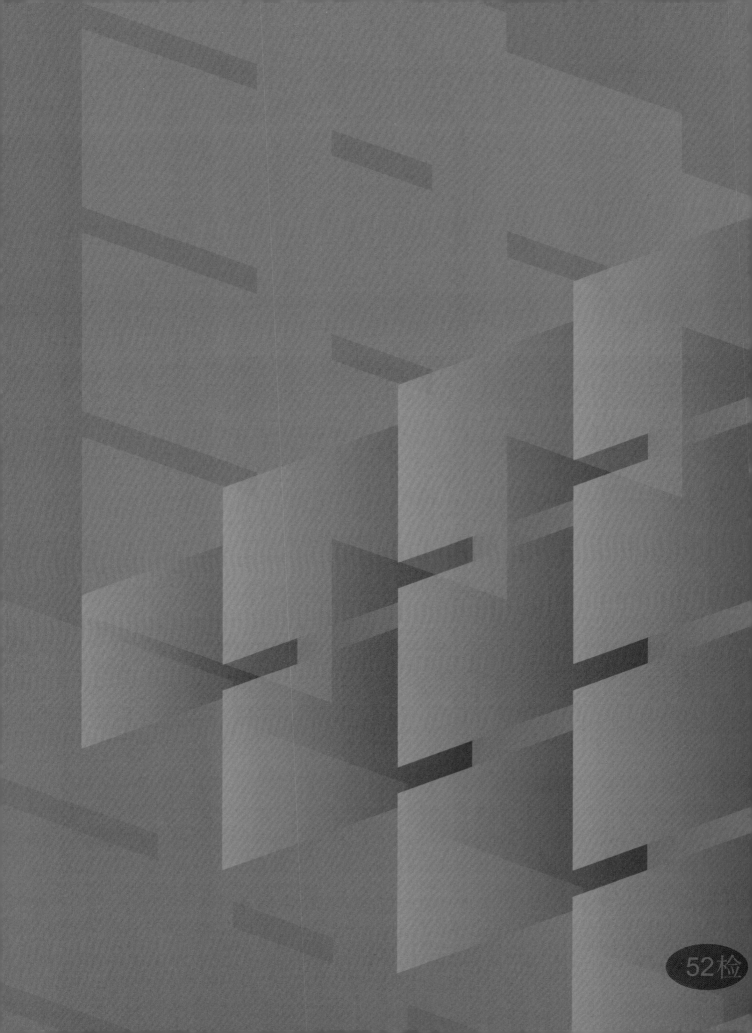